Zu diesem Buch

Ein altes Thema, ein aktuelles Thema, das immer heißer wird. Die Kostenverursacher jammern über zu niedrige Honorare und Gewinne, die Krankenkassen über zu wenig Geld und der Bürger über zu hohe Krankenkassenbeiträge. Politiker versuchen mit dem Zauberwort «Kostendämpfung» den Kollaps unseres Gesundheitswesens zu verhindern.

Und die Menschen, um deren Gesundheit es letztendlich geht, die Patienten, blicken nicht mehr durch.

Die Herausgeber, zwei Hamburger Ärzte, erklärten ihre Motivation, dieses Buch zu schreiben, so:

> «Gesundheit ist uns allen teuer, leider zu teuer, wie Politiker meinen. Wir glauben, daß man unser Gesundheitswesen wieder gesund machen kann. Mit einem pluralistischen Team – sowohl von der politischen Einstellung her als auch vom Arbeitsgebiet: Praxis, Klinik, Politik, Krankenkasse und Verwaltung – wollten wir versuchen, die Kosten im Gesundheitswesen transparenter zu machen, aus der Sicht des jeweiligen Insiders. Nur wer die Kosten kennt, kann sie reduzieren.
>
> Der Ansatz zur Kostendämpfung muß von allen Seiten kommen. So haben wir versucht, unsere Vorschläge in den einzelnen Bereichen ‹gerecht› zu verteilen. Einige Vorschläge sollen nur zum Nachdenken provozieren.»

Die Herausgeber

Dr. Lothar Hanisch: Geboren 1941, aufgewachsen in Berlin und Wuppertal. Von 1963 bis 1969 Medizin- und Psychologiestudium in Münster und Hamburg. 1974 Promotion, 1976 Facharzt-Anerkennung für Neurologie und Psychiatrie, seit 1987 Chefarzt der Neurologischen Abteilung des berufsgenossenschaftlichen Unfallkrankenhauses Hamburg-Boberg. Mitautor an mehreren populärwissenschaftlichen Werken zur Sexualität, zahlreiche Rundfunk- und Fernsehbeiträge.

Dr. Peter M. Hermanns: Geboren 1945 in Neumünster, Studium der Medizin in Hamburg, internistische und radiologische Weiterbildung zuletzt an der Universität Hamburg. Seit 1981 als Arzt niedergelassen, 1986/87 Lehrauftrag für Allgemeinmedizin an der Universität Marburg. Schon während des Studiums als Medizin-Journalist tätig, bis heute zahlreiche Buchveröffentlichungen, 1987 ein Buch zur Komplikationsrate ärztlicher Eingriffe. Seit 1985 Mitarbeiter bei Rundfunk- und Fernsehanstalten.

Peter M. Hermanns, Lothar Hanisch

Gesundheit! Danke, aber wer zahlt?

Eine Kostenanalyse der Gesundheit
Vorschläge zur «Kostendämpfung»

Unter Mitarbeit von: H. H. Bräutigam, J. Brunkhorst, H. Lohmann, D. Reese

rororo
Rowohlt

Mitarbeiter

Dr. Hans Harald Bräutigam
Leitender Arzt der gynäkologischen Abteilung Marienkrankenhaus Hamburg – Kapitel: **Krankenhäuser**

Dr. Johann Brunkhorst
Wissenschaftlicher Assistent der Geschäftsführung des AOK-Landesverbandes Hamburg – Kapitel: **Krankenkassen**

Heinz Lohmann
Leitender Regierungsdirektor in der Gesundheitsbehörde Hamburg Mitarbeiter der Arbeitsgemeinschaft der Sozialdemokraten im Gesundheitswesen – Kapitel: **Staat und Gesundheit**

Dietmar Reese
Politologe – Mitarbeit im Kapitel: **Krankenkassen**

Originalausgabe
Veröffentlicht im Rowohlt Taschenbuch Verlag GmbH,
Reinbek bei Hamburg, November 1988

Umschlaggestaltung Thomas Henning
Lektorat Jürgen Volbeding
Satz Times (Linotron 202)
Gesamtherstellung Clausen & Bosse, Leck
Printed in Germany
1280-ISBN 3 499 18516 4

Inhalt

Abkürzungen

BMÄ	Bundesmanteltarif Ärzte
EBM	Einheitlicher Bewertungsmaßstab
EGO	Ersatzkassen-Gebührenordnung
GKV	Gesetzliche Krankenversicherung
GOÄ	Gebührenordnung Ärzte
GRG	Gesundheits-Reform-Gesetz
KHG	Krankenhausfinanzierungsgesetz
KV	Kassenärztliche Vereinigung
PKV	Private Krankenversicherung
RVO	Reichsversicherungs-Ordnung

1. Statt eines Vorwortes: Einstimmung auf das Thema!

Krankheit durch Wohlstand

In den letzten Jahrzehnten haben sich die Krankheiten, die Patienten und die Ärzte verändert.

Infektionskrankheiten haben drastisch abgenommen. Auch die neue Infektionskrankheit AIDS ändert daran zunächst nichts. Die Mortalität bei AIDS ist zwar sehr hoch, aber die Morbiditätsentwicklung zeigt zum Glück noch keinen dramatischen Verlauf (Mortalität = Sterblichkeit, Morbidität = Häufigkeit der Erkrankungen innerhalb einer Bevölkerung). Drastisch zugenommen haben die chronischen Wohlstandskrankheiten:

Zuckerkrankheit, Fettstoffwechselstörungen, Gicht, Lebererkrankungen, Übergewicht und ihre Folgen wie Durchblutungsstörungen der Blutgefäße der Extremitäten, im Hirn und im Herzmuskel. Mißbrauch von Alkohol und Nikotin, aber auch Abhängigkeit von Medikamenten und Drogen führen zu einer erheblichen Zahl von Folgeerkrankungen.

Die Kosten, die durch ernährungsbedingte Krankheiten, die Stoffwechselkrankheiten, entstehen, werden auf etwa 40 Mrd. DM im Jahr geschätzt. Es ist daher auch von gesellschaftlicher und volkswirtschaftlicher Bedeutung, diese Krankheiten durch Früherkennung eher behandeln – im Idealfall vielleicht ganz vermeiden zu können.

Nach Untersuchungen des Münchener Medizinprofessors SCHWANDT ist jeder dritte Erwachsene in der Bundesrepublik übergewichtig. In den «Berichten aus der Forschung» der Universität München schreibt der Mediziner: «Übergewicht bedeutet sowohl direkt als auch indirekt durch erhöhte Blutfette, Zuckerkrankheit oder erhöhten Blutdruck ein erhöhtes Arterioskleroserisiko (Arterienverkalkung).» Wachsender Wohlstand hat das Verhalten der Bürger und damit auch der Patienten verändert, der Massenkonsum als siamesischer Zwilling der Massenproduktion hat unser Wertverständnis krank gemacht.

Autoaufkleber, die verkünden: «I like – Genuß sofort!», charakterisieren in überzeichneter Form auch das Verhältnis des einzelnen zum Staat. Das Wort J. F. KENNEDYs: «Frag nicht, was dein Land für dich tun kann; frag, was du für dein Land tun kannst» ist nicht mehr aktuell. Früher verlangte man Lebenserfolg und Lebenssicherheit von sich selbst. Heute muß beides vom Staat garantiert werden. Solidarität bedeutete früher, den anderen nicht zur Last zu fallen, heute bedeutet «die Solidarität» nur Forderungen und Ansprüche, nie aber Verpflichtungen, weder nach oben, noch nach unten. Wen wundert es da, daß Prävention, obwohl inzwischen viele davon reden, kaum praktiziert wird. Nicht die Zukunft ist interessant, sondern das Hier und Heute. Leider kümmert sich der größte Teil der Bevölkerung nicht um die Gesundheitsrisiken von morgen, lebt heute im Glauben: Krankheiten wird der Arzt schon heilen!

Kritiklose Überschätzung der medizinischen Möglichkeiten und naive Überschätzung künftiger Fortschritte werden zum Alibi für Selbstsucht und Disziplinlosigkeit.

Daneben gibt es aber auch eine neue Gesundheitsbewegung, deren Anhänger glauben, daß Gesundheit zu «kaufen» sei, zum Beispiel in Form ballaststoffreicher, ungespritzter Biokost oder mit Yoga und Jogging. Diese «Gesundheitsfanatiker» sind auf dem besten Wege zu einer «Müsli-Gesellschaft».

Und beherrscht vom naiven Glauben an eine Manipulierbarkeit der Gesundheit wird vergessen, daß «Gesundheit» letztlich nicht manipulierbar ist, womit nicht gesagt sein soll, daß es nicht sinnvoll ist, Verhaltensweisen abzustellen, die zweifelsfrei gesundheitsschädlich sind, wie Nikotin- und Alkoholkonsum, unmäßige Nahrungsaufnahme, Bewegungsmangel usw.

Leider gibt es keine Statistik darüber, wie groß der Anteil der Bevölkerung ist, der sich gesundheitsbewußt verhält, doch vieles spricht dafür, daß es nicht weit her ist mit einer ernsthaften Vorsorge des einzelnen. Nur 11,1 % der Männer und 31,1 % der Frauen nahmen 1985 an den kostenlosen jährlichen Krebs-Vorsorgeuntersuchungen der gesetzlichen und privaten Krankenkassen teil.

Der «neue» Arzt

Aber nicht nur Patienten, auch Ärzte haben sich verändert. Den guten alten Hausarzt, gibt es den noch? Den Doktor, der bei Wind und Wetter seine Patienten aufsucht und der mit seinem durch Erfahrung geschärften «klinischen Blick» manches der heute so hochgelobten «Maschinendiagnostik» gar nicht benötigt. Der Arzt ist nicht nur Diagnostiker und Therapeut, sondern er ist heute auch Unternehmer geworden. Und diese unternehmerische Komponente läßt ihn oft ethische Grundsätze vergessen oder sagen wir besser, aus seinem ärztlichen Handeln verdrängen.

Es ist auch zu bedenken, daß seit Jahren die Auswahlregeln zum Medizinstudium dafür gesorgt haben, daß fast nur Abiturienten mit hervorragendem Zensurendurchschnitt Medizin studieren konnten. Diese Auswahl aus den leistungsstärksten Abiturienten und das in der Öffentlichkeit vorherrschende Bild des reichen und erfolgreichen Arztes mag auch die Einstellung der heute herangewachsenen Ärzte-Generation beeinflußt haben.

Es wäre scheinheilig zu erwarten, daß sich Ärzte in einer Gesellschaft – in der wirtschaftlicher Erfolg überschätzt und in der von den meinungsbildenden Medien in einförmiger Monotonie ein Negativbild des Arztes produziert wird – durch Verzicht auf Leistungen ihre Gewinne verringern und sich gleichzeitig in die Gefahr begeben, in einem jederzeit möglichen Rechtsstreit zu unterliegen. Im Spannungsfeld zwischen Gesellschaft und Staat, Kassenärztlicher Vereinigung, der Freiberuflichkeit des Arztes und dem Zwang, Profite zu erwirtschaften, wird es immer schwerer, ärztliche Haltung zu bewahren und zu kultivieren, die einerseits den Interessen des Patienten verpflichtet sein soll, andererseits der Solidargemeinschaft der Versicherten. Willfährigkeit gegenüber den Wünschen der Patienten im Wettbewerb um ihre Gunst und in der richtigen Ansicht, daß der Patient als Kunde «König» ist, erscheint kurzfristig oft als der bequemste Weg. Langfristig führt aber dieses Verhalten nicht nur zur Kostenexpansion in dem Dienstleistungsbereich Medizin und Gesundheit, sondern läßt den Patienten auch vergessen, daß unser soziales Sicherungssystem nur auf der Grundlage einer einfachen Versorgungsstufe funktionieren kann. Die Willfährigkeit ist auf seiten der Krankenkassen im Wettbewerb untereinander ebenso festzustellen wie neuerdings auch auf seiten der verordnenden Ärzte. Besonders schädlich wird solches Verhalten dann, wenn es zu einer sinnlosen Medikamenten-Verordnung kommt, die ihrerseits weitere Gesundheitsschäden provozieren kann.

Zweifellos scheitern Ärzte nicht selten in diesem Spannungsfeld. Es ist aber blauäugig zu erwarten, daß sich das durchschnittliche Verhalten der Ärzte wesentlich von dem der Gesamtgesellschaft unterscheidet, oder, anders ausgedrückt, jede Gesellschaft hat die Ärzte, die sie verdient.

Die veränderten Lebensbedingungen haben nicht nur dazu geführt, daß das soziale Netz dichter geknüpft wurde, sondern auch zu Überernährung, Bewegungsmangel, Genußmittelkonsum und zur Belastung der Umwelt durch Schadstoffe. Die Einstellung zu Befindlichkeitsstörungen, zu leichteren Erkrankungen hat sich nachhaltig gewandelt. Früher wurden solche Erkrankungen überwiegend mit überlieferten Hausmitteln angegangen und führten nur bei bedrohlichem Verlauf zur Inanspruchnahme ärztlicher Hilfe, und damit wurden sie nur im Sonderfall relevant für Leistungsausgaben der gesetzlichen Krankenversicherung. Welcher Medizinstudent kennt noch die wohltuende und heilende Wirkung des Prießnitz-Umschlages unserer Großmutter, der bei Halsschmerzen Anwendung fand? Die sogenannten Bagatellfälle, die statistisch Anlaß für die Mehrzahl ärztlicher Konsultationen sind, können leichtgenommen, oder aber auch ernsthaft angegangen und behandelt werden.

In der ärztlichen Praxis ist es nicht leicht zu entscheiden, ob in Bagatellfällen beschwichtigendes Zuwarten, eine umfangreiche Ausschlußdiagnostik oder eine gründliche Exploration des Patienten zum Nachweis oder Ausschluß von psychischen oder sozialen Störungen die geeigneten Maßnahmen sind.

Die ärztliche Alltagsbehandlung reagiert auf derartige Störungen zumeist systemkonform mit einer mehr oder weniger umfangreichen klinischen Labor- und Röntgen-Diagnostik und der Verordnung von Medikamenten und Heilbehandlungen. Je nach Einstellung des Arztes und des Patienten wird Arbeitsunfähigkeit, die zusätzliche Kosten verursacht, festgestellt.

Befindlichkeitsstörungen ernst genommen

Den veränderten Ernährungsgewohnheiten, den Süchten, der zunehmenden Belastung durch Umweltgifte und der fehlenden Selbstdisziplin haben sich die Krankheiten angepaßt. An erster Stelle der Gründe für Arbeitsunfähigkeit der Pflichtmitglieder der Allgemeinen Ortskrankenkassen liegen die Erkrankungen der Atmungsorgane, Erkrankungen des Skeletts, der Muskeln und des Bindegewebes, gefolgt von Erkrankungen der Verdauungsorgane und des Kreislaufsystems.

Arbeitsunfähigkeitsfälle, -tage sowie Krankengeldfälle, -zeiten von Pflichtmitgliedern nach Männern und Frauen im Jahr 1985

Arbeitsunfähigkeitsfälle, -tage Krankengeldfälle, -zeiten			Alle Kassen
Arbeitsunfähigkeitsfälle	Männer:	je 100 männl. Pflichtmitglieder	114,9
	Frauen:	je 100 weibl. Pflichtmitglieder	103,1
	Insges.:	je 100 Pflichtmitglieder	109,8
Arbeitsunfähigkeitstage	Männer:	je 100 männl. Pflichtmitglieder	1882,9
		je Arbeitsunfähigkeitsfall	16,4
	Frauen:	je 100 weibl. Pflichtmitglieder	1578,4
		je Arbeitsunfähigkeitsfall	15,3
	Insges.:	je 100 Pflichtmitglieder	1751,0
		je Arbeitsunfähigkeitsfall	15,9
Krankengeldfälle	Männer:	je 100 männl. Pflichtmitglieder	8,4
	Frauen:	je 100 weibl. Pflichtmitglieder	6,7
	Insges.:	je 100 Pflichtmitglieder	7,7
Krankengeldzeiten	Männer:	je 100 männl. Pflichtmitglieder	557,3
		je Krankengeldfall	66,4
	Frauen:	je 100 weibl. Pflichtmitglieder	394,8
		je Krankengeldfall	58,9
	Insges.:	je 100 Pflichtmitglieder	486,9
		je Krankengeldfall	63,6

Quelle: BMAS: Bundesarbeitsblatt (Arbeits- und Sozialstatistik), zuletzt 3/1987

Es wird viel «gefehlt» in der Bundesrepublik

Die hohe Arbeitsunfähigkeitsquote im Vergleich zu anderen westlichen Ländern muß zum Nachdenken Anlaß geben, da es keine erkennbaren Gründe dafür gibt, warum die Krankheitsanfälligkeit unter sehr ähnlichen gesellschaftlichen Bedingungen in der Bundesrepublik anders sein sollte als in vergleichbaren Ländern.

Morbidität (Behandlungsfälle je Mitglied, einschließlich Rentner)

	RVO-Kassen insgesamt
1960	4,71
1965	5,40
1970	6,01
1975	6,80
1980	7,06
1984	7,17

Quelle: KBV: Statistisches Jahrbuch 1977 und Angaben der KBV

Die Zahl der Behandlungsfälle pro Mitglied ist bei den RVO-Kassen höher als bei den Ersatzkassen. Am niedrigsten liegt die Zahl bei den Privatkassen.

Sieht man sich die Fehltage pro Krankheitsfall an, liegen an erster Stelle mit ca. 104 Tagen die bösartigen Tumorerkrankungen, die aber mit etwa 11500 Fällen pro Jahr im Vergleich zu den häufigen Atemwegserkrankungen mit etwa 1,45 Mio. als gering einzustufen sind.

Im Durchschnitt werden für Erkrankungen an cerebralen Durchblutungsstörungen 77 Tage Arbeitsunfähigkeit benötigt, für jene der Herzkranzgefäße ca. 53 Tage und für Erkrankungen der Leber, Gallenblase und Bauchspeicheldrüse etwa 50 Tage je Fall.

Aber nicht nur «wirkliche» Erkrankungen belasten den Haushalt der Krankenkassen. Auch Schwangerschaftsabbrüche gehen zum Beispiel in der Regel zu Lasten der Krankenkassen. Zwar hat seit 1984 die Zahl der nach § 218 StGB gemeldeten Schwangerschaftsab-

Kranke Personen nach Altersgruppen und Art der Krankheit (jeweils je 10000 Einwohner) (April 1982) in der BRD

Art der Krankheit	Insgesamt	Alter von ... bis ... unter Jahren (je 10000 in der Altersgruppe) unter 15	15–40	40–65	65 und mehr
Infektiöse und parasitäre Krankheiten	49	154	26	27	35
Neubildungen bösartigen, gutartigen und unbekannten Charakters	21	–	5	31	56
Krankheiten der Drüsen mit innerer Sekretion, Ernährungs- und Stoffwechselkrankheiten	139	12	25	149	519
Geistige und seelische Störungen, Schwachsinn, Krankheiten des Nervensystems	76	15	55	109	123
Augen- und Ohrenkrankheiten	36	35	18	29	93
Krankheiten des Kreislaufsystems	318	12	49	381	1141
der Atmungsorgane	321	484	300	264	312
der Verdauungsorgane	129	42	78	169	254
der Harn- und Geschlechtsorgane	52	12	37	71	91
Fehlgeburt, Komplikationen in der Schwangerschaft, bei Entbindung und im Wochenbett	–	–	11	–	–
Hautkrankheiten	20	19	22	18	19
Krankheiten des Skeletts, der Muskeln und des Bindegewebes	293	11	100	457	706
Sonstige Krankheiten	60	30	23	43	218
Insgesamt	1517	829	745	1750	3566

Quelle: Statistisches Bundesamt: Wirtschaft und Statistik, 4/1984

brüche um etwa 2000 abgenommen, sie liegt aber mit 84300 pro Jahr immer noch relativ hoch, wenn man den Kostenfaktor, vor allen Dingen aber die Folgekosten, die sich aus Arbeitsunfähigkeit für den Betrieb ergeben, ansieht. Von weiteren möglichen Folgen eines auch legal von Ärzten durchgeführten Schwangerschaftsabbruchs ganz zu schweigen! Bauchhöhlenschwangerschaft und Unfruchtbarkeit zählen zu ihnen.

Explodieren die Kosten wirklich?

Wie drastisch die Kosten im Gesundheitswesen bisher gestiegen sind und daß zur Zeit von keiner politischen Partei, keiner ärztlichen oder nichtärztlichen Gruppierung ernstgemeinte Sparvorschläge oder Programme zu erwarten sind, versucht KRÄMER, wissenschaftlicher Mitarbeiter am Institut für höhere Studien in Wien und Gesundheitsökonom, in seinem Buch zur Kostenexplosion im Gesundheitswesen mit dem Text einer Sprechblase aus der satirischen Zeitschrift PARDON der 60er Jahre zu zeigen:

«Das waren noch Zeiten, als man sich außer der Krankenkasse noch etwas leisten konnte...» klagt wehmütig ein abgerissener und unrasierter Mensch, neben seiner schäbigen Wellblechhütte von blitzenden Klinikpalästen geradezu erdrückt.

Diese damals als Utopie nur von Karikaturisten gezeichnete Vision ist inzwischen Wahrheit geworden. Die Krankenkassenbeiträge und die Ausgaben für Gesundheit haben sich in den letzten 26 Jahren mehr als verdoppelt.

Es gibt Aussagen, daß die Begriffe Kostenexpansion oder gar die Überzeichnung: Kostenexplosion im Zusammenhang mit der Entwicklung der Gesundheitskosten, falsche Interpretationen der Entwicklung sind. Keiner spricht von einer Benzinpreis-Explosion – das wäre eine zündende Metapher –, keiner spricht von der Explosion der Kfz-Preise und keiner von der Mieten-Explosion.

Wenn man die Leistungen innerhalb des Medizin-Betriebes vor 25 Jahren mit denen von heute vergleicht, so gibt es kaum jemanden, der bereit wäre, sich von heute in jene Zeit zurückversetzen zu lassen. Jedenfalls dann nicht, wenn er ernsthaft krank ist.

Es darf allerdings auch nicht übersehen werden, daß diese gewaltig erscheinende Kostensteigerung sich zu ⅔ aus Preis- und Lohnsteigerungen erklären läßt. Dieser Tatbestand wird bei der Diskussion um die Kosten im Gesundheitswesen leider nicht oft ausreichend berücksichtigt.

Naturgemäß tragen die Krankenkassen den größten Brocken der Lasten:

Gesamtaufwendungen für das Gesundheitswesen
in der Bundesrepublik Deutschland (1986)

Krankenversicherungen	56 %
Entgeltfortzahlung bei Arbeitsunfähigkeit	15 %
Ausgaben der Rentenversicherung (z. B. für medizinische Rehabilitationsmaßnahmen)	10 %
Aufwendungen der Sozialhilfe, der Unfallversicherungen sowie der Beihilfestellen im öffentlichen Dienst	19 %

Die totale Gesundheit

Der Wirtschaftswissenschaftler G. KOCHER spricht davon, daß eine Gesellschaft, die der Medizin soviel Bedeutung zumißt, eine kranke Gesellschaft ist oder eine kranke Gesellschaft wird. Konsequent zu Ende gedacht, kämen wir zu einem medizinischen «Totalitarismus».

KOCHERs Kernsätze eines medizinischen Totalitarismus sind:
1. Der Sinn des Lebens besteht in der Gesundheit
2. Die ganze Welt ist ein Krankenhaus
3. Gesundheit ist die Folge ungenügender Information
4. Wer sich heute nicht krank fühlt, ist selber schuld
5. Für die Gesundheit des einzelnen Bürgers ist der Staat zuständig
6. Je mehr wir für das Gesundheitswesen ausgeben, desto gesünder werden wir

Ausgaben für Gesundheit 1970 bis 1985 nach Leistungsarten in Mill. DM				
Leistungsart	1970	1975	1980	1985
Vorbeugende und betreuende Maßnahmen	3581	8469	11540	14241
Gesundheitsdienste	1520	3139	4174	4325
Gesundheitsvorsorge und Früherkennung (soweit nicht Gesundheitsdienste)	439	1410	1355	1729
Betreuende Maßnahmen (soweit nicht Gesundheitsdienste)	1622	3920	6011	8187
Mutterschaftshilfe	494	953	1397	1489
Maßnahmen zur Pflege	1128	2967	4614	6698
Behandlung	35166	75936	111359	142774
Ambulante Behandlung	11024	21833	31298	40137
Stationäre Behandlung	11724	27675	39560	51806
Stationäre Kurbehandlung	2430	4096	5285	6000
Arzneien, Heil- und Hilfsmittel, Zahnersatz	9988	22332	35216	44831
Arzneien, Heil- und Hilfsmittel	7974	16263	24838	33168
Zahnersatz	2014	6069	10378	11663
Krankheitsfolgeleistungen	27522	42299	62729	69016
Berufliche und soziale Rehabilitation	960	2902	4601	6749
Berufliche Rehabilitation	587	2421	4077	6193
Soziale Rehabilitation	373	481	524	556
Maßnahmen zur Sicherung des Lebensunterhaltes bei Krankheit und Invalidität	26539	39225	57894	61935
Entgeltfortzahlung	13200	17500	27150	26000
Sonstige Einkommensleistungen im Krankheitsfall	4656	8174	12283	11937
Berufs- und Erwerbsunfähigkeitsrenten	8683	13551	18461	23998
Sonstige Krankheitsfolgeleistungen	23	172	234	332
Ausbildung und Forschung	955	1985	3156	4064
Ausbildung von medizinischem Personal, medizinische Forschung an Hochschulen	820	1699	2719	3628
Forschung außerhalb von Hochschulen	135	286	437	436
Nicht aufteilbare Ausgaben	3071	5904	7488	11453
Insgesamt	70295	134593	196272	241548

7. Die optimale Arztdichte ist ein Arzt pro Einwohner
8. Die Wohnform der Zukunft ist das Spital
9. Wir fordern das «Recht auf Krankheit».

Zusammengefaßt: Wir wollen das totale Gesundheitswesen. Wenn man diese Thesen kurz hinterfragt, muß man feststellen, daß KOCHER Vernünftiges und Unsinniges in seinen Thesen mischt. Zustimmung würde er sicherlich finden – zumindest von allen, die Krankheit einmal erlebt haben –, daß die Gesundheit zu erhalten zwar ein lohnendes Ziel darstellt, aber mancher Sinn des Lebens sich gerade erst mit dem Erleben und Bewältigen von Krankheiten finden läßt.

Von der Ausgabenseite her haben wir schon länger nahezu das totale Gesundheitswesen in der Bundesrepublik. Schon 1977 lagen die Kosten für die Krankenkasse an 5. Stelle aller Aufwendungen, die ein durchschnittlicher (alleinverdienender) Familienvater – mit 2 Kindern – und einem Verdienst von 1,6 Millionen während seiner gesamten Arbeitszeit auszugeben hat:

Steuern	270000 DM
Wohnen	240000 DM
Essen	220000 DM
Altersvorsorge	155000 DM
Krankenkasse	120000 DM
Auto	120000 DM
Hobby	90000 DM
Kleidung	90000 DM
Sparen	72000 DM
Genußmittel	60000 DM
Kultur	54000 DM
Ferien	46000 DM
Körperpflege	37000 DM
Post	25000 DM

Die Ausgaben für Krankenkassen liegen zwar im oberen Bereich, erscheinen aber nicht so besorgniserregend wie die Feststellung, daß die Steuern das größte Loch in seine Kasse reißen. Für das Auto wird genausoviel und für Genußmittel heute mehr als die Hälfte der Kosten für Krankenkassen ausgegeben.

Natürlich haben Kosten und Ausgaben für das Gesundheitswesen unser Gesundheitssystem effektiv und sozial gemacht, denn:

- ohne Zweifel werden Mitbürger durch die Aufwendungen gesünder
- stellt die Gesundheitsindustrie (Ärzte, Krankenhäuser, Pflegepersonal, Pharmaindustrie, Hersteller von medizinisch-technischen Geräten, die zahlreichen Verwaltungsangestellten in Kassenärztlichen Vereinigungen und Krankenkassen) einen wichtigen volkswirtschaftlichen Faktor dar
- wir haben ein Gesundheitssystem mit annähernd gleicher Behandlung der Patienten unabhängig von ihrem Alter, Einkommen, Herkommen und Nationalität
- wir haben die freie Arztwahl

Arbeitsplätze im Gesundheitswesen

Nach Angaben des statistischen Bundesamtes waren 1986 fast 1,2 Millionen Personen – vom hochqualifizierten Mediziner, Pharmazeuten, Biochemiker bis hin zur Arzthelferin – im Gesundheitswesen tätig.

Rundet man die einzelnen Zahlen auf volle 1000 auf oder ab, ergibt sich folgende Verteilung:

1.	Krankenschwester, Krankenpfleger, Krankenhelfer	281 000
2.	Ärzte	165 000
3.	Arzthelferinnen	152 000
4.	Zahnarzthelferinnen	86 000
5.	Apothekenhelferinnen	38 000
6.	Zahnärzte	37 000
7.	Apotheker	37 000
8.	Zahntechniker	34 000
9.	Masseure, Bademeister, Krankengymnasten	33 000
10.	Medizinisch-technische Assistentinnen	31 000
11.	Pharmazeutisch-technische Assistentinnen	25 000
12.	Augenoptiker	24 000
13.	Sanitäter	11 000
14.	Heilpraktiker	9000
15.	Hebammen	6000

16. Diätassistentinnen 3000
17. Sozialarbeiter 2000
18. Personen in der Ausbildung 69000

Die Zahl der niedergelassenen Ärzte erreicht bald die Zahl der Krankenhaus-Ärzte: ein kostensteigernder Faktor!

Übersicht über die berufstätigen Ärzte 1986

In freier Praxis niedergelassen	68698
In Krankenhäusern	79216
Bei Behörden und Körperschaften sowie in anderen Bereichen	17101
Berufstätige Ärzte insgesamt	165015

Hohe Leistungsfähigkeit und teure Diagnostik

Die hohe Leistungsfähigkeit der modernen Medizin ist nicht zu bezweifeln und läßt sich besonders leicht und eindrucksvoll für die chirurgischen Fächer belegen. Ein Beispiel aus der chirurgischen Klinik des Universitätskrankenhauses Hamburg-Eppendorf zeigt dies deutlich:

Operationen an der Chirurgischen Klinik Hamburg-Eppendorf

Jahr	Gesamtzahl	davon		davon größere Operationen				Betten-Bestand
		septisch	aseptisch	Bauchhöhle	Brustkorb	Gefäßsystem	Frakturen Luxationen	
1886	1800	1200	600	24	11	?	124	360
1938	3000	800	2200	435	56	15	625	300
1950	4900	1000	3900	758	160	39	179	247
1976	4500	290	4210	1750	460	170	950	247 Chir. 60 Urol.

Bei etwa gleichbleibender Bettenzahl stieg die Operationsfrequenz von 1886 bis 1976 um das 2,5fache. Das Leistungsspektrum verschob sich von den septischen Notfalleingriffen zu großen geplanten aseptischen Eingriffen, die vor 90 Jahren noch unmöglich waren. Aus der ehemaligen chirurgischen Klinik sind seit 1976 Abteilungen für Allgemeinchirurgie, Unfallchirurgie, Herz- und Gefäßchirurgie und Transfusionsmedizin geworden.

Trotz größerer und komplizierterer Eingriffe sind die durchschnittlichen Liegezeiten von 34 Tagen im Jahr 1886 auf 12,1 Tage im Jahr 1976 verkürzt worden.

Die Zahl der Pflegekräfte und der Ärzte stieg drastisch, wobei allerdings berücksichtigt werden muß, daß Ärzte und Pflegepersonal im Jahre 1950 noch mindestens 60 Stunden pro Woche arbeiteten und daß bis Ende der 50er Jahre neben planmäßig angestellten wissenschaftlichen Assistenten etwa ⅔ der Mitarbeiter als unbezahlte Hospitanten an der Klinik mitarbeiteten.

Zu einer weiteren Zunahme des ärztlichen Personals führten zunehmende Studentenzahlen und eine Veränderung der Ausbildungsordnung, die vorschreibt, daß Studenten in kleinen Gruppen unterrichtet werden.

Eine wesentliche Ursache für die ständig steigenden Kosten im Gesundheitswesen ist in der revolutionären Entwicklung neuer apparativer diagnostischer Methoden zu sehen, die sich bei Patient und Arzt – wenngleich aus unterschiedlichen Gründen – größter Beliebtheit erfreuen.

Wer ist schon bereit, sich mit einer Erhebung der Vorgeschichte (Anamnese) und einer gründlichen körperlichen Untersuchung zufriedenzugeben, wenn apparative Diagnostik, z. B. Röntgen, Computertomographie oder Kernspintomographie eine exaktere Klärung seiner subjektiven Beschwerden möglich erscheinen lassen?

Welcher Patient, mit überwiegend einseitigen Kopfschmerzen (von Übelkeit, Brechreiz und Erbrechen begleitet), wird einsehen, daß eine hochspezialisierte neuro-radiologische Untersuchung mit überwiegender Wahrscheinlichkeit nicht zur Klärung und Therapie seiner Beschwerden beiträgt? Er wird kaum damit zufrieden sein, wenn ihm sein Arzt dann in einem längeren Gespräch klarmacht, daß er wahrscheinlich an Migräne leidet und daß eine dem Anfall vorbeugende Behandlung und eine Verlaufskontrolle «eine ausreichende, zweckmäßige und wirtschaftliche Versorgung» seines Leidens darstellen?

Berechtigte und unberechtigte Zweifel an den Fähigkeiten der Ärzte und eine unkritische Überschätzung moderner Technologien haben dazu geführt, daß die Patienten den Einsatz der jeweils modernsten – und damit auch teuersten – Untersuchungsverfahren fordern. Aufklärung über diese neuen Technologien wird oft in oberflächlicher Weise von den Medien verbreitet. Für den Arzt ist es eben leichter, ökonomischer und ungefährlicher, den Ansprüchen seiner Patienten mehr oder weniger willfährig nachzugeben, zumal eine kritische Begrenzung des diagnostischen Aufwandes für ihn mit juristischen Risiken verbunden sein kann. Es kommt natürlich vor, daß sich eine seltene Erkrankung hinter den Symptomen eines bekannten Leidens verbirgt und nur durch den gezielten Einsatz apparativer Untersuchungsverfahren erkannt werden kann.

Die klinische Realität lehrt jedoch, daß statistisch betrachtet in der Mehrzahl der Fälle eine «Schrotschuß»-Diagnostik betrieben wird, d. h. daß die klassischen, zeitaufwendigen Verfahren der Anamnese-Erhebung und der körperlichen Untersuchung nicht mehr voll ausgenutzt werden, weil es für den Arzt leichter und – von seiner individuellen Sicht aus auch – wirtschaftlicher ist, eine Vielzahl von technischen Untersuchungen anzuordnen, in der Hoffnung, daß sich nach Vorliegen der Befunde eine Diagnose ergibt.

Aus forensischen Gründen werden zum Beispiel bei Verkehrs- oder Arbeitsunfällen in den Kliniken von unerfahrenen Chirurgen zum Ausschluß von Knochenverletzungen Röntgenaufnahmen in so großzügiger Art und Weise angeordnet, daß erfahrene Chirurgen und Radiologen dieses «Zuviel-Röntgen» in der Röntgenvisite mit den Worten ... wieder ein Patient, der «gegen den Laster gelaufen» ist, lächerlich machen.

Zurück zur primärärztlichen Versorgung

Mit steigender Arztdichte und sich ständig vergrößerndem diagnostischem Arsenal wird der diagnostische Aufwand zunehmend teuer und könnte nur begrenzt werden, wenn es zu einer Renaissance der primär ärztlichen Leistungen käme:

Anamneseerhebung
gründliche klinische Untersuchung

Danach erst sollten umfangreiche differentialdiagnostische Erwägungen folgen, die die Voraussetzung für den kritischen Einsatz der wirklich notwendigen und therapierelevanten Untersuchungsverfahren sind. Die Vielzahl der sich um den Kranken bemühenden Ärzte der verschiedenen Fachgebiete führt häufig auch zur «Doppeldiagnostik» und natürlich auch zur mangelnden Koordination der erhobenen Daten. Der in den USA von einem Medizinsoziologen der Roedker-Universität publizierte Vorschlag stellt den Hausarzt als «treatment leader» (Behandlungskoordinator) der Gesamtbehandlung in den Mittelpunkt.

Die neue Gebührenordnung macht eine Dokumentation der körperlichen Untersuchung erforderlich und bewertet im Vergleich zu vorigen Gebührenordnungen die Ganzkörperuntersuchung auch mit wesentlich mehr Punkten. Legt man einen Punktwert von 10 Pfg. zugrunde, so wird diese Untersuchung immerhin mit 32 DM bezahlt. Kaum war die Gebührenordnung gedruckt, waren auch schon Musterbögen zur Dokumentation der körperlichen Untersuchung – gesponsert von Arzneimittelfirmen oder Berufsverbänden der Ärzte – im Umlauf. Als besonders erschütternd erscheint dabei ein Vorschlag der Pharmafirma Schaper & Brümmer und des Berufsverbandes der Praktischen Ärzte und Ärzte für Allgemeinmedizin Deutschlands, BPA (s. Abb.). Dieser Verband, der stets betont, daß eine qualifizierte Ausbildung für die Ärzte in der Primärversorgung erforderlich ist und daß Primärversorgung durch niedergelassene Ärzte viele Krankenhauseinweisungen ersparen kann, tat sich mit diesem Vorschlag nichts Gutes. Wenn zu einer vernünftigen Untersuchung in jeder Klinik ein umfangreicher Dokumentationsbogen gehört, so kann das «kleine Zettelchen» des BPA nur als schlechter Witz gewertet werden. Der «Wisch» von Schaper & Brümmer ist eine schlichte Unverschämtheit, leider sind diesem Beispiel auch andere Pharmafirmen gefolgt.

Die Herausgeber dieses Buches haben für zwei Pharmafirmen umfangreiche Dokumentationsbögen zur Ganzkörperuntersuchung, aber auch zur neurologischen und psychiatrischen Untersuchung entwickelt und mußten neben Anerkennung durch die Kollegen auch kritische Telefonate hinnehmen, die davon sprachen, daß hier ein «Zuviel» an Untersuchungen vom niedergelassenen Arzt für «zu wenig Geld» erwartet werde. Die Bögen orientierten sich aber nur am üblichen klinischen Standard.

Dokumentation für EBM Ziffer 60

Patient ______________________________ Datum ____________

Kopf und Hals

o.B. ○

Thorax

o.B. ○

Abdomen

o.B. ○

Bewegungsapparat

o.B. ○

Nerven und Psyche

o.B. ○

Schaper & Brümmer, Naturstoff-Forschung und -Therapie

Es kann kein Zweifel daran bestehen, daß eine möglichst vollständige, umfangreiche Anamnese und eine präzise körperliche Untersuchung viele apparative Verfahren entbehrlich macht und nicht nur zur Kostendämpfung, sondern auch zu einer Humanisierung der Medizin beiträgt. Doch können Ärzte allein diesen Weg nicht durchsetzen. Hierzu wäre ein gesamtgesellschaftlicher Konsens notwendig.

Nur wenn Einvernehmen darüber hergestellt werden kann, daß Diagnostik nur insofern nötig und sinnvoll ist, als therapeutische Konsequenzen daraus abzuleiten sind, kann es zu einem unbedingt nötigen Wandel im diagnostischen Vorgehen der Ärzte kommen.

Eine 80jährige Patientin muß nicht einer invasiven und stark belastenden Untersuchung unterzogen werden, wenn von vornherein klar ist, daß die erforderlichen therapeutischen Maßnahmen, zum Beispiel eine Operation oder eine durch starke Nebenwirkungen belastete Chemotherapie, nicht machbar sind. Schwierig ist die Frage, welche Therapie sinnvoll ist. Relativ rasch wird man sich darauf einigen können, daß alle Maßnahmen, die Schmerz beseitigen, die Leistungsfähigkeit und Lebensfreude wiederherstellen, geboten sind.

Kritisch wird es bei der Frage, ob es richtig und menschlich ist, Leben in jedem Falle zu erhalten, oder ob es Situationen gibt, in denen es berechtigt, ja geboten ist, die therapeutischen Möglichkeiten auf das Minimum der aktuellen Leidensreduktion zu begrenzen und den Tod eines Patienten, der nur bei Einsatz aller technischen Möglichkeiten noch um Wochen – vielleicht auch um Monate – hinauszuzögern wäre, billigend in Kauf zu nehmen.

Dies könnte mit dem Begriff «passive Sterbehilfe» umschrieben werden, die aus humanen, ärztlich-ethischen Erwägungen häufiger durchgeführt wird, als Außenstehende vermuten. Dieses Verhalten hat nichts mit den spektakulären und reißerischen Formulierungen des publicitysüchtigen Chirurgen Hackethal zu tun. Hier geht es nicht so sehr um eine medizinische, sondern um eine ethische Frage, die sehr unterschiedlich beantwortet werden kann und bei der scheinbar konkurrierende Antworten nebeneinanderstehen können und müssen, weil es in einer pluralistischen Gesellschaft keine allgemeinverbindlichen Wertnormen gibt.

Im Jahresgutachten 1988 des Sachverständigenrates für die konzertierte Aktion im Gesundheitswesen heißt es, daß ... «ein höheres Bewußtsein von dem sachlich Angemessenen und für den Krankheitsfall Erforderlichen» bei den Ärzten entwickelt werden müsse. Dies ist eine von Politikern häufig zu hörende Leerformel, solange nicht ausreichend definiert ist, was man unter «sachlich angemessen» und «für den Krankheitsfall erforderlich» zu verstehen hat.

Hier und an anderer Stelle des genannten Gutachtens wird deutlich, daß die lebendige Realität des ärztlichen Alltags von den Verfassern dieses Gutachtens verdrängt wird. Wenn man davon ausgeht, daß bei zunehmender Überalterung der Bevölkerung und zu erwartenden weiteren Fortschritten der Medizin für jeden Kranken das Bestmögliche getan wird, so ist sicher, daß Kostendämpfung, die sich an einem bestimmten Prozentsatz der Bruttolohnsumme orientiert, unmöglich ist.

Selbstbeteiligung an der Gesundheit

Die Gesundheit des einzelnen ist ein Grundwert in unserer Gesellschaft – doch die Mittel sind begrenzt, und eine Diskussion um eine Begrenzung medizinischer Leistungen und die Finanzierung der «totalen» Gesundheit ist kaum sinnvoll.

Eine Diskussion wird vor allen Dingen deshalb schwierig sein, weil wir nicht in der Lage sind, zukünftige Entwicklungen der Medizin-Technologie zu übersehen.

In einem zweiten Schritt wird zu überlegen sein, ob das, was man für nötig hält, auch bezahlbar ist. Hierbei darf der Rückgriff auf andere Haushalte kein Tabu sein, wenn man die «totale» Gesundheit will. «Zwar ist Gesundheit nicht alles, aber ohne Gesundheit ist alles nichts», sagt Schopenhauer.

HANS SCHÄFER hat in einem Vortrag unter dem Titel «Heil und Heilen oder von der Selbstbeteiligung des Menschen» deutlich gemacht, daß Selbstbeteiligung nicht immer finanzielle Beteiligung des einzelnen an den Krankheitskosten sein muß oder sollte, sondern daß Selbstbeteiligung auch Selbstverantwortung für die Gesundheit bedeuten kann.

Die wichtigsten Thesen SCHÄFERS zur Kostendämpfung im Gesundheitswesen sind

1. das derzeitige allgemeine Bewußtsein steht jeder Realisierung von Gesundheit entgegen
2. ohne Bewußtseinswandel ist Gesundheit nicht herstellbar.

Weiter führt er aus: «... der moderne Mensch des Industriezeitalters verlangt von einer Welt wachsenden Wohlstand (der sich nur auf die Industriewelt erstreckt!), steigenden Lebensgenuß, den er – gedankenlos wie er ist – mit steigender Lebensqualität verwechselt.»

Er glaubt ferner daran, daß eine immer perfekter werdende Medizin ihn von allen Beschwerden befreie, und zwar entsprechend seiner Mentalität des Anspruches ohne Gegenleistung, als Recht auf Gesundheit, als Gesundheitsgarantie in Form «ärztlicher Verordnung». Dieses Verordnungsdenken ist aber das Gegenteil von dem, was eine moderne Theorie der Gesundheit verlangt. Es fordert immer mehr unsinnige, nicht effektive Leistungen, zu immer weiter steigenden Kosten. Diese Kosten sind von der Gemeinschaft der Gesunden, also der Solidargemeinschaft der Versicherten, aufzubringen.

Der politische Trend, der augenblicklich diese wahnwitzige Gesundheitspolitik fördert, läßt an Uneinsichtigkeit und Verkennung der elementaren Tatsachen wenig zu wünschen übrig. Er ist Ausfluß einer veralteten Medizintheorie und einer Gesellschaftstheorie, die eigentlich schon von vorgestern ist und weder etwas mit Ethos noch mit Sozialismus und natürlich erst recht nichts mit Christentum oder Kommunismus zu tun hat.

Ehe also nicht eingesehen wird, daß jedermann zunächst selbst der Garant seiner Gesundheit ist, bleibt die Lage hoffnungslos. Diese «Selbstbeteiligung» des Patienten an seiner Gesundheit und Wiedergesundung wäre der Beginn einer neuen Gesundheitswelle, und ohne sie ist Gesundheit nicht möglich. Die Selbstbeteiligung als Selbstverantwortung hat gewiß nichts mit der antiquierten und nachweislich wirkungslosen finanziellen Selbstbeteiligung zu tun, die ein paar Mark für jedes Rezept vom Kranken verlangt.

Die Kosten steigen, die Krankenstände und Sterblichkeiten sinken nicht oder nur dort, wo eine effektive medizinische Behandlung neue Triumphe feiert, was keineswegs selten geworden ist. Im Gleichgewicht der Zahlen aber können die Erfolge der Medizin die Verluste durch unser unsinniges Leben nicht einmal mehr kompensieren. Medizin ist ein gigantischer Apparat geworden, der seine Schlachten dort verliert, wo er grundsätzlich nicht greifen kann: in der persönlichen und gesellschaftlichen Sphäre der Verantwortungslosigkeit.

Die rauchende Jugend, die abends sich mästenden, alkoholseligen Kurgänger, die wundergläubige Masse, welche Pillen mit Andacht schluckt und sie mit Heil verwechselt, das sind einige Schlagwörter, die ein riesiges Spektrum von Fehlverhalten nur andeuten.

Natürlich ist das Individuum nur *ein*, wenn auch ganz wichtiger, Ansatzpunkt. Die Gesellschaft insgesamt ist der andere Punkt. Ökologische und soziale Umwelt wirken nachhaltig auf die menschliche Gesundheit.

Eine aktive, ökologisch orientierte Politik ist eben nicht nur gut für Schmetterlinge, sondern auch für uns Menschen. Politische Gestaltung muß gesellschaftliche Prävention betreiben.

Sozialstaat und Freiheit

Nicht ohne Grund stöhnen die Unternehmer über die steigenden Lohnnebenkosten, die sich innerhalb von 20 Jahren von 43,4 auf 83,1 % erhöht haben.

Bestandteile der Lohnnebenkosten in %	**1966**	**1986**
1. Gesetzl. Lohnnebenkosten	19,4	35,7
a. Sozialversicherungsbeiträge d. Arbeitgeber	11,8	22,4
b. Bezahlte Feiertage u. sonst. Ausfallzeiten	4,0	5,3
c. Entgeltfortzahlung im Krankheitsfall	1,7	5,4
d. Sonst. Lohnnebenkosten	1,9	2,7
2. Tarifliche u. betriebl. Lohnnebenkosten	24,0	47,4
a. Urlaub	9,8	20,6
b. Sonderzahlungen	5,0	9,8
c. Betriebliche Altersversorgung	4,1	9,2
d. Vermögensbildung	0,2	1,6
e. Sonst. Lohnnebenkosten	4,9	6,2
Lohnnebenkosten insgesamt	43,4	83,1

Zu Recht macht der Soziologieprofessor HORST BAIER aus Konstanz darauf aufmerksam, daß «Sozial- und Gesundheitspolitik nicht nur als Finanzfrage entlang von Kosten-Nutzenrechnungen zu begreifen sei, sondern auch als eine – gewiß erträgliche – neue Form von Herrschaft». BAIER sieht die Gründe für die Krise des Sozialstaates in «einer Selbstzerstörung durch Verkehrung seiner Prinzipien, einer Überforderung seiner Leistungen und einer Überdehnung der Erwartungen. Das Kernsymptom dieses sozialpathologischen Syndroms ist die Aushöhlung der staatsbürgerlichen Freiheiten durch staatsgarantierte Sicherheit, die Ersetzung der Selbstverantwortlichkeit des Bürgers durch totale Daseinsvorsorge.»

Es stimmt schon merkwürdig, wenn die Enkel ADENAUERS und ERHARDS, die uns jahrzehntelang die Vorteile einer freien Marktwirtschaft gepredigt haben, plötzlich einen Solidarbeitrag von der pharmazeutischen Industrie in Höhe von 1,7 Milliarden DM fordern.

Die Sorge um die Machterhaltung hat den Realitätssinn der Politiker so weit ausgehöhlt, daß sie einerseits Wirtschaftlichkeit im Gesundheitswesen predigen, und wirtschaftlich heißt letztlich gewinnorientiert handeln, und andererseits die Pharmaindustrie mit pseudomoralischen Vorwürfen überziehen, weil sie Gewinne macht.

Besonders erfolgreich ist die deutsche Pharmaindustrie im Export:

Entwicklung des deutschen Pharma-Außenhandels 1981–1987:

	Export in Mrd. DM	Anteil an Gesamtproduktion in Prozent	Exportüberschuß in Mrd. DM
1981	6,5	40	2,8
1983	7,8	43	3,1
1985	9,7	47	3,6
1987	9,9	46	4,0

Was ist von Politikern zu erwarten, die sich angeblich um die Schaffung neuer Arbeitsplätze bemühen und gleichzeitig planen, einen prosperierenden Industriezweig, der seine erfolgreiche Forschung bisher über die Marktpreise finanziert hat, durch dirigistische Maßnahmen zu knebeln? Eine Reform, die von denen durchgeführt werden soll, die den Mißstand durch gesetzliche Maßnahmen herbeigeführt haben und die von ihm profitieren, weil er ihre Herrschaft stabilisiert, ist von vornherein zum Scheitern verurteilt.

«Der Sozialstaat produziert anstelle von Selbstbestimmung und Selbstverantwortung den passiven, den nur von der Gesellschaft fordernden und daher sich ihr maximal anpassenden Menschen. So geht unsere Gesundheitspolitik und Krankheitssicherung seit Jahrzehnten darauf aus, selbständige Lebensführung, Realitätsbewußtsein, Augenmaß und Sparsamkeit der einzelnen und der Familien abzubauen. Statt Gesundheits- und Krankheitsverhalten, Alterssicherung und Generationsvorsorge zu den Hauptaufgaben der eigenverantworteten Lebensführung und Lebensplanung des Menschen zu machen, haben wir das alles zu betreuenden Sozialleistungen verdinglicht.»
(HELMUT SCHELSKY: Kritik der austeilenden Gerechtigkeit)

Wo die Grenzen ziehen?

Das Auseinanderstreben ökonomischer und ethischer Ziele wird bei der Diskussion um die Kosten im Gesundheitswesen bisher noch zu wenig beachtet.

Die Kosten im Gesundheitswesen haben eine beträchtliche Höhe erreicht, und doch ist bei den verantwortlichen Politikern nicht eine Spur der Bereitschaft zu erkennen, dem Wahlvolk klarzumachen, daß mit steigender Leistung die Kosten stetig weiter steigen und daß bei einem hochentwickelten Gesundheitswesen jede Weiterentwicklung unverhältnismäßig hohe Kosten verursacht. Jedem Volkswirtschaftsstudenten in den Anfangssemestern ist das Gesetz des abnehmenden Grenzertrages bekannt, das besagt, daß jede zusätzliche Ausgabe zwar einen zusätzlichen Ertrag erbringt, aber daß dieser zusätzliche Ertrag (Grenzertrag) immer kleiner wird.

An einem Beispiel wird deutlich, was damit gemeint ist: Für das erste Glas Wasser gibt ein Verdurstender sein Vermögen, für das fünfte zahlt er noch einige Mark, das 30. Glas nimmt er nur, wenn er es umsonst bekommt.

Die entscheidende Frage ist, ob man diese Gesetzmäßigkeiten auf das Gesundheitswesen anwenden kann, anders ausgedrückt: Ist es erlaubt, auf lebensrettende Maßnahmen nur deshalb zu verzichten, weil sie inzwischen unverhältnismäßig teuer geworden sind?

Ein Beispiel dafür, daß lebenserhaltende Maßnahmen um jeden Preis nicht nur unter volkswirtschaftlichen, sondern auch unter ethischen Aspekten sehr problematisch sein können, findet man bei Patienten mit apallischem Syndrom. Dabei handelt es sich um Patienten, die entweder durch einen Unfall oder im Rahmen einer Wiederbelebungsmaßnahme nach einem Herz-Kreislaufversagen eine so starke Hirnschädigung erlitten haben, daß zwar die vegetativen Funktionen erhalten sind, eine sinnvolle Kommunikation mit der Umwelt jedoch nicht mehr möglich ist.

Das apallische Syndrom ist häufig ein Durchgangsstadium, das noch zu einer weitgehenden Restitution führen kann. Sichere Kriterien, die es erlauben würden, exakt den Zeitpunkt anzugeben, von dem an jede weitere Bemühung nicht mehr erfolgversprechend ist, existieren nicht. Nach üblicher klinischer Erfahrung ist davon auszugehen, daß die Besserungschancen gegen Null gehen, wenn es nach

6 Monaten noch nicht möglich ist, irgendeine Art der Kommunikation mit dem Betroffenen aufzunehmen.

Das apallische Syndrom ist die Kehrseite der modernen Notfall- und Intensivmedizin. Patienten, die früher mit Sicherheit gestorben wären, überlebcn heute. Wenn die Funktion der Hirnrinde nicht mehr in Gang kommt, vegetieren diese Patienten dahin, ohne Bewußtsein, ohne Hoffnung. Sie können nicht mehr sprechen, fühlen oder denken.

Die Angehörigen der betroffenen Patienten klammern sich oft mit einer nicht durch Tatsachen zu erschütternden Hartnäckigkeit an die Hoffnung, daß sich das Schicksal des betreffenden Patienten noch wenden wird.

So kennen wir Patienten mit apallischem Syndrom, die in Spezialeinrichtungen gepflegt und über Jahre am Leben erhalten werden. Die Kosten in den einzelnen Einrichtungen sind unterschiedlich. Wenn man einen durchschnittlichen Pflegesatz von 600 DM pro Tag zugrunde legt, kommt man immerhin auf 219000 DM im Jahr pro Patient.

Inzwischen gibt es aber bereits Einrichtungen, die für die neurologische Intensivpflege einen Kostensatz von 1100 bis 1200 DM pro Tag berechnen.

Pflegeheime im herkömmlichen Sinne sind mit der Betreuung von Apallikern überfordert. Künstliche Ernährung, die Versorgung der Trachealkanülen und plötzlich auftretende Probleme fordern die Nähe eines Arztes und qualifiziertes Krankenpflegepersonal.

Gegenwärtig plant die Gesundheitsbehörde der Freien und Hansestadt Hamburg die Einrichtung von 30 Behandlungsplätzen für Apalliker auf dem Gelände des Allgemeinen Krankenhauses Eilbek, es wird von Investitionskosten in Höhe von 5 Mio. DM gesprochen.

Die zunehmende Verrechtlichung der Beziehung zwischen Arzt, Patient und Angehörigen hat dazu geführt, daß es, insbesondere bei Patienten mit apallischem Syndrom, die in einer Spezialeinrichtung untergebracht worden sind, in der Regel nicht mehr möglich ist, eine zusätzlich auftretende Komplikation, z. B. eine Lungenentzündung, unbehandelt zu lassen, da sich der Arzt sonst dem Vorwurf der unterlassenen Hilfeleistung aussetzt. Lebenserhaltung um jeden Preis ist weder aus ethischen noch aus ökonomischen Gründen zu rechtfertigen – aber an welchem Punkt darf der Arzt seine Bemühungen einstellen, ohne mit dem Gesetz in Konflikt zu geraten?

Hier soll nicht der Sterbehilfe das Wort geredet werden, sondern nur in Erinnerung gebracht werden, daß es seit eh und je gängige Praxis ärztlichen Handelns ist, dort, wo keine Besserungschancen mehr bestehen, die therapeutischen Bemühungen einzustellen.

Durch die Fortschritte der Medizin wurde diese Grenze immer weiter nach vorn verschoben, ein Ende dieses Prozesses ist nicht abzusehen.

Allmacht Medizin

Stärker als die therapeutischen Möglichkeiten sind jedoch das Anspruchsdenken und der Glaube gewachsen, daß es gegen alle Krankheitszustände ein entsprechendes Mittel gäbe. Leiden und Tod scheinen im Handeln und Denken der Bürger, aber auch der Ärzte ihre ursprüngliche Bedeutung radikal verloren zu haben. Zwar gilt die alte Weisheit «Natura curat, Medicus sanat» (= [Nur]) Die Natur heilt, der Arzt behandelt) nach wie vor, aber in der Realität wird dann, wenn sich der erwünschte Erfolg nicht einstellt, zunächst immer ein Schuldiger gesucht.

Ärzte sind häufig nicht mehr in der Lage, dort, wo eine vernünftige Hilfe nicht mehr möglich ist, den Dingen ihren Lauf zu lassen, in einem nur als neurotisch zu bezeichnenden Kampf gegen Tod und Leid verdrängen sie die Realität ihrer eigenen Sterblichkeit.

Man hat manchmal den Eindruck, daß unbewußte Omnipotenzwünsche und Allmachtsphantasien der Ärzte sich mit ähnlichen Phantasien und Hoffnungen der Patienten und ihrer Angehörigen verbünden und nicht wenige therapeutische Maßnahmen nichts anderes sind als ein Agieren, das dazu dient, aufkommende Gefühle von Angst, Hilflosigkeit und Ohnmacht abzuwehren.

Auf der anderen Seite darf nicht übersehen werden, daß in unserer Gesellschaft der Arzt leichter und konfliktfreier lebt, wenn er technologisch denkt. Niemand wird einem Neurochirurgen einen Vorwurf machen, wenn er einen linkshirnigen bösartigen Tumor (Glioblastom) operiert und der Patient 14 Tage später verstirbt. Wenn er aber den Angehörigen klarmacht, daß eine solche Operation letztlich sinnlos ist, weil sie allenfalls zu einer Lebensverlängerung von ¼ oder ½ Jahr führen würde, daß der Patient mit überwiegender Wahrscheinlichkeit nach der Operation nicht mehr sprechen könnte und halbseitig gelähmt wäre, werden die Angehörigen – wie es in der täglichen Praxis häufig geschieht – meist denken, daß sie nicht den richtigen Arzt gefunden haben, und so lange suchen, bis sie einen Neurochirurgen finden, der in seinen Vorstellungen und Handlungsweisen ihren Heilserwartungen entgegenkommt.

Gewiß wird man zugeben müssen, daß Leiden, die vor 20 Jahren als unheilbar galten, durch Beharrlichkeit und unerschütterlichen Optimismus, der sich durch viele Fehlschläge nicht entmutigen ließ, heute geheilt werden können. Aber auch in Fragen des therapeutischen Fortschritts gilt das Gesetz des abnehmenden Grenzertrages, das oben erläutert wurde.

Wohin geht die Entwicklung?

Wir befinden uns in einer Zeit eines sich rasch entwickelnden diagnostischen Fortschritts. Als Prototypen können Computertomographie und Kernspintomographie gelten, die es gestatten, viele Erkrankungen, insbesondere des zentralen Nervensystems, rascher zu diagnostizieren, außerdem ist mit diesen Diagnoseverfahren eine deutlich geringere Belastung der Patienten verbunden. Eine ähnlich explosionsartige Entwicklung hat die Sonographie in den letzten 10 Jahren erlebt. Die Leistungsfähigkeit der Geräte wurde erheblich verbessert und neue Technologien entwickelt, die noch nicht abschließend beurteilt werden können. Dazu gehören z. B. Farb-Doppler, die Endo-Sonographie, die intraoperative Sonographie oder endoskopisch applizierbare Dopplersonden ... Es ist abzusehen, daß künftige Entwicklungen dazu führen werden, daß die Bildqualität weiter verbessert wird, daß die elektronische Datenverarbeitung in wesentlich stärkerem Maße als bisher in alle diagnostischen Bereiche einziehen wird.

Leider stehen diesen rasanten technologischen Entwicklungen bisher nur unzureichende therapeutische Fortschritte gegenüber.

Niemand kann zum gegenwärtigen Zeitpunkt sagen, ob es nur eine Frage der Zeit ist, daß sich auch therapeutische Fortschritte – auf die es letztlich allein ankommt – einstellen werden, oder ob wir die Grenzen des Möglichen erreicht haben.

Sicher ist, daß sich die Bevölkerungsstruktur, die Umwelt, das Verhalten der Menschen und damit auch das Krankheitsspektrum ändern wird. Nur kann niemand genau voraussagen, in welche Richtung diese Entwicklung gehen wird.

Vor dem Hintergrund dieser Überlegungen erscheint es einerseits vermessen, Bedarfspläne zu entwickeln, die bis ins Jahr 2000 reichen, anstatt darüber zu diskutieren, mit welchen Methoden es hier und heute möglich ist, die steigenden Kosten in den Griff zu bekommen. Andererseits soll dies nicht heißen, daß vorausschauende Planung keinen Sinn hat.

Keine Motivation zum Sparen

Solange Sparsamkeit im Gesundheitswesen nicht belohnt wird und sie zusätzlich zu einer Verminderung des Ansehens und der Einkünfte des Arztes führt, wird man kaum erwarten können, daß gespart wird.

Man darf nicht übersehen, daß die apparative Ausstattung der Krankenhäuser und der Arztpraxen ein entscheidender, werbewirksamer Faktor ist. Weder Patienten noch Kollegen anderer Fachgebiete können beurteilen, ob die durchgeführte Diagnostik wirklich therapierelevant ist.

Belegbar ist, daß technische Leistungen oft besser bezahlt werden als kritischer Sachverstand. Daher ist es nicht verwunderlich, daß die Gebührenordnung bisher geradezu dazu provoziert, in technische Leistungen auszuweichen, zumal Krankenkassen und die Verwaltungen der Krankenhäuser geneigt sind, verantwortungsvolle ärztliche Arbeit und differentialdiagnostische Überlegungen ohne technische Hilfsmittel für bloßes Geschwätz zu halten. Die Kosten im Gesundheitswesen – daran kann kein Zweifel bestehen – sind untrennbar verbunden mit einer zunehmenden Technisierung, die heute das ganze Gesundheitswesen durchdringt und eine blühende Industrie ins Leben gerufen hat. Zu überhöhten Preisen werden technische Geräte angeboten und gekauft, weil sie – jedenfalls im Krankenhaus – von einer scheinbar anonymen Institution bezahlt werden.

2. Was ist Gesundheit? Was ist Krankheit?

Nach Definition der Weltgesundheitsorganisation (WHO) ist Gesundheit der Zustand völligen körperlichen, seelischen und sozialen Wohlbefindens und das für jeden Menschen erreichte Höchstmaß an Gesundheit eines seiner Grundrechte.

Dieses «Höchstmaß» ist für den einzelnen nicht auf eine einfache Formel zu bringen, da Gesundheit die Summe aus weltanschaulichen Bezügen, aus seelisch-geistiger Einstellung und somatischer (körperlicher) Funktionstüchtigkeit ist. Die Definition der WHO von «Gesundheit» weckt unermeßliche, auch von Ärzten unerfüllbare Wünsche.

Der Brockhaus definiert den Begriff ‹Gesundheit› als den

...«Zustand, in dem sich Lebewesen befinden, wenn alle ihre Organe ungestört tätig sind und harmonisch zur Erhaltung ihres ganzen Wesens zusammenwirken sowie ihre Fortpflanzung gewährleisten.»

Gesundheit ist...

«nicht gleichbedeutend mit normal, wenn Norm als Durchschnitt im statistischen Sinne verstanden wird. Ebensowenig ist Krankheit identisch mit Abnormität. Ein bestimmter Mensch kann gesund sein, auch wenn bei ihm ‹Abnormitäten› gefunden werden. Erst wenn körperliche und seelische oder soziale Vorgänge die innere oder äußere Harmonie und Ordnung des Menschen hemmen, ist seine Gesundheit in Frage gestellt; zum Beispiel fühlt ein Industriearbeiter seine Gesundheit beeinträchtigt, weil er Schmerzen im Rücken hat (biologische Sicht) – ein Beamter bei bester körperlicher Verfassung fühlt sich nicht mehr wohl, läßt in seinen Leistungen nach, seitdem er familiäre Schwierigkeiten hat (psychologische Sicht) – ein Förster im Vollbesitz seiner körperlichen und seelischen Kräfte fühlt sich nicht mehr gesund, seit er zum Bürodienst im Forstamt abgeordnet wurde (soziologische Sicht)...»

JÖRGENSEN, Professor am Institut für Humangenetik der Universität Göttingen, hat 1979 versucht, den Begriff Gesundheit neu zu definieren:

«Gesundheit ist hinreichendes – altersgemäßes – Angepaßtsein an das Leben, mithin der Zustand, auch bei gewissen Störungen, Schäden, Mängeln, das Leben zu bewältigen, d. h. arbeiten, genießen, zufrieden sein zu können.»

Nach seiner Meinung gibt es ... «völlige Gesundheit nicht». Gesund ist nur, sagt eine überspitzte Formulierung, wer noch nicht genügend untersucht wurde.

Es trifft sicher zu, denn die Formulierungen des Brockhaus und der WHO lassen für niemanden «Gesundheit» zu, denn wer wird schon von sich sagen können, in allen Bereichen des Lebens eine volle Zufriedenheit zu empfinden.

Der Begriff Krankheit hingegen wird bei Brockhaus als ...

«eine besondere Verlaufsform der Lebensvorgänge des menschlichen, tierischen und pflanzlichen Organismus und der Biozönose»

definiert.

«Ihre Anzeichen (Symptome) unterscheiden die Krankheit von den Lebensäußerungen der Gesundheit. Diese Anzeichen sind Auswirkungen regulierender Organleistungen (Stoffwechsel, Kreislauf, Atmung, Verdauung, Ausscheidung, nervliche Antriebe, Seelenleben), die auch im gesunden Zustand den Organismus erhalten, in der Krankheit aber entweder gesteigert oder geschwächt, unter Umständen qualitativ abgeändert, selten ganz vernichtet sind. Der lebende Organismus sucht gewissermaßen eine einzelne gesteigerte Überleistung, eine Schwächung, einen Ausfall durch entsprechende Regulierung anderer Organleistungen auszugleichen. Die Krankheit wird also vom Organismus selbst hervorgebracht und ist nicht etwa von außen kommendes Neues, vielmehr eine Anstrengung des Organismus (bei Hippokrates auch als ‹Mühe› bezeichnet), mit eigenen Mitteln die Gesundheit wieder zu erreichen. Die letzte formbestimmende Ursache der Krankheit liegt in der Reagibilität des Organismus, deren Ausmaß und Artung durch seine Gesamtbeschaffenheit (Konstitution) bestimmt wird.»

Der in Mexiko lebende österreichische Theologe und Historiker IVAN ILLICH geht hart mit den Gesundheitsberufen ins Gericht:

«... sie bewirken einen noch tieferen, strukturell gesundheitsverleugnenden Effekt, insofern sie die Fähigkeit der Menschen zerstören, mit ihren menschlichen Schwächen, Verletzungen und Besonderheiten auf persönliche, autonome Weise fertig zu werden.»

Der Begriff «Krankheit», in früheren Jahren mehr bezogen auf ein erkranktes Organ, hat sich ausgeweitet. Leider berücksichtigen viele Ärzte die Tatsache, daß zahlreiche Krankheiten eine psychische Ursache haben, zu wenig, weil die dafür erforderliche Ausbildung im Studium bisher zu kurz kommt.

«Psyche» definiert THURE VON UEXKÜLL als «Summe der Programme, über die ein Lebewesen verfügt, um seine – subjektive – Welt mit Hilfe seiner Sinnes- und Bewegungsorgane aufzubauen».

«Es ist oft nicht leicht zu bestimmen, was gesund und krank ist, so geläufig diese Ausdrücke auch für jeden sind. Gesundheit und Krankheit sind keine Gegensätze, es besteht zwischen ihnen keine Trennungslinie, jenseits und diesseits derer man sagen könnte, hier ist der Mensch gesund und dort ist er krank... krank ist für mich, wer in seiner Leistungsfähigkeit geschädigt ist und sich für krank hält.» (GEORG GRODDECK, Psychoanalytiker)

Diese Definition läßt deutlich werden, daß es ganz wesentlich auf die Einstellung des einzelnen ankommt, ob eine körperliche oder seelische Befindlichkeitsstörung als Krankheit definiert wird und damit Anlaß zu ärztlichen Maßnahmen gibt. Auch die vorwiegend somatisch orientierte Schulmedizin ist nicht in der Lage, einen exakten Krankheitsbegriff anzubieten.

«Der Mediziner ist um gar nichts klüger, wenn es im allgemeinen heißt, irgend etwas sei krank. Vielmehr besteht seine Arbeit darin, festzustellen, was für ein bestimmtes konkretes Sein und Geschehen vorliegt, wovon es abhängig ist, wie es weiter verläuft, was darauf einwirkt» (KARL JASPERS).

In den Sozialleistungsgesetzen wird zwar wiederholt von Krankheit als Grund für soziale Leistungen gesprochen (Grad der Behinderung, Minderung der Erwerbsfähigkeit, Schwerbehinderung, Erwerbsunfähigkeit, Berufsunfähigkeit, Arbeitsunfähigkeit), rechtlich wird der Begriff aber nicht ausreichend definiert. Außerdem ist der Krankheitsbegriff in den verschiedenen Rechtsgebieten unterschiedlich. Eine normal verlaufende Schwangerschaft und Geburt ist im medizinischen Sinn sicher keine Krankheit, sondern ein eindeutiges Zeichen von Gesundheit, daher sind die Krankenkassen im Falle einer Schwangerschaft auch nicht verpflichtet, Krankenhilfe zu gewähren, sondern es bedurfte der besonderen rechtlichen Regelung der Leistungen der Mutterschaftshilfe im § 195 RVO. Leistungen der Mutterschaftshilfe sind:

1. Ärztliche Betreuung und Hilfe sowie Hebammenhilfe,

2. Versorgung mit Arznei, Verband- und Heilmitteln,
3. Pauschbeträge für die Inanspruchnahme ärztlicher Betreuung,
4. Pflege in einer Entbindungs- oder Krankenanstalt sowie Hilfe und Wartung durch Hauspflegerinnen,
5. Mutterschaftsgeld.

Nach den Bestimmungen des § 200 Abschnitt e RVO wird ärztliche Beratung zur Empfängnisregelung und nach § 200 f RVO werden Leistungen bei nicht rechtswidriger Sterilisation und bei nicht rechtswidrigem Schwangerschaftsabbruch gewährt. Daß es sich hierbei nicht in jedem Falle um eine Krankheit im medizinischen Sinn handelt, bedarf keiner weiteren Begründung.

Körperliche Mißbildungen, die keiner Heilbehandlung mehr zugänglich sind, führen nicht zu Leistungen der gesetzlichen Krankenversicherung, können aber zu Leistungen der gesetzlichen Rentenversicherung führen, wenn sie die Berufs- und Erwerbsfähigkeit des Betreffenden einschränken.

In der gesetzlichen Krankenversicherung werden nur die Leistungen bezahlt, die medizinisch notwendig sind. Was «medizinisch notwendig» aber bedeutet, ist nirgendwo exakt definiert und letztlich auch nicht streng definierbar, denn mit fortschreitender medizinischer Entwicklung werden plötzlich Leistungen als «notwendig» erscheinen, an die vor Jahren noch niemand gedacht hat, aus dem einfachen Grund, weil es sie nicht gab.

In den 60er Jahren, als man noch von einem «Bettenmangel» in Krankenhäusern sprach, ahnte noch niemand, daß Computer-Tomographie, Kernspin-Tomographie, digitale Subtraktionsangiographie, Farb-Doppler-Sonographie, Nieren- und Gallenstein-Zertrümmerung mit Ultraschall (Lithotrypsie), medikamentöse Auflösung von Gallensteinen, praenatale Chromosomen-Analyse und vieles andere mehr eines Tages «notwendige» medizinische Leistungen werden würden.

Auf diese Problematik hat der Kinderarzt Prof. K. E. VON MÜHLENDAHL auf der Wissenschaftlichen Jahrestagung 1984 der Deutschen Gesellschaft für Sozialmedizin in Osnabrück anhand einer Reihe von Beispielen hingewiesen.

«Unzureichende Einstellung der Zuckerkrankheit bedeutet: Rascheres Fortschreiten der Gefäßveränderungen und damit früheres Eintreten von Nierenversagen, Erblindung und Herzinfarkt, von Krankheit, Invalidität und Tod.»

Was kann der Arzt tun? MÜHLENDAHL verweist auf eine wenige Wochen zuvor im LANCET (engl. med. Fachzeitschrift) erschienene Übersichtsarbeit in Form eines Leitartikels über die Probleme von Diabetikern mit stark schwankenden nächtlichen Blutzuckerwerten. Der LANCET-Autor schließt daraus, daß in diesen Fällen die einzige Hoffnung auf eine gute Einstellung in der Nacht in der Anwendung einer blutzuckergesteuerten, implantierbaren Insulinpumpe bestehe, die, wenn sie weitere Verbreitung in Großbritannien fände, für das nationale Gesundheitswesen wahrscheinlich den Bankrott bedeuten würde.

Es ist eben nicht alles bezahlbar, was machbar ist!

Im selben Heft des LANCET wird an anderer Stelle gefragt, ob der behandelnde Arzt in solchen Konflikten Entscheidungen fällen sollte. Wenn ein billiges Medikament bei 80 % der Patienten mit einer Gelenkentzündung hilft, und wenn ein sehr teures Medikament bei 100 % wirksam ist: Kann man dann vom behandelnden Arzt verlangen, daß er aus wirtschaftlichen Überlegungen heraus die Behandlung mit dem preiswerten Arzneimittel beginnt? 20 % seiner Patienten müßten damit eine längere Krankheitsdauer in Kauf nehmen. Der Autor verneint dies, denn «der behandelnde Arzt sei in erster Linie dem Wohle des Patienten verpflichtet, nicht dem Budget des Staates».

Von Hals-, Nasen-, Ohren- und Kinderärzten wird empfohlen, alle Neugeborenen mit Hilfe elektrophysiologischer Methoden routinemäßig auf Hörstörungen zu untersuchen, da eine rechtzeitige Behandlung sich sehr positiv auf die gesamte Entwicklung des Kindes auswirken kann. Die erforderlichen Untersuchungen kosten pro Fall etwa 100 DM, das würde für das gesamte Programm etwa 60 Mio. DM jährlich ausmachen.

Kinder, bei denen ein Wachstumshormonmangel besteht, bleiben oft kleiner als 1,40 m. Wird diese Störung rechtzeitig erkannt, kann sie behandelt werden, die jährlichen Behandlungskosten betragen etwa 20000 DM. Die Behandlung dauert in der Regel 5 bis 10 Jahre, d. h. pro Behandlungsfall muß mit Kosten von 100000 bis 200000 DM gerechnet werden. Diese Kosten werden von allen Krankenkassen übernommen.

Kritischer wird es, wenn es um die Frage geht, ob Menschen, bei denen ein konstitutioneller Kleinwuchs besteht, d. h. die klein sind, weil sie kleine Eltern haben und bei denen sich kein Wachstumshormonmangel nachweisen läßt, in gleicher Weise behandelt werden sollen. Grundsätzlich ist das möglich, allerdings sind wesentlich höhere Hormondosen erforderlich und pro Behandlungsfall sind Kosten in Höhe von 60000 DM pro Jahr zu veranschlagen, dabei ist zu berücksichtigen, daß in der Regel nur ein Plus von 5 cm im Hinblick auf die Endgröße erzielbar ist.

Sicher sind Fälle denkbar, in denen eine solche Behandlung ärztlich indiziert erscheinen kann, weil die Betreffenden unter ihrem Kleinwuchs erheblich leiden. Sehr schwer zu entscheiden ist die Frage, ob eine solche Behandlung «medizinisch notwendig» ist oder nicht.

Seit den 70er Jahren hat man sich zunehmend mit den Erektionsstörungen des Mannes beschäftigt, die im Gegensatz zu früheren Auffassungen zu einem erheblichen Teil organisch bedingt sind. Hier handelt es sich in erster Linie um degenerative Veränderungen der Penisgefäße, Nerven- und Gefäßveränderungen, zum Beispiel beim Diabetes mellitus oder um Folgeerscheinungen von Operationen. Nicht nur die Diagnostik ist kompliziert und aufwendig, auch die Therapie mit Injektionen gefäßerweiternder Medikamente oder halbstarren und aufpumpbaren Penisprothesen verursacht nicht unerhebliche Kosten, die für die Implantation einer auffüllbaren Penisprothese bei etwa 8000 DM liegen. Der medizinische Sinn einer solchen Behandlung läßt sich kaum bezweifeln, zumal die erfolgreiche Behandlung einer Impotenz zur psychischen Stabilisierung beiträgt und häufig verhindert, daß schwerwiegende Partnerkonflikte entstehen.

Diese Beispiele ließen sich beliebig vermehren und sollen nur zeigen, daß sich der Arzt in einem permanenten Konflikt zwischen den Interessen des einzelnen und der Gesellschaft befindet, der noch dadurch verstärkt wird, daß grundlegende Begriffe wie «Krankheit» und «medizinische Notwendigkeit» auch rechtlich unscharf definiert sind.

«Dem Arzt (ist) eine Verteilerfunktion (zugewachsen), die ihm nicht immer gut ansteht. Es fragt sich, ob das Mindern von tatsächlichem oder vermeintlichem sozialen Leid gleichbedeutend mit einem medizinischen Erfordernis ist. Die Ärzte in ihrer Gesamtheit und ihre maßgebenden Repräsentanten hätten sich besser um die Erlangung dieser Verteilerfunktion nicht bemüht.»
(SILOMON, H.)

Dem Krankheitsbegriff in allen Rechtsgebieten ist gemeinsam, daß es sich um einen regelwidrigen körperlichen oder geistigen Zustand handeln muß, der entweder die Notwendigkeit der Heilbehandlung des Versicherten oder seine Arbeitsunfähigkeit, oder beides zugleich zur Folge hat. Voraussetzung ist immer, daß der regelwidrige Prozeß klinisch, d. h. bei der Untersuchung manifest ist und zu Beschwerden oder Funktionsstörungen führt. Daraus ergibt sich, daß Zustände, die aus medizinischer Sicht als Krankheit definiert werden, nicht unbedingt Krankheiten im Rechtssinne sind und umgekehrt. Defektzustände nach Verletzungen oder geheilten Krankheiten, Altersschwäche und Schwangerschaft sind im medizinischen Sinne keine Krankheiten, können es aber im juristischen Sinne durchaus sein.

Krankheit statistisch als Abweichung von der Durchschnittsnorm zu definieren, erweist sich aber als Weg, der letztlich nicht gangbar ist, da es zahlreiche Abweichungen gibt, wie z. B. Karies und Paradontose, die eindeutig krankhaft sind und an denen die überwiegende Zahl der Bevölkerung leidet. Außerdem ist es praktisch unmöglich, eine exakte Durchschnittsnorm aufzustellen. Dies gilt schon für die körperlichen Erkrankungen, unendlich viel schwieriger ist die Anwendung eines Durchschnittsbegriffs auf dem Gebiet der seelischen Erkrankungen, da hier ein einigermaßen exakt messendes Vorgehen so gut wie unmöglich ist.

Allgemein wird Gesundheit als positiver Wert aufgefaßt, daraus folgt, daß es sich bei einer Krankheit um einen negativen Zustand oder einen «Unwert» handelt. Welche Gefahren aus einer solchen Betrachtungsweise im Hinblick auf die geistig-seelischen Erkrankungen resultieren können, lehrt ein Blick in unsere jüngste Vergangenheit (Euthanasie).

Die paradoxe Verflechtung von Wert- und Durchschnittsnorm im Hinblick auf den psychiatrischen Krankheitsbegriff hat der Psychiater WILMANNS im Gespräch witzig ausgedrückt: «Normal ist leichter Schwachsinn.»

Das heißt nach JASPERS logisch aufgelöst:

> «Nach einem Normbegriff intellektueller Begabung ist die Mehrzahl der Menschen leicht schwachsinnig. Der Durchschnitt, die Eigenschaft der Mehrzahl, ist aber der Maßstab des Gesunden, also ist leichter Schwachsinn das Gesunde. Leichter Schwachsinn ist aber eine Bezeichnung für Krankhaftes. Also ist das Krankhafte normal. Also ist gesund = krank. Das heißt, das ist die Selbstauflösung dieses Begriffspaares, wenn es ruhen soll auf Wertbegriff und Durchschnittsbegriff.»

Diese Überlegungen könnten den Eindruck erwecken, dies seien Gedankenspielereien, die für das ärztliche Handeln nur wenig Bedeutung haben. Aber der Eindruck trügt, weil die Tatsache, daß es keinen einheitlichen, allgemein anerkannten Krankheitsbegriff gibt und vermutlich auch nicht geben wird, ärztliches Handeln ganz entscheidend mitbestimmt und beweist, daß KARL JASPERS im Jahre 1911 zu Recht geschrieben hat:

«Was krank im allgemeinen ist, das hängt weniger vom Urteil der Ärzte, als vom Urteil der Patienten ab und von den herrschenden Auffassungen der jeweiligen Kulturkreise.»

«Das wirkliche Wesen des Krankseins ist eine Not und äußert sich als eine Bitte um Hilfe. Ich nenne den krank, der mich als Arzt anruft und in dem ich als Arzt die Not anerkenne»,

definiert der Heidelberger Internist und Neurologe VIKTOR VON WEIZSÄCKER. Wenn nun ein Leidender einen Arzt aufsucht, muß dieser ihn als «krank» ansehen und klinisch untersuchen. Selbst wenn er bei diesen Untersuchungen keinen krankhaften Befund findet, wird er sich kaum je zu einer einfachen Verlaufsbeobachtung über einige Tage oder Wochen entschließen können, ohne, je nach Art der Beschwerden, eine umfangreiche apparative (EKG, Lungenfunktion, Sonographie), radiologische und/oder Labor-Diagnostik zu veranlassen. Dieses Verhalten des Arztes hat vielerlei Gründe:

1. Patient und Arzt wissen, daß Krankheitsprozesse häufig schwer erkennbar sind und sich der klinischen, d. h. der körperlichen Untersuchung entziehen.
2. Der Arzt muß befürchten, in einem Haftpflichtprozeß zu unterliegen, wenn er nicht rechtzeitig alle notwendigen diagnostischen Maßnahmen eingeleitet hat. Und jedem Erfahrenen ist klar, daß die Dinge retrospektiv – wenn die Diagnose feststeht – in einem ganz anderen Licht erscheinen, und daß niemand Verständnis dafür haben wird, warum eine Röntgenuntersuchung, die nach vier oder sechs Jahren als für die Diagnose unabdingbar erscheint, nicht schon zum Zeitpunkt der Erstkonsultation veranlaßt wurde.
3. Wer umfangreiche Untersuchungsmaßnahmen veranlaßt, wird in den Augen der Patienten als besonders gründlich erscheinen, dadurch wird er auch wirtschaftlich erfolgreicher sein als der Arzt, der sich auf das «Ausreichende und Notwendige» beschränkt.
4. Da es zum Wesen der ärztlichen Tätigkeit gehört, auch dann handeln zu müssen, wenn die Situation nicht genau übersehbar ist, kann fast jede diagnostische Maßnahme – auch wenn sie einem kritischen Beobachter überzogen erscheint – rational ausreichend begründet werden.
5. Selbst wenn sich der Arzt darüber klar ist, «... daß nicht jeder

Leidende krank ist – und nicht jeder Kranke leidet» – meint der emeritierte Tübinger Internist E. BOCK und gibt zu bedenken, daß er nicht nur seinem Patienten, sondern auch der Gesellschaft, oder anders ausgedrückt der Versichertengemeinschaft, verantwortlich ist –, so wird der Arzt sich in den meisten Fällen mit den Interessen seines Patienten identifizieren, da diese Haltung – jedenfalls kurzfristig – zu den geringsten Konflikten führt.

Krankheit ist in einer Gesellschaft, in der die überwiegende Mehrzahl der Bürger krankenversichert ist, auch in einem schwer abschätzbaren Anteil Reaktionsmöglichkeit des Versicherten auf private oder soziale Konflikte. Wer sich für krank hält, wird fast regelmäßig als Kranker anerkannt, wird von Arbeitsleistungen befreit, erhält weiterhin Lohn und später Mittel der zuständigen Krankenversicherung. Der Arzt kann zwar eine Krankschreibung verweigern, muß dann aber damit rechnen, daß er seinen Patienten verliert und daß sich der Versicherte sogar über den Arzt, z. B. bei der Ärztekammer, beschwert.

Was als «krank» definiert wird, ist aber nicht nur vom hilfesuchenden Kranken und vom Arzt abhängig, sondern auch von der Gesellschaft, die in einem sich wandelnden Sozialisationsprozeß die Entwicklung des Individuums und seine Selbstwahrnehmung prägt, ihm Wertvorstellungen vermittelt, aber auch Leistungsanforderungen aussetzt, die krankmachenden Charakter haben können. Besonders augenfällig sind die schlechten Berufschancen sehr einfach strukturierter und minderbegabter Menschen in einer hochtechnisierten Gesellschaft. Sie können aufgrund ihrer schlechteren intellektuellen Ausstattung kaum noch eingegliedert werden, während sie in einer technisch weniger entwickelten Gesellschaft durchaus noch zahlreiche Aufgaben verrichten konnten. Ein krankheitsfördernder Faktor ist zweifellos auch die zunehmende Entfremdung des Industriearbeiters vom Endprodukt. Ein Arbeiter, der in einer immerwährenden Monotonie nur noch bestimmte Handgriffe verrichten muß und zu dem Produkt, an dessen Herstellung er beteiligt ist, kaum noch eine Beziehung hat, fühlt sich auch nur als unbedeutendes Glied im Produktionsprozeß. Mangelndes Selbstwertgefühl und depressive Verstimmungen münden dann nicht selten in diffusen Krankheitsgefühlen, die letztlich zu Fehltagen, d. h. zu Arbeitsunfähigkeit führen.

Krankheit ist zwar zunächst Leid und Not, wird aber in einem komplizierten Beziehungssystem zwischen Krankem, Arzt und Gesellschaft dann zu einem sozial relevanten Faktor, der Kranke und Gesunde beunruhigt, wenn die Kosten, die zur Heilung und Linderung von «Krankheiten» eingesetzt werden, wie in den letzten Jahren überproportional ansteigen.

Wer die «Kostenexplosion» im Gesundheitswesen wirklich in den Griff bekommen will, muß Methoden entwickeln, um Krankheit zu messen. Dies ist aber nur dann möglich, wenn verbindlich definiert werden könnte, was «Krankheit» und «Gesundheit» ist. Dieses Problem zu lösen scheint bei theoretischer Betrachtung unüberwindlich, praktisch müßte es jedoch möglich sein, einen Konsens darüber zu erzielen, welche Befindlichkeitsstörungen zu Lasten der Krankenversicherung behandelt werden sollen. Dabei ist von vornherein klar, daß auch im Bereich der medizinischen Versorgung ein unüberwindlicher Gegensatz zwischen dem Optimalen und Finanzierbaren besteht. Wer eine optimale medizinische Versorgung will, darf nicht darüber stöhnen, daß sie angeblich unfinanzierbar sei. Wer nur auf Kostenbegrenzung bedacht ist, muß offenlegen, daß und wieweit er sich vom Optimalen entfernt, und die Gefahr sehen, daß eine nur auf die Finanzierbarkeit ausgerichtete Optik leicht zu einer unzureichenden medizinischen Versorgung führt, an der die Mehrheit unserer Bürger mit Sicherheit nicht interessiert ist.

Gesundheit wird im naiven Verständnis als Abwesenheit von Krankheit verstanden, und im täglichen Sprachgebrauch scheint alles klar zu sein, wenn man von einem gesunden Aussehen, einer gesunden Entwicklung, einer gesunden Wirtschaft, einem gesunden Selbstvertrauen und einer gesunden Verdauung spricht. Sicher ist aber, daß der Gesundheitsbegriff, wie auch immer er definiert sein mag, den Krankheitsbegriff beeinflußt. Es ist interessant zu beobachten, daß – sicher abhängig vom unrealistischen Gesundheitsbegriff der WHO – Spannungszustände, früher zum normalen Leben gehörig, heute zunehmend als krank definiert werden – nicht zuletzt deswegen, weil man nach dem heutigen Verständnis für eine Krankheit nicht verantwortlich ist. Das ist ein Trugschluß. Krankheit überkommt den Menschen sowohl schicksalhaft als auch selbstverschuldet – man denke nur an Alkohol- und Zigarettenkonsum, Sportverletzungen, Autounfälle, Partnerkonflikte usw. Daß ein «bescheidener» Krankheitsbegriff die eigene Befindlichkeit positiv beeinflussen kann, geht aus einem Brief von JOHANN PETER HEBEL hervor, den er 1827 an seinen Freund FECHT schrieb:

«Da ich gewöhnt bin, die halbe Gesundheit für die ganze zu halten, so habe ich gottlob nichts zu klagen.»

Der Amerikaner BOB HOKE geht sogar noch einen Schritt weiter:

...«Krankheit ist eine unvermeidliche Komponente des menschlichen Lebens, daher ist Gesundheit als Abwesenheit von Krankheit ein abstraktes, unerreichtes Ideal... Es gibt eine gesunde Art, mit einer Krankheit zu leben.»

NIETZSCHE hat in «Die fröhliche Wissenschaft» mit Blick auf die Gesundheit der Seele deutlich gemacht, daß ein abstrakter Gesundheitsbegriff nicht möglich ist.

«Denn eine Gesundheit an sich gibt es nicht, und alle Versuche, ein Ding derart zu definieren, sind kläglich mißraten. Es kommt auf dein Ziel, deinen Horizont, deine Kräfte, deine Antriebe, deine Irrtümer und namentlich auf die Ideale und Phantasmen deiner Seele an, um zu bestimmen, was selbst für deinen Leib Gesundheit zu bedeuten habe. Somit gibt es unzählige Gesundheiten des Leibes; und je mehr man dem Einzelnen und Unvergleichlichen wieder erlaubt, sein Haupt zu erheben, je mehr man das Dogma von der «Gleichheit der Menschen» verlernt, umso mehr muß auch der Begriff einer Normal-Gesundheit, nebst Normaldiät, Normalverlauf der Erkrankung unseren Medizinern abhanden kommen.»

An die ethische Dimension des Krankheitsbegriffes hat der Theologe und Arzt RÖSSLER in seinem Vortrag zum 60. Geburtstag des Internisten RUDOLF GROSS eindringlich appelliert:

«Die ärztliche Ethik verpflichtet heute nachdrücklicher als zuvor zu öffentlicher Aufklärung darüber, daß Gesundheit nicht die Abwesenheit von Störungen ist, sondern die Kraft, mit ihnen zu leben.»

3. Neue Gesundheitsmärkte: Das teure Geschäft mit der Seele und der Natur

Über die kleinste Erhöhung der Kosten im Gesundheitswesen wird gestöhnt. Wer es wagt, das Wort «Selbstbeteiligung» in die Kosten-Diskussion einzuwerfen, wird als «unsozial» beschimpft. Sogar das Pflaster für die Haus- oder Urlaubsapotheke soll über Rezept verschrieben werden. Aber auf den Sektoren Psychotherapie, Bio-Produkte und Kosmetik werden «Unsummen» von Geld bereitwillig hingeblättert.

Folgerung: Für Gesundheit, Schönheit, Glück und «ewiges Leben» ist der Bürger eben doch bereit, ganz freiwillig tief in die eigene Tasche zu greifen.

Der Psycho-Boom

In den letzten 10 Jahren ist es zu einem «Psycho-Boom» gekommen, Ärzte, Psychologen und Laien beschäftigen sich zunehmend mit der «Seele». Selbsterfahrungsgruppen – allein in Hamburg gab es 1987 für den Bereich «Seele» 499 Selbsthilfe-Gruppen –, Wochenendseminare und Therapeuten haben nicht über mangelnde Nachfrage zu klagen. Die Umsätze steigen, utopische Sehnsüchte werden kultiviert, und niemand klagt über die Kosten, die aus eigener Tasche bezahlt werden müssen. Hier geht es nicht nur um die Behandlung von Befindlichkeitsstörungen oder Krankheiten, sondern um Selbstverwirklichung, Gefühlsreflektion, Wahrnehmungsreflektion, Kennenlernen des eigenen Körpers und vieles andere mehr. Die Anhänger suchen ihren «Guru», um angstfreier, sensibler, offener, kommunikativer und glücklicher zu werden. Diese Haltung signalisiert eine Abkehr vom Materiellen, eine Hinwendung zur «New Age»-Bewegung. Man hat erkannt, daß unsere materialistische Grundeinstellung zwar zu wirtschaftlichen Fortschritten, sozialer Sicherheit und besseren Lebensbedingungen für die Mehrzahl der Menschen in der westlichen Welt geführt hat, aber auch, daß weitere Fortschritte schwer zu erwarten sind. Eine heilsame Ernüchterung, könnte man meinen. Weit gefehlt, denn die irrationale Hoffnung, durch manipulative Tricks glücklich und angstfrei zu werden, ist der Humus einer Entwicklung, die seriöse und vor allem unseriöse Therapieverfahren prosperieren läßt.

Wesentliches Kennzeichen der naturwissenschaftlich orientierten Schulmedizin ist, daß sie nach Krankheitsursachen sucht, die mit naturwissenschaftlichen Methoden faßbar sind. Typisches Beispiel sind die Infektionskrankheiten, die zu einem großen Teil sehr erfolgreich behandelt werden können.

Krankheit wird in der Vorstellungswelt der Schulmedizin als weitgehend unbeeinflußbares Schicksal angesehen, für das der Kranke nicht verantwortlich gemacht werden kann. In den Vorstellungen der Psychoanalytiker und Psychosomatiker steht am Anfang einer Erkrankung häufig ein psychisches Fehlverhalten, für das der Betroffene nicht unbedingt verantwortlich sein muß, aber auch verantwortlich sein kann. Krankheit ist dann nicht mehr sinnblindes Schicksal, sondern Folge individuellen Fehlverhaltens. «Krankheitsursachen werden also wieder – für den Medizinhistoriker schließt sich ein Kreislauf zur Primitivmedizin – Krankheitsverschuldungen» (HORST BAIER). Allein die Vielzahl der psychotherapeutischen Methoden, vom autogenen Training bis zur Z-Prozeßbeziehungstherapie – läßt berechtigte Zweifel an einer spezifischen Wirksamkeit aufkommen. Begründete Zweifel an der Wirksamkeit psychotherapeutischer Verfahren äußerte der in Oxford lehrende, aus Deutschland vertriebene HANS JÜRGEN EYSENCK schon vor über 30 Jahren, als er darauf hinwies, daß bisher nicht nachgewiesen sei, daß der Effekt psychotherapeutischer Verfahren wesentlich besser sei als die Spontanheilungsrate.

«Man darf aus den Ergebnissen nicht den Schluß ziehen, daß sie die Effektivität der Psychotherapie widerlegen. Solche negativen Folgerungen sind in jedem Falle unzulässig. Aber ich hatte ja auch etwas völlig anderes behauptet. Ich hatte nämlich gesagt, daß die Ergebnisse dieser Arbeiten die Effektivität der Psychotherapie

nicht zu beweisen vermögen. Diese Schlußfolgerung wurde nie wirklich in Abrede gestellt. Wenn die angeführten Zahlen zu dürftig sind, um irgend etwas zu beweisen, dann beweisen sie auch nicht, daß die Psychotherapie eine Wirkung hat. Da zu jener Zeit keine anderen Zahlen zur Verfügung standen, mußte ich zwangsläufig recht haben. Wenn man diese Zahlen nicht als völlig sinnlos abtun will, muß man jedenfalls zugeben, daß sie irgendeine besondere Wirkung der verwendeten Therapiemethoden nicht aufzuzeigen vermögen.»
(HANS JÜRGEN EYSENCK, Die Experimentiergesellschaft, Reinbek bei Hamburg, 1973)

Eine grundsätzliche Veränderung der Situation ist nicht eingetreten, überzeugende wissenschaftliche Beweise für die Wirksamkeit psychotherapeutischer Verfahren liegen bisher nicht vor. Der Grund dafür ist einerseits darin zu sehen, daß die Variabilität psychischer Störungen außerordentlich groß ist und die Unschärfe der Diagnostik es kaum möglich erscheinen läßt, jedem Zweifel standhaltende Kontrollgruppen zu bilden. Andererseits ist bekannt, daß ein entscheidender – wenn nicht der entscheidende – Faktor jeder Psychotherapie die Persönlichkeit des Therapeuten ist.

Im Bereich der somatischen Medizin bestehen ähnliche Probleme, die zwar leichter lösbar sind, aber grundsätzlich auch nicht ausgeschaltet werden können. In der Pharmakotherapie gilt als bewiesen, daß auch bei zweifelsfrei pharmakologisch wirksamen Präparaten mit einem zusätzlichen Placeboeffekt von 30 % zu rechnen ist. Das heißt, 30 % der Behandelten werden auch dann einen positiven Effekt der Behandlung erleben, wenn das Behandlungsverfahren objektiv wirkungslos ist. Bei kritischer Betrachtung ist zwar nicht zu bestreiten, daß der Erfolg psychotherapeutischer Behandlungsverfahren schwerer meßbar ist als der somatischer Behandlungsverfahren, aber auch die klassischen schulmedizinischen Behandlungsverfahren sind mit einem nicht unerheblichen Unsicherheitsfaktor im Hinblick auf ihre therapeutische Richtigkeit belastet.

Wegen der nicht überwindbaren Mängel psychotherapeutischer Methoden ist es viel schwerer als bei anderen Heilverfahren, die Spreu vom Weizen zu trennen. Deshalb und wegen utopischer Therapieerwartungen der Patienten hat sich eine alternative Psychoszene entwickelt, die kaum übersehbar ist. Hier gilt – wie nahezu für alle Bereiche des Gesundheitswesens – der Spruch:

Angebot erzeugt Nachfrage, und Nachfrage erzeugt Angebot. Seriöse und unseriöse Leistungsanbieter kämpfen um diesen «Seelenmarkt», der auch deshalb besonders lukrativ ist, weil er Hilfe für nahezu jede Befindlichkeitsstörung verspricht. Letztlich geht es immer darum, auf verschiedenen Wegen zu erreichen, daß die Klienten spannungsfreier, glücklicher und zufriedener werden.

Die Auseinandersetzungen zwischen den einzelnen Psychotherapie-Schulen werden so hart und kompromißlos geführt, daß sich Analogien zu Religionskriegen aufdrängen.

In der medizinischen Zeitschrift SELECTA vom April 1987 werden unter der Überschrift: Werden seelische Leiden geheilt oder werden nur utopische Sehnsüchte kultiviert – die z. Zt. gängigsten Angebote auf dem Psychomarkt aufgezählt (s. Kasten). Von der Knappheit der finanziellen Mittel scheint dieser Markt weitgehend unberührt zu sein.

In einer seriösen deutschen Zeitschrift für Psychoanalyse werden regelmäßig Wochenendseminare, für die an Honorar immerhin 290 DM gefordert werden, angeboten:

«Pränatales Erleben und Geburtserfahrung (empirische Evidenz, lebensgeschichtliche Bedeutung, psychotherapeutische Konsequenz)».

Bei solchen Entwicklungen sind Gegenbewegungen unvermeidlich, die freilich gelegentlich auch über das Ziel hinaus schießen. So hat der Wissenschaftsrat im Jahre 1986 in seinen «Empfehlungen zur klinischen Forschung an Hochschulen» unter der Überschrift: Psychosomatische Medizin und Psychotherapie... darauf hingewiesen, daß die Abteilungen für Psychosomatik und Psychotherapie nun reichlich mit Lehrstühlen und Professoren besetzt seien, aber «im Gegensatz dazu genügen Umfang und Qualität der klinischen Forschung auf diesem Gebiet in der Bundesrepublik nicht den Ansprüchen, die man im Hinblick auf die Ausstattung und im internationalen Vergleich stellen müßte». Bemängelt wird insbesondere ein Fehlen an experimenteller Forschung und epidemiologischen Untersuchungen.

Der Bio-Boom

In einer belasteten Umwelt, in der Naturkatastrophen sich häufen, Robben sterben, das Meer schäumt, unter dem Eindruck von Chemie-Unfällen am Rhein, den Katastrophen von Seveso, Bhopal und Tschernobyl versuchen sich Menschen, in der Erkenntnis ihrer «Ohn-

Aus dem Angebot des Psychomarktes

Autogenes Training: Autosuggestive Methode nach *Johannes Heinrich Schultz*, in der die Selbstbeeinflussung körperlicher und emotionaler Zustände unter Anleitung eingeübt wird. In der Oberstufe spielen phantasiegelenktes Bilderleben und suggestive Bewußtseinsveränderung eine größere Rolle.

Bioenergetik: Körperarbeit nach *Alexander Lowen* auf der Basis der Psychologie *Wilhelm Reichs*. Grundlegend ist das Konzept, daß seelische Energie sich in körperlichen Strömungen bewege und deren Blockade mit seelischen Störungen zusammenhänge. Massage und andere Techniken sollen den Energiefluß befreien und dem Patienten erfahrbar machen.

Biofeedback: Rückmeldung über den Ablauf von Körperfunktionen (Herzschlag, Hirnströme usw.) mit technischen Mitteln an den Patienten, damit er Selbstbeeinflussung trainiert. Es wird meist ergänzend eingesetzt.

Gesprächstherapie: Häufig im Diplom-Studiengang der Psychologie gelehrte Methode nach *Carl Rogers*. Das Gespräch, nach Regeln und in einer bestimmten Haltung geführt, soll Selbsterkenntnis und autonome Lösungsversuche des Klienten anregen.

Die Methode arbeitet nicht direktiv und nicht tiefenpsychologisch. Sie ist weltanschaulich auf der der humanistischen Psychologie begründet.

Gestalttherapie: Methode nach *Fritz Perls* auf der Grundlage der humanistischen Psychologie und der Gestalt-Psychologie. Sie ist eine der weitestverbreiteten «alternativen» Therapien mit starker weltanschaulicher Ausrichtung.

Die in sich gespaltene, mit Anteilen des Selbst im Widerstreit liegende Persönlichkeit soll durch autonom zu verarbeitende Erfahrung in Harmonie mit sich selbst und der Umwelt kommen. Verschiedene Techniken reichen von gruppendynamischen bis zu religiös fundierten Verfahren.

Hypnosetherapie: Trancezustände werden für variierende therapeutische Zwecke induziert. Es gibt z. B. eine tiefenpsychologische Form ebenso wie eine mit der *Kurztherapie* verwandte Form nach *Milton H. Erikson*.

Kognitive Therapie: In der akademischen Ausbildung (gemeinsam mit verhaltenstherapeutischen Methoden) dominierendes Verfahren, die emotionale Problematik über Änderungen der Weltsicht, der Selbsteinschätzung, der Erwartungshaltungen usw. zu beeinflussen. Die Technik ist dialogisch angelegt.

Kurztherapie: Kommunikationstheoretisch und verhaltenspsychologisch begründetes Verfahren, in relativ wenigen Sitzungen auf Sicht und Lösungsverhalten von Problemen einzuwirken. Hauptvertreter sind *Paul Watzlawick* und *J. Haley* auf der Basis der Hypnosetherapie von *Milton H. Erikson*.

Logotherapie: Methode nach *Victor E. Frankl*, die auf der Sinnsehnsucht des Menschen beruht und seelische Konflikte als Sinndefizite interpretiert. Die Methodik ist beratend (Persuasion) und direktiv.

Neurolinguistisches Programmieren: Mischung aus kommunikationstheoretischen und linguistischen Verfahren; manchen Methoden der kognitiven Therapien verwandt.

Primärtherapie (Urschreitherapie): Tiefenpsychologische Methode von *Arthur Janov*, mit suggestiven und autosuggestiven Techniken extreme Gefühlserlebnisse (Katharsis) hervorzurufen, die als Wiedererleben des Geburtsschmerzes gedeutet werden. Die therapeutische Wirkung wird von der Abfuhr des «abgewehrten» Schmerzes erwartet. Außerdem spielt das suggestiv erzeugte «Wiedererleben der Geburt» und die angebliche Rückführung in intrauterine Erlebnisse eine Rolle.

Rebirthing: Mit östlicher Religiosität vermischte kathartische Methode, in der ein suggestiv erzeugtes «Geburtserlebnis» auch als spirituelle Befreiung verstanden wird. Der Begründer *L. Orr* steht einer hinduistischen Sekte nahe. Daneben wird mit religiös gedeuteten Atemtechniken gearbeitet.

Reinkarnationstherapie: Mit der Primärtherapie (s. o.) verwandte Richtung, die das kathartische Erleben auf angebliche frühere Erdenleben ausdehnt.

Transaktionsanalyse: Verbreitete, aus kommunikationsanalytischen und tiefenpsychologischen Techniken gemischte Methode mit sehr hohem Effektivitäts- und Indikationsanspruch nach *Eric Berne* und *Thomas Harris*. Eine Analyse der von Klienten benutzten Interaktionsformen (mit Hinweisen zur Änderung) wird damit verbunden, angeblich in frühester Kindheit einprogrammierte Haltungen aufzuarbeiten.

Transpersonale Psychologie: An östlicher Religiosität orientierte Methode nach *Stanislav Grof* u. a., verwandt der initiatischen Therapie nach *Karlfried Graf Dürckheim*. Die therapeutische Wirkung wird von der spirituellen Entwicklung des Patienten erwartet; der Therapeut übernimmt die Rolle eines geistlichen Lehrers oder Gurus. *He.*

(aus: Selecta, 16; 20. April 1987)

macht», ihre eigene kleine saubere Umwelt zu schaffen. Für ihre Flucht aus der Realität sind sie bereit, viel Geld auszugeben: für eine natürliche Gesundheit, für eine natürliche Schönheit, für natürliches Leben... die «Müsli-Gesellschaft»!

Die Zahl der biologisch-dynamischen landwirtschaftlichen Betriebe wuchs in der Bundesrepublik von etwa 140 im Jahre 1960 auf rund 2200 im Jahre 1987.

Bio-Produkte für ca. 3 Milliarden DM wurden im vergangenen Jahr umgesetzt, kontinuierliche Zuwachsraten von durchschnittlich 15 %

wurden errechnet. Im Sog dieses Marktes werden Getreidemühlen, «biologische Wasch-, Spül- und Reinigungsmittel», Naturtextilien, Bio-Kosmetik angeboten.

Selen gegen Krebs, Ginseng gegen das Altern, der Teepilz gegen Depressionen und... und... und...

Die irrationale Bereitschaft, in «gesunde Produkte» zu investieren, ist so groß, daß darüber vergessen wird, daß wir den Folgen einer voranschreitenden Umweltzerstörung nicht entkommen können, die Flucht aus dem Öko-System ist unmöglich. Der «saure» Regen und der radioaktive Fall-out kümmern sich nicht darum, ob ein Acker «biologisch» gedüngt wurde oder nicht.

Ob es eine Harmonie zwischen Mensch und Umwelt jemals gab und ob sie überhaupt realisierbar ist, darf sehr bezweifelt werden. Das enthebt uns jedoch nicht der Verantwortung, Verhaltensweisen zu korrigieren, die sich eindeutig als schädlich erwiesen haben. Die Bereitschaft, eingefahrene Verhaltensweisen zu ändern, wenn sie zu einem kurzfristigen Vorteil führen, ist jedoch, wie die tägliche Erfahrung lehrt, leider sehr gering.

Die materiellen Ressourcen sind nicht so begrenzt, wie uns die auf eine «einnahmeorientierte Ausgabenpolitik» fixierten Politiker einreden wollen. Dies beweisen nicht nur die Ausgaben für Psychotherapie, Bio-Produkte, Körperpflegemittel, sondern auch die gewaltigen Ausgaben für Tabak und Alkohol.

Das eigentliche Problem besteht darin, tragfähige Zielvorstellungen zu entwickeln und zukunftsorientierte Entscheidungen zu fällen.

4. Ambulante Medizin

Volle Wartezimmer – lange Wartezeiten, trotzdem: Zu viele Ärzte «buhlen» um die Patienten

Der Bürger liest von einer Ärzteschwemme, kann dies aber nicht so recht verstehen, da für ihn die Wartezimmer der niedergelassenen Ärzte überfüllt sind. Wartezeiten bei Fachärzten von 2 bis 4 Stunden sind keine Seltenheit. Bei Psychiatern ist ein Termin – auch wenn es sich um eine Akutbehandlung einer Sucht oder die Sofortbehandlung einer selbstmordgefährdenden Depression handelt – erst nach mehreren Tagen, wenn nicht sogar Wochen, zu bekommen.

Bei den Zahnärzten sieht die Situation keineswegs anders aus. Zahnschmerz ist kein Symptom, das beim Zahnarzt zu einem sofortigen Termin führt.

Die Statistik auf S. 58 zeigt nach den Zahlen eine ärztliche Überversorgung in allen Fachgebieten. Grundlage der Statistik sind am grünen Tisch festgelegte Ist-Zahlen aus dem Jahre 1979, d. h., der Bestand an Ärzten von 1979 wurde als Bedarf angesehen.

Ob es sich um eine reale Überversorgung handelt oder ob sich Krankheitshäufigkeiten und damit die Nachfrage der Patienten nach ärztlichen Leistungen verändert haben, geht aus dieser Statistik nicht hervor.

Ärztliche Versorgung		
Arztgruppe* (Auswahl)	Einwohner Ist**	je Arzt Soll
Allgemeinpraktische Ärzte	2279	2400
Augenärzte	19834	24500
Chirurgen	21679	47500
Frauenärzte	10173	16000
Hautärzte	35803	41000
HNO-Ärzte	26212	30000
Internisten	5308	10000
Kinderärzte	16756	25000
Nervenärzte	19931	50000
Orthopäden	24051	37000
Urologen	40867	66000

* an der kassenärztlichen Versorgung teilnehmende Ärzte
** 31. 12. 1983

Quelle: Informationen zur Raumentwicklung «Raumordnung und Gesundheitspolitik», H. 3/4, 1985, S. 262/263

Wie wird ein Arzt: Kassenarzt?

Krankenhausärzte lassen sich nach ihrer Weiterbildung zum Gebietsarzt – früher als Facharzt bezeichnet – als Gebietsarzt, d. h. z. B. als Arzt für Innere Krankheiten (Internist), Arzt für Frauenkrankheiten (Gynäkologe), als Arzt für Chirurgie oder als Arzt für Allgemeinmedizin in der Praxis nieder. Die Weiterbildungszeit zum Gebietsarzt liegt je nach Fachgebiet zwischen 4 und 6 Jahren.

Die meisten Ärzte absolvieren diese Assistenzarzt-Zeit, weil sie sich niederlassen wollen und glauben, daß ihre Chancen auf dem Patientenmarkt als Gebietsärzte besser sind. Es gibt aber auch Assistenzärzte, die sich vor Abschluß ihrer Weiterbildungszeit als Kassenärzte niederlassen. Diese Ärzte treten dann nur mit der Bezeichnung «ARZT» in die Sammelgruppe jeder kassenärztlichen Vereinigung ein, in der die voll weitergebildeten Ärzte für Allgemeinmedizin, die

Veränderung der Zahl der Kassenärzte: 1975 bis 1986 bis 2000			
Arztgruppe	1975	31. 12. 1986	2000
Allgemein-/prakt. Ärzte	24757	28039	43841
Fachärzte			
Internisten	6760	10409	13881
Frauenärzte	3534	5761	7844
Kinderärzte	2406	3260	4616
Augenärzte	2413	3222	3725
Orthopäden	1573	2696	3580
Nervenärzte und Psychiater	1096	2588	5927
HNO-Ärzte	1990	2326	2481
Hautärzte	1459	1798	2303
Chirurgen	1305	1544	4019
Urologen	833	1429	1821
Alle Ärzte	49928	65608	100228

praktischen Ärzte und die Ärzte ohne abgeschlossene Weiterbildung, welcher Art auch immer, zusammengefaßt werden. In der Zukunft soll durch das Gesundheitsreform-Gesetz (GRG) den Klinikärzten, die das 55. Lebensjahr vollendet haben, die Neuaufnahme einer Kassenarzt-Praxis verwehrt werden. Durch die Reform der ärztlichen Ausbildung werden sich in Zukunft Ärzte nach der Zeit als Arzt im Praktikum (AiP) und nach der kassenärztlichen Vorbereitungszeit niederlassen können.

Auch heute muß der Klinikarzt eine kassenärztliche Vorbereitungszeit von 6 Monaten als Assistent oder Vertreter bei einem Kassenarzt absolvieren.

Dies sind nur die fachlichen Voraussetzungen für die Niederlassung, daneben gewinnen die materiellen Voraussetzungen zur Gründung einer Praxis immer mehr an Bedeutung.

Was kostet eine Praxis?

Das niedersächsische Zahnärzteblatt vom November 1987 veröffentlicht die durchschnittlichen Kosten einer Praxisgründung.

Orthopäden	471 000 DM
Zahnärzte	460 000 DM
Internisten	360 000 DM
Augenärzte	323 000 DM
HNO-Ärzte	293 000 DM
Frauenärzte	240 000 DM
Allgemeinärzte	204 000 DM
Kinderärzte	176 000 DM

Die durchschnittlichen Investitionskosten für die Neugründung einer Praxis betragen etwa 259 000 DM. Je nach technischer Ausrüstung sind die benötigten finanziellen Mittel unterschiedlich. Da in der Regel immer eine Finanzierung durch Kredite erfolgt, ist die resultierende Zins- und Tilgungslast gerade in den ersten Jahren für den neu niedergelassenen Arzt ein erhebliches finanzielles Risiko. Bei Investitionskosten von 259 000 DM und 10% Verzinsung und einer Rückzahlungsdauer des Kredites von 10 Jahren ergibt sich eine jährliche Belastung von etwa 50 000 DM. Die Gemeinschaftspraxis wird von vielen Experten als die kostengünstigste Form einer Praxis und damit als Praxis der Zukunft angesehen. Es darf aber nicht vergessen werden, daß auch die Gemeinschaftspraxis Investitionskosten verschlingt und vor allem ein großes Raumangebot benötigt. Viele schon bestehende Praxen können wegen fehlender Räumlichkeiten nicht in eine Gemeinschaftspraxis umgewandelt werden.

Aber es geht nicht nur um Geld und Raum, auch die menschliche Zusammenarbeit muß stimmen. Frau M. Bauer-Eggert, Niederlassungsberaterin der Kassenärztlichen Vereinigung Hamburg, vergleicht die Schwierigkeiten, die zwischen Ärzten in einer Gemeinschaftspraxis auftreten, mit denen in einer ehelichen Beziehung. Und von Ehen wissen wir, daß viele nicht ewig halten.

Ärztliche Qualität fordern nur die gesetzlichen Krankenkassen

Wer privatversichert ist, glaubt sich deutlich besser gestellt. Nicht nur, daß in Einzelfällen ein Warteraum für Privatpatienten wesentlich mehr Stil und Gemütlichkeit entwickelt, auch die ärztlichen Leistungen scheinen den Versicherten deutlich besser. Der Versicherte kann den Arzt frei wählen und ist nicht, wie bei den Versicherten der gesetzlichen Krankenversicherung, auf eine Kassenzulassung des Arztes angewiesen. Er kann seinen Arzt noch leichter als der Kassenpatient jederzeit wechseln und in einem Quartal mehrere Ärzte auch der gleichen Fachrichtung aufsuchen.

Dies ist für die Mitglieder der gesetzlichen Krankenversicherung nur in begrenztem Umfang möglich und sollte aus Kostengründen auch noch weiter eingeschränkt werden.

Nun sind es aber nicht die Privatkrankenkassen, die auf die Qualität der ärztlichen Leistungen achten, sondern es sind gerade die gesetzlichen Krankenkassen.

Im Rahmen des durch Gesetz vorgeschriebenen Auftrages zur Zusammenarbeit mit den Kassenärztlichen Vereinigungen – den regionalen Zusammenschlüssen der niedergelassenen Ärzte, als Organ der ärztlichen Selbstverwaltung – werden von den niedergelassenen Ärzten für spezielle Diagnoseverfahren bestimmte Qualitätsnormen gefordert.

Nur so ist die Zulassung zur Abrechnung spezieller Leistungen gegenüber der Kasse zu erhalten.

Zur Zeit werden im gesamten Bundesgebiet einheitlich spezielle Nachweise gefordert z. B. für:

EKG/Langzeit-EKG
Sonographie
Doppler-Sonographie
Echocardiographie
Bakteriologie
Röntgen
OP-Saal-Genehmigung

Aber nicht nur für die angegebenen Untersuchungsmethoden schreiben die Kassenärztlichen Vereinigungen Qualität vor, auch die Laboruntersuchungen unterliegen einer ständigen harten Kontrolle.

Der in den gesetzlichen Krankenkassen Versicherte kann deshalb davon ausgehen, daß sein Arzt, der an ihm Leistungen erbringt und diese gegenüber der Kasse auf dem Krankenschein abrechnet, die diagnostischen und therapeutischen Techniken ausreichend beherrscht.

Der Versicherte einer privaten Krankenkasse darf da nicht so sicher sein. Er kann im schlimmsten Falle von einem Arzt diagnostiziert und therapiert werden, der über zahlreiche medizinische oder auch paramedizinische Apparate verfügt, aber leider nicht die entsprechende Qualifikation haben muß. Würde er diese Apparate im Rahmen einer Kassenarzt-Praxis betreiben wollen (auch das ist möglich), so dürfte er aber für diese Leistungen kein Kassenhonorar beanspruchen.

In diesen Fällen ist eine Abrechnung dieser Leistungen nur gegenüber der privaten Krankenversicherung möglich. Doch nicht nur vom Arzt verlangen die gesetzlichen Krankenversicherungen einen Qualitätsnachweis, auch für Geräte zur Ultraschalldiagnostik, Röntgendiagnostik, zur Strahlentherapie und zur Nuklearmedizin gab es immer schon Apparaterichtlinien.

Von der gesetzlichen Krankenversicherung war zur Zulassung zu einer bestimmten Leistung immer erstens die Qualifikation des Arztes, aber auch zweitens das genehmigte Gerät erforderlich. Im Gegensatz dazu sind die personellen und apparativen Voraussetzungen in Privatpraxen und Krankenhäusern keiner derartigen Kontrolle unterworfen.

Nach den Bestimmungen der gesetzlichen Krankenversicherungen muß der Arzt den Nachweis bringen, daß er sowohl die apparativen wie fachlichen Voraussetzungen für eine nach den Regeln der ärztlichen Kunst zweckmäßige, ausreichende und wirtschaftliche Diagnostik mitbringt.

Es ist unverständlich, warum die privaten Krankenversicherungen, die ähnlich wie die gesetzlichen in einem Bundesverband zusammengeschlossen sind, nicht auch Qualitätskriterien für ärztliche Leistungen aufstellen.

Die privaten Krankenversicherungen vertrauen auf die ärztliche Berufsordnung, nach der ein Arzt nur die ärztlichen Leistungen erbringen darf, die er entsprechend seiner Ausbildung wirklich beherrscht. Ob dieser Appell an das ärztliche Gewissen aber immer ausreichend ist, bleibt zweifelhaft.

Verschiedene Honorare für eine Leistung

Der Privat-Patient schließt einen Behandlungsvertrag unmittelbar mit dem von ihm gewählten Arzt. Dies bedeutet aber auch, daß die Honorarrechnung des Arztes vom Patienten direkt zu zahlen ist, der dann die Kosten für die Behandlung von seiner privaten Versicherung (entsprechend dem im Versicherungsvertrag festgelegten Erstattungssatz) zurück erhält. Die vom Arzt dem Patienten übersandte Liquidation enthält neben der Angabe der Behandlungstage und der an diesem Tag durchgeführten diagnostischen und therapeutischen Leistungen in Form von Gebührennummern eine Kurzfassung des Leistungstextes zu jeder Nummer, sowie die Angabe des Punktwertes dieser Leistung, des Steigerungssatzes und des DM-Wertes.

Auch ohne Zuhilfenahme einer Gebührenordnung für Privatpatienten, der sogenannten GOÄ – im Buchhandel für 19 DM erhältlich –, kann der Privatpatient kontrollieren, ob sein Arzt richtig abrechnet.

Die gesetzlichen Krankenkassen dagegen schließen auf Landes- oder Bundesebene mit den Kassenärztlichen Vereinigungen (KV) Honorarverträge.

Nach den Satzungen der KVs sind ihre Mitglieder – die niedergelassenen Kassenärzte – verpflichtet, den Patienten nach den Regeln der ärztlichen Kunst, mit Verzicht auf nicht notwendige Leistungen und kostensparend zu behandeln. Der in der gesetzlichen Krankenkasse Versicherte weist sich durch seinen Krankenschein dem Arzt gegenüber als Mitglied dieser Versicherungsgemeinschaft aus. Er hat Anspruch auf kostenlose ärztliche Behandlung zu Lasten seiner Kasse. Der Arzt wiederum hat durch seine erbrachte Leistung Kostenanspruch gegen die Kasse, eine Abrechnung wird über die Zwischenschaltung der Kassenärztlichen Vereinigungen durchgeführt.

Anders als bei den privaten Versicherungen wird der Arzt eben nicht nur zu einer qualifizierten Leistung nach der ärztlichen Kunst verpflichtet, sondern auch zu einer ökonomischen Leistung, damit die Gemeinschaft der Versicherten nicht durch unnötige Kosten belastet wird.

Je nachdem, ob der Patient in einer RVO-Kasse, einer Ersatzkasse, in einer der halbprivaten Kassen oder in einer Privatkasse versichert ist, erhält der Arzt für ein- und dieselbe Leistung unterschiedliche Honorare. Abgerechnet wird nach drei verschiedenen Gebührenordnungen.

Die Abrechnung bei den RVO-Kassen erfolgt nach der Gebührenordnung BMÄ (Bundesmanteltarif Ärzte), bei der Ersatzkasse nach der E-GO (Ersatzkassen-Gebührenordnung) und bei den privaten Krankenkassen nach den GOÄ (Gebührenordnung Ärzte). Ein kleiner Trost in diesem Abrechnungsdschungel: Die Leistungsziffern sind bei den Gebührenordnungen der RVO-Kassen (BMÄ) und Ersatzkassen (E-GO) fast identisch. Auch die Honorare, angegeben in Punkten, sind identisch. Für die gesetzlichen Krankenkassen gibt es ab 1. 10. 1987 neue Gebührenordnungen. Diese erfaßt die Honoraranforderung des niedergelassenen Kassenarztes in verschiedenen Leistungsgruppen:

1. Beratungen und Visiten
2. Besuche (ohne Wegepauschalen)
3. Eingehende Untersuchung
4. Verweilen, Konsilien, Assistenz, Verordnungen, schriftliche Mitteilungen, Gutachten, Zuschläge zum ambulanten Operieren, Zuschläge zu ambulanten Anästhesien
5. Mutterschaftsvorsorge
6. Früherkennungsuntersuchungen
7. Sonstige Hilfen
8. Sonderleistungen
9. Physikalisch-medizinische Maßnahmen
10. Laboruntersuchungen, Basisuntersuchungen
11. Labor (Spezielle Untersuchungen)
12. Röntgendiagnostik

Für diese aufgezählten Leistungsgruppen ist von der gemeinsamen Kommission der Krankenkassen und der Kassenärztlichen Bundesvereinigung ein Gesamthonorar vorgesehen, das sich wiederum drei Töpfe teilt:

I. Grundleistungen (Leistungsgruppe 1–7)
II. Sonderleistungen (Leistungsgruppe 8 + 9) zusammengefaßt mit den Leistungen der Gruppe 12 (Röntgendiagnostik)
III. Laborleistungen

Die bundesweite Einteilung in Honorartöpfe zwischen der kassenärztlichen Bundesvereinigung und den Krankenkassen betrifft nur die Ersatzkassen. Die Honorare der RVO-Kassen werden auf regionaler Ebene zwischen kassenärztlicher Vereinigung und den RVO-Kassen geregelt. Eines aber ist sicher, der Deckel darf nicht gesprengt werden, und so wird bei einer verstärkten Leistungs- und damit Honoraranforderung der einzelne Punktwert sinken. Folge: Die einzelne Leistung wird mit weniger Honorar vergütet. Wer als Arzt viel leistet und abrechnet, schmälert den Punktwert für die Kollegen.

Die Gebührenordnungen der GKV
Ein repräsentativer Auszug

Das Gesundheitswesen ist zu anonym. Patienten wissen gar nicht, was für Kosten und wo die Kosten entstehen. Der Krankenschein ist für viele schon zum Scheck und Freifahrtsschein für ärztliche Behandlung geworden.

Die Angst der Krankenkassen, daß mit Einführung eines Krankenscheinscheckheftes Patienten mehrere Ärzte einer Fachrichtung in einem Quartal aufsuchen würden, weil es so einfach ist, einen Krankenschein herauszureißen, hat sich aber zum Glück nicht bestätigt, wie eine Studie der Allgemeinen Ortskrankenkassen zeigt.

Nur wer die Kosten kennt, kann beim Sparen mitreden. Daher sollen in diesem Buch die wichtigsten Leistungsziffern und ihre Punktwerte aufgelistet werden.

Jede ärztliche Leistung hat eine Leistungsnummer und einen Punktwert.

Der Punktwert bei den Krankenkassen der gesetzlichen Krankenversicherungen ist unterschiedlich. Für unsere Rechnung reicht es aber, wenn wir einen Mittelwert von 10 Pfg. je Punkt annehmen.

Laborleistungen werden mit einem Punktwert unter 10 Pfg. berechnet.

Abrechnungs-nummer	Leistungstext	Punkt-zahl
1	Beratung, auch telefonisch	80
2	Beratung, auch tel., zwischen 19.00 bis 8.00 Uhr	200
3	Beratung, auch tel., an Sonn- und Feiertagen	150
4	Beratung mit kleiner symptombezogener Untersuchung	120
10	Erörterung und Planung gezielter therapeutischer Maßnahmen zur Beeinflussung chronischer Erkrankungen, Erkrankungen mehrerer Organsysteme, insbesondere mit dem Ziel sparsamer Arzneitherapie, einschl. Beratung, ggf. unter Einbeziehung der Bezugsperson	180
13	Erörterung körperlicher und/oder seelischer Krankheitszustände bei Sexualkonflikten, bei Sterilität oder bei Konflikten in der Schwangerschaft, ggf. unter Einbeziehung der Bezugsperson	250
70	Mitteilung von Befunden oder Wiederholungsrezept, Überweisungsschein durch das Praxispersonal	40
71	Arbeitsunfähigkeitsbescheinigung	35
Untersuchungen		
60	Ganzkörper-Untersuchung mit Beratung und Dokumentation der Befunde	320
800	Vollständige neurologische Untersuchung mit Beratung und Dokumentation	320
820	Vollständiger psychiatrischer Status mit Beratung und Dokumentation	320
61	Vollständige Untersuchung eines Organsystems Als Organsysteme gelten: Haut, Hautanhangsgebilde, sichtbare Schleimhäute Bewegungsapparat Brustorgane Bauchorgane weiblicher Genitaltrakt Nieren- und harnableitende Wege Nasen-Rachenraum, Kehlkopf und Gehörorgane alle Augenabschnitte	200
Besuche		
25	Hausbesuch	275
26	Hausbesuch, sofort ausgeführt	360
27	Hausbesuch, sofort aus der Sprechstunde	500

Abrechnungs-nummer	Leistungstext	Punkt-zahl
28	Hausbesuch, nachts zwischen 20.00 bis 22.00 oder 6.00 bis 8.00 Uhr	500
29	Hausbesuch, nachts, zwischen 22.00 und 6.00 Uhr	700
30	Hausbesuch, an Feiertagen	450
Verbände		
200	kleiner Verband	45
207	Zinkleimverband	120
210	kleiner Schienenverband oder Notverband bei Knochenbrüchen	75
228	Gipsschienenverband	210
Spritzen		
250	Blutentnahme durch Punktion der Vene	50
252	Spritze in den Muskel, in die Haut, unter die Haut	40
253	Spritze in die Vene	80
271	Infusion in die Vene 10–30 min.	140
Physikalische Medizin		
500	Inhalationsbehandlung je Sitzung	30
520	Massage eines Körperteils je Sitzung	50
535	Heißluftbehandlung eines Körperteils je Sitzung	25
548	Mikro-/Kurzwelle	30
Psyche		
825	Psychiatrische Behandlung durch therapeutisches ärztliches Gespräch	250
826	Psychiatrische Akut-Intervention, z. B. bei Selbstmordgefahr	500
Chirurgie		
2000	Erstversorgung einer kleinen Wunde	100
2003	Erstversorgung einer großen Wunde	170
2004	Versorgung einer großen Wunde mit Naht	300
Sonographie (Ultraschall)		
380	Sonographie der Oberbauchorgane einmal im Behandlungsfall	490
382	Sonographie der Nieren und harnableitenden Wege	450

Abrechnungs-nummer	Leistungstext	Punkt-zahl
EKG		
603	Normales EKG	250
604	Belastungs-EKG	500
Endoskopie		
741	Magenspiegelung, Spiegelung des Zwölffinger-darmes, Spiegelung der Speiseröhre, evtl. mit Gewebeentnahme	1150
755	Darmspiegelung (Rektoskopie)	300
Leistungen aus verschiedenen Fachgebieten:		
905	Warzenentfernung, 1 bis 5 Warzen	80
950	Untersuchung der kindlichen Entwicklung	250
1205	Untersuchung der Sehschärfe (Fern- und Nah-bereich) ab 6. Lebensjahr	45
1540	Entfernung von Ohrenschmalzpfröpfen	40
Labor		
3500	Teststreifenuntersuchung	25
3510	Zählung der roten Blutkörperchen (Erythrozyten)	32
3511	Zählung der weißen Blutkörperchen (Leukozyten)	32
3512	Zählung der Blutplättchen (Thrombozyten)	32
3550	Blutsenkung (BSG)	30
3661	Blutzucker	40
3681	SGOT	40
3682	SGPT	40
3683	Gamma-GT	40
3664	Cholesterin	40
3667	Triglyceride	40
3668	Harnsäure	40
3698	Eisen	40

Die Gebührenordnung der Privatpatienten

Die GOÄ, die Gebührenordnung der Privatpatienten, gibt wie die Gebührenordnungen der gesetzlichen Krankenkassen die Leistungsziffern, die Beschreibung der Leistungen und die Punkte an. Bis 30.6.88 betrug der Punktwert 10 Pfennig, seit dem 1.7.1988 wurde der Punktwert bei den meisten Leistungen um 10% angehoben, auf jetzt 11 Pfennig. Die Tabelle auf S. 70 weist hinter der Punktzahl den einfachen Betrag in DM aus. In der Regel rechnen die Ärzte aber einen mehrfachen Satz ab.

Zum Vergleich Beispiele aus der Gebührenordnung der Heilpraktiker (S. 71).

Privatpatienten können Ärzte reich machen!

Die private Gebührenordnung (GOÄ) gestattet die Abrechnung der ärztlichen Leistungen bis zum 2,3fachen Satz und bei Laboruntersuchungen und technischen Leistungen bis zum 1,8fachen Satz ohne Begründung.

Höhere Multiplikatoren sind möglich bis zum 3,5fachen Satz bei ärztlichen und bis zum 2,5fachen Satz bei technischen Leistungen mit entsprechender Begründung.

Noch höhere Multiplikatoren müssen ausdrücklich in einem besonderen Vertrag mit dem Patienten vereinbart werden. An die «Begründungsschwelle» für ärztliche Leistungen mit einem Multiplikator von 2,3 für ärztliche Leistungen und einem Multiplikator von 1,8 für technische und Laborleistungen halten sich die niedergelassenen Ärzte wesentlich konsequenter als ihre Chefarzt-Kollegen in den Kliniken.

Trotz der hohen Honorare fangen einzelne Chefärzte an zu stöhnen und fordern auch in ihren Verträgen mit dem Staat geringere Abgaben. Ein exponierter Hamburger SPD-Senator soll sich auf politischen Veranstaltungen mit Medizinern allen Diskussionen über höhere ärztliche Einkommen dadurch entzogen haben, daß er die Fotokopie einer eigenen sehr hohen ärztlichen Rechnung von einem Hamburger Radiologen (berechnet war der achtfache GOÄ-Satz!!!) auf den Tisch gelegt hat. Viele Chefarztkollegen des Radiologen äußerten hinter verdeckter Hand: «Ungeschickter» hätte man mit Politikern überhaupt nicht verfahren können.

Auszug GOÄ – 88

1 b	Eingehende, das gewöhnliche Maß übersteigende Beratung – gegebenenfalls einschließlich Untersuchung	150	16,50
18	Individuell angefertigter schriftlicher Diätplan bei schweren Ernährungs- oder Stoffwechselstörungen	70	7,70
651	Elektrokardiographische Untersuchung in Ruhe – auch gegebenenfalls nach Belastung – mit Extremitäten- und Brustwandableitungen (mindestens neun Ableitungen)	253	27,83
643	Periphere Arterien- bzw. Venendruck- und/oder Strömungsmessung	120	13,20
849	Psychotherapeutische Behandlung bei psychoreaktiven, psychosomatischen oder neurotischen Störungen, Dauer mindestens 20 Minuten	230	25,30
520	Teilmassage (Massage einzelner Körperteile)	45	4,95
500	Inhalationstherapie – auch mittels Ultraschallvernebelung –	38	4,18
501	Inhalationstherapie mit intermittierender Überdruckbeatmung (z. B. Bird-Respirator)	86	9,46
2000	Erstversorgung einer kleinen Wunde	70	7,70
2001	Versorgung einer kleinen Wunde einschließlich Naht	130	14,30

Auszug (Gebührenordnung der Heilpraktiker)

4	Eingehende Beratung, die das gewöhnliche Maß übersteigt, von mindestens 15 Minuten Dauer, gegebenenfalls einschließlich einer Untersuchung	DM 32,– bis 43,–
11.3	Individuell angefertigter schriftlicher Diätplan bei Ernährungs- und Stoffwechselstörungen	DM 20,– bis 50,–
14.7	Elektrokardiogramm mit Standardableitungen, Goldbergerableitungen, Nehbsche Ableitungen, Brustwandableitungen	DM 40,– bis 60,–
14.10	Ultraschall-Gefäßdoppler-Untersuchung zur peripheren Venendruck- und/oder Strömungsmessung	bis DM 22,–
16.1	Elektro-Neural-Diagnostik	DM 20,– bis 50,–
16.2	Segmentdiagnostik, Maximaldiagnostik u. a.	DM 10,– bis 40,–
16.3	Bioelektrische Funktiondiagnostik	DM 30,– bis 80,–
16.4	Hautwiderstandsmessungen	DM 10,– bis 50,–
19.1	Psychotherapie von halbstündiger Dauer	DM 30,– bis 50,–
19.2	Psychotherapie von 50–90 Minuten Dauer	DM 50,– bis 90,–
20.4	Teilmassage (Massage einzelner Körperteile)	DM 10,– bis 20,–
22	**Inhalationen**	
22.1	Inhalationen, soweit sie vom Heilpraktiker mit den verschiedenen Apparaturen in der Sprechstunde ausgeführt werden	DM 10,– bis 25,–
	Versorgung einer frischen Wunde	
32.1	bei einer kleinen Wunde	DM 10,– bis 20,–
32.2	bei einer größeren und verunreinigten Wunde	DM 20,– bis 30,–

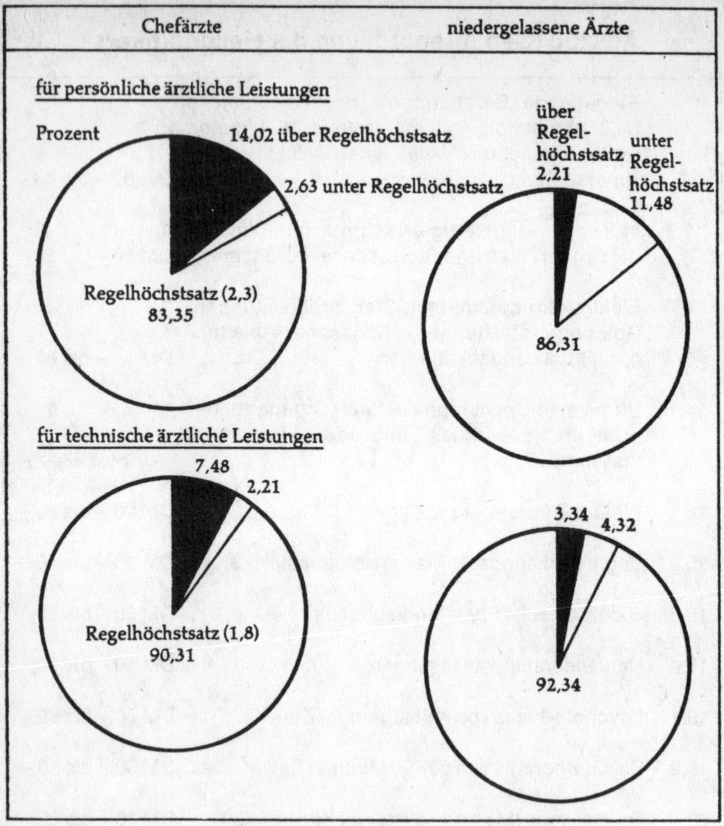

Die Vergütung des niedergelassenen Arztes

Zur Zeit ist eine direkte Abrechnung zwischen niedergelassenem Kassenarzt und einer gesetzlichen Krankenkasse aufgrund gesetzlicher Bestimmungen nicht möglich. Es besteht allein eine Rechtsbeziehung zwischen dem einzelnen Kassenarzt und seiner Kassenärztlichen Vereinigung. Diese Kassenärztliche Vereinigung soll – und das fällt in der Regel schwer – auf der einen Seite die Ärzte vertreten, auf der anderen Seite natürlich auch die Interessen der Krankenkassen berücksichtigen.

Die Krankenkassen zahlen eine Gesamtvergütung an die Kassenärztlichen Vereinigungen, und diese verteilen das Geld im Rahmen des festgelegten Honorarverteilungsmaßstabes (HVM) entsprechend der erbrachten Leistungen und der Punktzahl an die einzelnen Kassenärzte.

Für den Patienten kostet der Besuch beim Arzt, aber auch der ärztliche Hausbesuch, die Diagnostik und die Therapie scheinbar nichts, denn die Beiträge zur Krankenversicherung sind vom Gehalt schon längst abgezogen und beim Arztbesuch nicht mehr im Bewußtsein.

Oder – und dies verursacht sicher auch einen Teil der Kosten – im Gedächtnis des Patienten sind die Ausgaben gegenwärtig und damit die Anspruchshaltung, daß für diesen doch relativ hohen Betrag ärztliche Leistungen und damit Gesundheit gefordert werden kann.

Eine Anspruchshaltung, die auch die Kassen kennen.

Die Ärzte in der Bundesrepublik sind nahezu die einzige Berufsgruppe, die ohne direkte Kontrolle das Leistungsspektrum und die Anzahl der Leistungen ausweiten kann. Provokativ gesagt: Ein Arzt kann sein Honorar dadurch selber bestimmen, daß er die Zahl von diagnostischen und therapeutischen Handlungen selber festlegt. Ein Arzt kann sein Honorar dadurch hochtreiben, daß er nicht erforderliche Untersuchungen durchführen läßt.

Dies geschieht sicher oft aus einem unangemessenen Gewinnstreben; die Beurteilung im Einzelfall ist schwierig, denn die Variationsbreite der Norm ist beträchtlich und wird oft unterschätzt. Die Frage: Was ist normal – was ist schon krankhaft? – stellt eines der schwierigsten Probleme dar. Und je mehr Untersuchungen durchgeführt werden, um so größer ist die Gefahr, falsch oder fraglich positive Befunde zu erheben, die dann kontrolliert werden müssen. Wie weit diese Kontrollen im Einzelfall ausgedehnt werden müssen, wo sie vertretbar und sinnvoll, wo überzogen und unsinnig erscheinen, ist schwer festzulegen. Hier kommt es zu einer kostensteigernden und unheilvollen Interaktion von «Überexaktheit», Angst vor juristischen Konsequenzen und Gewinnstreben auf seiten des Arztes und übertriebenen Sicherheits-Erwartungen auf seiten der Patienten.

Obwohl die Kassenärztliche Vereinigung in Verbindung mit den Krankenkassen Honorarprüfungen als Wirtschaftlichkeitsprüfungen bei den Kassenärzten durchführt, wird es immer Grauzonen geben, die nicht durch eine Prüfung erfaßt werden können. Unwirtschaftlichkeit wird immer dann nicht statistisch auffällig, wenn alle Kassenärzte eines Fachgebietes gleich unwirtschaftlich handeln.

Steigert ein Arzt seine Leistungen an und für den Patienten und damit seinen «Scheinschnitt», d. h. das durchschnittliche Honorar des einzelnen Patienten, nur um 10 DM und legen wir bei z. B. Internisten eine Praxisgröße von 800 Scheinen zugrunde, so sind dies pro Quartal 8000 DM. Hält er seine Bemühungen 1 Jahr durch, so sind es immerhin 32000 DM, die verdient werden können.

Dies soll nun keineswegs bedeuten, daß allen Ärzten, die einen relativ hohen «Scheinschnitt» haben, nicht erforderliche Leistungen unterstellt werden. Die Frage nach unnötigen Leistungen würde sich aber auch durch eine Wirtschaftlichkeitsprüfung nicht beantworten lassen.

Die Wirtschaftlichkeitsprüfung der Kassenärztlichen Vereinigung ist mit der Gefahr verbunden, daß gesamtwirtschaftlich sehr sinnvolle Leistungen wegen der Erhöhung des «Scheinschnittes» durch das Kontrollsystem verhindert werden. Ein Urologe bekam aufgrund seines sehr hohen Scheinschnittes von der KV die Androhung einer Honorarkürzung. In den Prüfgremien der Kassenärztlichen Vereinigungen prüfen Gebietsärzte ihre Fachkollegen. Und so mag auch manchmal der Neid am hohen Honorar ein Grund für Honorarkürzungen oder Androhung von Honorarkürzungen sein, ohne daß dabei das Leistungsspektrum und die Möglichkeiten der Kostendämpfung im stationären Bereich überprüft werden. Dieser genannte Urologe operiert sehr viel in seiner Praxis, vor allem Elektroresektionen der Prostata, und hat bei vielen Operationen natürlich einen hohen «Scheinschnitt». Hinzu kommt, daß nach der Operation eine Betreuung des Patienten zu Hause erforderlich ist. In diesem Falle ist ein hoher «Scheinschnitt», der 80 bis 100% über dem der Kollegen der Fachgruppe liegt, aber nur scheinbar eine «Kostensteigerung». Rechnet man die Kosten für eine im Krankenhaus durchgeführte Elektroresektion der Prostata dagegen, so liegt der Urologe um etwa 3000 bis 3500 DM unter den stationären Kosten für ein und dieselbe Operation.

Heutzutage wird ein stationärer Aufenthalt von 10 Tagen für die Elektroresektion der Prostata gerechnet.

Was Krankheit kostet: Typische Diagnose- und Therapie-Beispiele

Lassen Sie uns nun 7 Beispiele aus der Praxis wählen mit Angabe der ärztlichen Leistungen und den Kosten. Dic angegebenen Punktwerte sind – wie schon an anderer Stelle erwähnt – einfach in DM umzurechnen: 1 Punkt entspricht in etwa 10 Pfg. – Für Laboruntersuchungen liegt der Punktwert unter 10 Pfg. – Wenn man die Gebührenordnung kritisch betrachtet und bedenkt, daß bei der Behandlung eines akut selbstmordgefährdeten Patienten der Arzt ein Honorar von 110–114 DM bekommt, so kann man dieses Honorar wahrlich nicht als überhöht bezeichnen, wenn man berücksichtigt, daß Handwerker, die einen Geschirrspüler reparieren, heute schon einen Stundensatz von 50–65 DM fordern. Dazu drucken wir hier auch einmal – sozusagen als «Vergleichsbeispiel» – zum Schluß eine «moderne» Handwerkerrechnung ab.

Beispiel 1

Rezept – Überweisung – Befundmitteilung

– Leistungen der Helferin ohne Arzt-Patienten-Kontakt; alleinige Leistung

EBM-Nr.		Punkte
70	ohne ärztliche Beratung Ausstellen von Überweisung Wiederholungsrezept Befundmitteilungen	**40**
170	ohne ärztliche Beratung Ausstellen von Pillenrezept	**40**
	Jedoch: mit ärztlicher Beratung, d. h. Arzt-Patienten-Kontakt	
1	Wiederholungsrezept	**80**
165	Pillenberatung	**80**

* EBM-Nr. = Gebührenordnungsnummer

Beispiel 2

Hämorrhoidalleiden

EBM-Nr.		Punkte
61	Untersuchung	**200**
755	Rektoskopie (Darmspiegelung)	**300**
371	Verödung von Hämorrhoidalknoten	**320**
3520	Untersuchung auf Blut im Stuhl	**50**
10	Therapieplanung einer chronischen Erkrankung	**180**
	Punktzahl	**1050**

Beispiel 3

Herzinsuffizienz (Herzschwäche)

EBM-Nr.			Punkte
60	Gesamtkörperstatus, Untersuchung		**320**
380	Sonographie Oberbauch/Leber etc.		**490**
603	EKG		**250**
	oder		
604	Belastungs-EKG		**500**
691	Lungenfunktionstest		**150**
	Laboruntersuchungen		
	3500	Teststreifen-Urinuntersuchung	**25**
	3501	Harnsediment	**40**
	250	Blutentnahme i. v.	**50**
	3550	BSG (Blutsenkung)	**30**
	3630	Blutzucker-Trockenchemie	**40**
	3664	Cholesterin	**40**
	3668	Harnsäure	**40**
	3670	Kreatinin	**40**
	3694	Kalium	**40**
	3840	Kleines Blutbild	**40**
11	Erörterung der Krankheitsbedeutung		**300**
		Punktzahl, je nach Leistungen	**1895–2145**

Beispiel 4

Kniegelenk-Erguß/Ellenbogengelenk-Erguß

EBM-Nr.		Punkte
4	Beratung/sympt.-bezogene Untersuchung	**120**
405	Anästhesie-Stichkanal	**30**
301	Punktion Knie-/Ellenbogengelenk	**150**
203	Kompressionsverband	**95**
210	Schienenverband	**75**
	Gesamtpunktzahl	**470**

Beispiel 5

Nasenbluten

4–1401

EBM-Nr.		Punkte
4	symptombez. Untersuchung	**120**
1401	Stillung von Nasenbluten	**100**
	Punktzahl	**220**

Beispiel 6

Selbstmordgefahr – Nervenzusammenbruch

(mit Hausbesuch)

EBM-Nr.		Punkte
26	dringender Hausbesuch	**360**
826	verbale Intervention bei psych. Dekompensation	**500**
253	i. v. Injektion eines Medikaments	**80**
	oder	
252	i. m. Injektion eines Medikaments	**40**
40	Verweilgebühr ohne ärztliche Tätigkeit bei Tage	**200**
	Punktzahl	**1100–1140**

Beispiel 7

Sucht-Patient, z. B. Alkohol

EBM-Nr.		Punkte
60	Ganzkörperstatus, Untersuchung	**320**
11	Erörterung der Krankheitsfolgen	**300**
603	EKG	**250**
	Punktzahl	**870**
Folgetage		
820	Psychiatrischer Status	**320**
825	Psychiatrische Behandlung durch Gespräch	**250**
835	Unterweisung der Bezugsperson	**250**
836	Einleitung therapeutischer und sozialer Maßnahmen	**300**
	Punktzahl	**1120**
Laboruntersuchungen:		
250	Blutentnahme i. v.	**50**
3550	BSG	**30**
3630	Blutzucker-Trockenchemie	**30**
3662	Bilirubin gesamt	**40**
3680	alk. Phosphatase	**40**
3683	Gamma-GT	**40**
3694	Kalium	**40**
3800	Elektrophorese	**120**
3843	Vollständiger Blutstatus	**120**
	Punktzahl	**510**
	Gesamtpunktzahl, je nach Leistungen bis	**2500**

Als «Vergleichsbeispiel» eine «moderne» Handwerkerrechnung:

AEG

K U N D E N D I E N S T - R E P A R A T U R A U F T R A G   NR. A-089913-1/01

DR
PETER
HERMANNS
EIßENDORFER PFERDEWEG 21   PR.786048
2100 90 HAMBURG 90

227   HERR SANDER   F227 18.07.88 MONTAG   NACHMITTAG 14/50

ENR	FNR	AWA	BMO	SOK	KV-WERT	NA-ZEIT
	013	1	60	00		14/20

FAV. 460 U   AEG / 646.063.020

GERAET SCHALTET SICH NICHT EIN

ERSATZTEIL-BEZEICHNUNG	MG	ET-NUMMER	FS-NR.	PREIS
	0		1300	,—
				,—
				,—
				,—
				,—
				,—
				,—

GEKAUFT AM:
VON:

PLZ/ORT:

AUSGEFÜHRTE ARBEITEN / HINWEISE:

Gerät [illegible]
Unterbrechung im
Kabelbaum beseitigt
Pumpe u. Tür [illegible]

SUMME MATERIAL:		,—
8	ARBEITS-WERTE:	47,60
6	WEGE-WERTE:	33,30
	KRAFTFAHRZEUG FAUSCHALE:	16,—
	PREIS OHNE MWST:	96,90
	MWST:	13,57
	ENDBETRAG:	110,47

AEG - HAUSGERÄTE - KUNDENDIENST

HOLSTENKAMP 42
2000 HAMBURG 54
040 - 85395-211   SACHBEARB.: ROH

1 WEGEWERT = 5,00 MIN.= 5,55DM
1 ARBEITSWERT = 5,00 MIN.= 5,95DM
PLUS MEHRWERTSTEUER 14,00%

Sicherheitsprüfung nach
VDE 0701/0105 durchgeführt
Schutzleiter-Widerstand Ω
Isolations-Widerstand MΩ
Ableitstrom mA
Gerät in Ordnung: ja/nein
Unterschrift des Technikers

AUFTRAG ANGENOMMEN: 08.07.88 10.20 UHR
AUFTRAG ERLEDIGT: JA NEIN

DIESES AUFTRAGSFORMULAR GILT BEI
BARZAHLUNG AUCH ALS QUITTUNG.
Diesem Auftrag liegen unsere Reparaturbedingungen für Hausgeräte zugrunde, die auf der Rückseite aufgeführt sind. Ohne Garantienachweis kann die Ausführung der Reparatur nur gegen Barzahlung erfolgen.

Rechnungsbetrag kassiert

18.7.88
Datum   Unterschrift des Auftraggebers / Reparatur-Bestätigung   Unterschrift KD-Techniker

910155

Vertragskundendienst für Hausgeräte der Marken
BBC, LINDE und RONDO

AEG Aktiengesellschaft

Was verdienen Kassenärzte?

Unter dieser Überschrift veröffentlichte im September 1987 die Medical Tribune, die «BILD»-Zeitung der Mediziner, die Einkommen der niedergelassenen Ärzte nach Abzug der Praxisunkosten.

	1985 Einkommen nach Abzug der Praxiskosten, vor Steuern, in DM	Unkostenanteil am Umsatz 1985 in Prozent
Allgemeinärzte	142807	51,3
Augenärzte	226071	45,5
Chirurgen	178081	60,6
Gynäkologen	163691	53,9
HNO-Ärzte	208403	47,7
Hautärzte	186843	49,6
Internisten	191410	55,6
Kinderärzte	131623	53,6
Laborärzte	691841	70,0
Neurologen	174778	48,7
Orthopäden	231463	59,6
Radiologen/Nuklearmediziner		
Umsatzklassen:		
a) bis 900000	235597	67,5
b) über 900000	387400	75,3
Urologen	210831	54,6

Verwunderlich ist, daß die «Techniker» unter den Ärzten, nämlich die Laborärzte, mehr verdienen als Internisten und Allgemeinmediziner, die sich um den «ganzen Menschen» kümmern. Hier muß schnellstens eine Änderung erfolgen!

Vergleicht man diese Zahlen mit denen des Vorjahres, so ist nahezu bei allen Fachärzten, bis auf die Hautärzte und die Neurologen, der Unkostenanteil um ca. 1 % gestiegen. Ein sicherer Honorarausgleich für die weiter steigenden Praxisunkosten ist für die niedergelassenen Ärzte in der nächsten Zeit nicht zu erwarten. Hinzu kommt, daß die Zahl der sich niederlassenden Ärzte um ca. 3 % pro Jahr wächst. Das bedeutet weniger Patienten pro Arzt und daher weniger Einkommen bei vorerst gleichbleibenden Praxisunkosten.

Dennoch haben die Ärzte keinen Grund zu klagen, wenn man ihre Einkommen, wohlgemerkt nach Abzug der Praxiskosten, mit anderen freiberuflichen Akademikern, wie Juristen und Architekten, vergleicht.

Jeder gegen jeden: Ärzte unter- und miteinander

Ärzte sind aufgrund der Berufsordnung zu einer besonderen Kollegialität verpflichtet. In der Öffentlichkeit spricht man davon, daß «eine Krähe der anderen kein Auge aushackt». Doch ist die Ärzteschaft kein homogener Berufsstand. Der Arzt ist ein Einzelkämpfer, dessen tägliche Arbeit Mut und Risikobereitschaft erfordert.

Das Spektrum ärztlicher Tätigkeiten ist groß. Zwischen dem aktiv handelnden Chirurgen und dem zögernd abwägenden Psychiater liegen Welten. Daher ist es nicht verwunderlich, daß die Gruppe der Ärzte außerordentlich heterogen ist und trotz gemeinsamer Aufgaben unter den Ärzten nicht die Einigkeit herrscht, die wünschenswert wäre.

In Zeiten knapper werdender Mittel sollten sich die Ärzte mehr als bisher auf das besinnen, was ihnen gemeinsam ist, und die Fähigkeit entwickeln, Gegensätzlichkeiten auszugleichen. Man kann sich oft nicht dem Eindruck entziehen, daß die Vereinigungen einzelner medizinischer «Unter»-Disziplinen zu Kampfverbänden um einen knapper werdenden Honoraranteil degeneriert sind. Viele Kämpfe untereinander wurden ausgetragen, bevor die neue Gebührenordnung, der EBM (Einheitlicher Bewertungsmaßstab), am 1.10.87 eingeführt wurde, ging es doch um die Sicherung fachspezifischer Leistungen und ihrer Abrechnungsmöglichkeiten, kurz, um «Pfründe».

Niemand kann genau sagen, wohin die weitere Entwicklung gehen wird. Sicher ist jedoch, daß die Einkünfte der Ärzte sinken werden. Die Knappheit der materiellen Ressourcen beinhaltet auch die Chance, daß Gesellschaft und Ärzte sich auf den eigentlichen Sinn medizinischen Handelns besinnen und dabei erkennen, daß es zu einer Renaissance der primärärztlichen Leistungen und der uralten Lehre vom «richtigen Leben» kommen muß. Die anstehenden Probleme werden nur dann lösbar sein, wenn es den Ärzten gelingt, ihre Partikular-Interessen zu überwinden, und die Bereitschaft entwickeln, Opfer zu bringen für die Reform eines Systems, das sich im großen und ganzen als leistungsfähig erwiesen hat.

Technik, Technik und noch mal Technik

1986 haben die Krankenkassen 340 Millionen DM für ambulante sonographische Untersuchungen ausgegeben und 108 Millionen für die Computer-Tomographie.

Neue, teure Geräte stehen nach ihrer Entwicklung häufig früher in der Praxis als in Krankenhäusern.

Medizinisch-technische Großgeräte im ambulanten Sektor 1984–1987

Jahr	Anfang 1984	Anfang 1987	Investitionskosten je Gerät (Mio. DM)	jährl. Betriebskosten je Gerät (Mio. DM)
Computertomographen	113	244	2,9	0,9
SPECT	2	–	–	–
Gammakameras	300	507	1,2	0,2
NMR-Geräte	12	26	5,0	2,0
Herzkathetermeßgeräte	–	6	4,0	1,2
DSA-Geräte	15	75	1,0	0,1
Co-60- und Cs-137-Geräte	21	19	3,6	1,1
Linearbeschleuniger	–	2		
Insgesamt	463	879		

Zwar werden die Meßzahlen zu den Geräterichtlinien zur Zeit noch einmal überarbeitet, aber heute ist schon zu sagen, daß in der Bundesrepublik in der Regel eine Überversorgung mit Großgeräten, in einzelnen Teilbereichen (CT) von über 100 % besteht.

	(Ist) Einwohner je Gerät in der Bundesrepublik	(Soll) Meßzahl der Geräte-richtlinien (Einwohner je Gerät)
Linksherzkatheter-Meßplätze	316000	500000
CT-Geräte	103000	250000
DSA-Geräte	149000	250000
NMR-Geräte	783000	1500000
Gamma-Kameras (incl. ECT)	52000	
Linear- und Kreisbeschleuniger	473000	1000000
Co-60- und Cs-137-Geräte	330000	500000
Nierenlithotripter	1695000	4000000
Gallenlithotripter	15300000	

Wie Ärzte «mogeln» können

Bei den Versicherten der gesetzlichen Krankenkassen werden die erbrachten ärztlichen Leistungen in Form von Gebührennummern auf den Krankenschein geschrieben. Anders als bei Privatpatienten erfährt der Patient, der Versicherte, nicht, was sein Arzt abgerechnet hat.

Ein Arzt kann also auf dem Krankenschein einer gesetzlichen Krankenkasse Leistungen abrechnen, die er nicht oder nicht vollständig erbracht hat.

Versuche, auch den Versicherten der gesetzlichen Krankenkassen Einblick in die vom Arzt pro Quartal abgerechneten Leistungen zu gewähren, sind bisher auch am Desinteresse der Patienten gescheitert (s. Kap. 8: Datensammlung und Transparenz).

Um sein Honorar zu mehren, kann der Arzt Leistungen erbringen, die medizinisch gar nicht erforderlich sind. Hält er sich bei seiner Leistungsausweitung in einem gewissen Rahmen, wird er niemals auffallen.

Zu wenig Motivation zur Prävention

Daß die Vorsorgeuntersuchungen für Kinder von Bedeutung sind, zeigen die Ergebnisse dieser Untersuchungen für das Jahr 1985. Zwischen 7 und 10 % der in den einzelnen Untersuchungsstufen von der 4. bis zur 6. Lebenswoche und bis zum 4. Lebensjahr untersuchten Kinder hatten Befunde, die einer weiteren Behandlung bedurften.

Seit 1971 gibt es ein «gesetzliches» Krebs-Früherkennungsprogramm. Dieses Programm umfaßt z. Zt. folgende Ziel-Krebse und Untersuchungen:

Zielkrebse:	
Frauen:	ab 20 Jahre inneres und äußeres Genital
	ab 30 Jahre inneres und äußeres Genital u. Brüste und Haut
	ab 45 Jahre inneres und äußeres Genital u. Brüste und Haut und Enddarm (Rectum), Darm
Männer:	ab 45 Jahre äußere Genitale, Prostata, Haut, Rektum, Darm
Methoden:	gezielte Anamnese
	(Blutungen, Hautveränderungen, Blut oder Schleim im Stuhl)
	körperliche Untersuchung
	Abstriche vom Muttermund der Gebärmutter und aus der Cervix, d. h. dem Gebärmutterhalskanal
	Test auf Blut im Stuhl
	Anleitung zur Selbstuntersuchung der Brust
	für Risikogruppen zusätzlich eine Mammographie

Wie dieses Programm der Früherkennung bei Kindern und Erwachsenen genutzt wird, zeigt die folgende Tabelle. Das Programm benötigt jährlich Kosten von 400 Millionen DM. Was an Kosten durch die Früherkennung gespart wird, ist leider nicht eindeutig erkennbar. Dabei dürfte es nicht schwierig sein, die Zahl der Krebs-Erkrankungen festzustellen, die in einem kurablen (= heilbarem) Frühstadium entdeckt und erfolgreich behandelt werden konnten, und annähernd die Kosten zu errechnen, die entstanden wären, wenn die Diagnose erst zu einem späteren Zeitpunkt gestellt worden wäre. Gerade die Krebs-

Vorsorge-Untersuchungen wären geeignet, die materielle Effizienz einer Frühdiagnostik nachzuweisen.

Vorhandene Daten – zum Teil wegen überzogener Daten-Schutz-Bestimmungen – werden leider nur unzureichend ausgewertet. Das Ziel des Krebsvorsorgeprogrammes ist: Senkung der Sterblichkeit an Krebs.

Inanspruchnahme der Früherkennungsuntersuchung 1975 bis 1985 in Prozent der Berechtigten

Berechtigte	Gesetzliche Krankenversicherung insgesamt		
	1975	1980	1985
Frauen			
Mitglieder ohne Rentner	50,62	43,56	39,17
Familienangehörige der Mitglieder	40,78	37,87	36,35
Rentner und Familienangehörige	16,96	17,18	16,68
insgesamt	35,10	32,12	31,08
Männer			
Mitglieder und Familienangehörige	19,93	13,97	10,15
Rentner und Familienangehörige	12,03	12,45	12,98
insgesamt	16,56	13,37	11,08
Kinder	68,14	84,04	91,33

Die Ärzte könnten durch verstärkte Aktivitäten sicher wesentlich mehr Patienten zur Früherkennungs-Untersuchung motivieren. Warum Ärzte auf diesem Sektor nicht aktiver sind, ist unverständlich, zumal die Früherkennung gut honoriert wird. Im Gegensatz zu anderen ärztlichen Leistungen führt ein «Zuviel» an Vorsorge niemals zu einer Honorarkürzung.

Ein Modellversuch der Angestellten-Krankenkassen – in Hamburg und der Pfalz (1982–1984) – zur Gesundheitsberatung durch Ärzte zu den festgelegten Risikofaktoren:

1. Rauchen
2. Übergewicht
3. Bewegungsmangel
4. leichter Bluthochdruck
5. gesundheitsgefährdender Streß

war nicht sehr ermutigend; berücksichtigt werden muß aber, daß der Versuch nur eine begrenzte Zeit lief und keine spezielle Werbung durchgeführt wurde. Eingeladen wurden die Versicherten durch ein spezielles Anschreiben ihrer Krankenkasse mit den Adressen von Ärzten, die für diesen Modellversuch besonders geschult waren.

Im Rahmen des Modellversuches wurde dem Arzt die Erstberatung mit 60 DM und sofern sich Risikofaktoren fanden und eine zweite Beratung erforderlich war, diese mit 45 DM und die dritte Beratung mit 20 DM honoriert.

Inanspruchnahme der Gesundheitsberatung (Modellversuch)
Erstberatung

	Hamburg	Pfalz	Gesamt
eingeladene Versicherte	56619	15080	71699
Inanspruchnahme der Erstberatung in Prozent	19,0	14,7	18,1

Die Gesundheitsberatung ist im Höchstfalle auf drei Beratungsgespräche ausgelegt. Etwa 1/4 der Erstberatenen nahmen eine zweite Beratung in Anspruch. Nur die Hälfte deren kam dann zu einer weiteren dritten Beratung.

Von jeweils 100 Teilnehmern bei der Erstberatung waren 65 weiblichen und 35 männlichen Geschlechts. Die Altersgruppe der 41- bis 45jährigen überwog dabei deutlich.

Bei der Erstberatung fanden sich folgende Risikofaktoren:

Bewegungsmangel	36 %
Übergewicht	27 %
Streß	27 %
Rauchen	23 %

Bei 10 % der Teilnehmer konnte eine bisher nicht erkannte Hypertonie (Bluthochdruck) festgestellt werden.

Die Versicherten werteten den Nutzen der Gesundheitsberatung sehr hoch.

Als Nutzen wurden angegeben:

58 %	Gelegenheit zur gründlichen körperlichen Kontrolluntersuchung
27 %	intensiver Arztkontakt
7 %	Abbau von Unsicherheit bezüglich der eigenen Gesundheit
4 %	Erfolg bei der letzten Gesundheitsberatung
4 %	Kennenlernen eines neuen Arztes

81 % der befragten Versicherten antworteten, daß sie auch bei künftigen Gesundheitsberatungen teilnehmen würden.

Nicht nur die Kassen, sondern auch die Ärzte müssen aus diesem Versuch und aus der geringen Teilnahme an den Vorsorgeuntersuchungen lernen, mehr Bürger zur Prävention zu motivieren.

Prävention ist eine Möglichkeit zur Kostendämpfung, da die Ausgaben für vorbeugende Untersuchungen im Vergleich zu den Kosten für kurative Behandlung relativ gering sind. Dieser durchgeführte Modellversuch sollte weitergeführt werden und auf das ganze Bundesgebiet ausgeweitet werden.

Eine Erweiterung der Altersgruppen ergäbe zwar eine Steigerung der Aufwendungen, wäre aber durchaus in der Lage, weitere bisher verborgene Erkrankungen aufzudecken und sie frühzeitig einer entsprechenden Behandlung zuzuführen.

Tägliche Erpressungsversuche durch Patienten

In der Überzeugung, daß der Krankenschein ein «Passierschein» für alle medizinischen Leistungen sei, gibt es Patienten, die unverfroren und fordernd auftreten. Der Arzt befindet sich in einer mißlichen Lage, wenn er Wünsche seiner Patienten zurückweist, aus medizinischer Überzeugung oder aus Kostenersparnis-Gründen. Bei der heutigen Ärzteschwemme findet der Patient 500 m weiter einen anderen, willfährigen Arzt.

Wer wird es einem Versicherten verdenken, wenn er weitere Behandlungsmaßnahmen fordert, obwohl aus ärztlicher Sicht keine Besserung zu erwarten ist, wenn die Medien aber täglich in überzeichneter Weise von medizinischen Erfolgen berichten und fast niemals die Grenzen ärztlicher Möglichkeiten aufzeigen. Das Geschäft mit der Hoffnung blüht nicht nur im Medizinbetrieb, sondern auch im Illustrierten-Blätterwald. Der niedergelassene Arzt gerät nur zu rasch in die Rolle des Zauberlehrlings, wenn er versucht, die manipulierte Maßlosigkeit zu bändigen.

Ein besonders häufiges Beispiel ist der Wunsch von Patienten nach einer Kur – nicht selten mit der Begründung, daß sie ja bisher noch nie eine Kur gemacht hätten. Zwar soll nicht bezweifelt werden, daß es Kuren gibt, die medizinisch sinnvoll sein können, aber die Zahl der Erkrankungen, bei denen sich Kur- und Klimabehandlungen als effizient erwiesen haben, ist relativ gering. Nur zu häufig werden Kurbehandlungen als Zusatzurlaub mit Lustgewinn begehrt. Ärzte, die Kuren verordnen, werden zugeben müssen, daß dies nicht selten ohne ausreichend rationale Begründung geschieht.

Ärzte veranlassen Kosten

Ärzte bekommen nicht nur ein Honorar für ihre in der Praxis am und für den Patienten geleistete Arbeit von der Krankenkasse, sondern sie verordnen auch zu Lasten der Kassen Medikamente.

Nicht vergessen werden dürfen die Kosten für Heil- und Hilfsmittel, wie Bruchband, Einlagen, Gehstock, Toilettenstuhl, Rollstuhl etc.

Auch durch die Verordnung einer Kur und die Bescheinigung einer Arbeitsunfähigkeit entstehen den Krankenkassen, Rentenversicherungsträgern und Arbeitgebern erhebliche Kosten.

Summiert man all diese Einzelbeträge: ärztliches Honorar, Medikamenten-Kosten, Kosten für Heil- und Hilfsmittel, Kuren und Arbeitsunfähigkeit, so kann man davon ausgehen, daß jeder niedergelassene Arzt Kosten in Höhe von 1 Million DM – ohne daß eine Wertung vorgenommen wird – veranlaßt.

Dieser Kostenberg ist weder dem Patienten noch dem verordnenden Arzt in vollem Umfang bekannt.

Aufwendungen für Arzneien, Heil- und Hilfsmittel aus Apotheken je Mitglied in der Allgemeinen Krankenversicherung

	Alle Kassen		Ortskrankenkasse		Ersatzkasse für Arbeiter		Ersatzkasse für Angestellte	
	1	2	1	2	1	2	1	2
1960	34,96	12,2	31,80	13,4	36,85	10,6	38,70	10,6
1970	105,18	3,8	94,87	2,8	111,40	4,7	119,24	5,2
1980	249,48	5,9	239,15	6,7	244,70	5,6	251,25	5,0
1985	286,44	4,9	278,88	5,0	278,16	4,8	285,71	5,5
1986	302,24	5,2	297,42	5,4	294,51	5,1	298,25	5,1

(1 = in DM; 2 = Veränderung gegenüber Vorjahr in Prozent)

Quelle: BMAS: Bundesarbeitsblatt (Arbeits- und Sozialstatistik), verschiedene Jahrgänge; BMAS: KV 45; KJ 1

Statistische Erhebungen stehen erst am Anfang.

Ein Krankenkassenvertreter faßt diese Ausgabensituation in dem Spruch zusammen:

Für jede Mark, die ein Arzt verdient, verursacht er für mindestens 4 Mark Kosten.

Möglicherweise ließe sich durch mehr Information diese Situation verbessern. Welcher Arzt weiß heute, was Einlagen, Bruchbänder, Windeln, Schienen, Gehstöcke und Rollstühle kosten?

Da der Markt der Heil- und Hilfsmittel für die Industrie sehr lukrativ ist, wird viel angeboten. Für einzelne Produkte fallen erhebliche Preisunterschiede auf.

Wie Kassen Kosten machen

Unter dieser Überschrift brachte das Deutsche Ärzteblatt vom 22.11.1984 mehrere Fälle, in denen die Krankenkassen Leistungen genehmigten, die der Arzt gar nicht für erforderlich hielt. Ein paar Fallbeispiele:

– Krankenkassen verschicken auf Anforderung durch ihre Versicherten wahllos und ohne Nachprüfung näherer Umstände Berechtigungsscheine, mit denen der Patient unter Umgehung des Augenarztes direkt zum Optiker gehen kann, um sich eine Brille verordnen zu lassen.

Es wird von Fällen berichtet, in denen die Krankenkasse die Kosten für Kontaktlinsen übernahm, ohne daß eine medizinische Indikation bestand, begründet wurde die Übernahme als «beruflich» indiziert.

Ein Frankfurter Augenarzt berichtet: Der Patient wünscht sich bei der neuverordneten Brille wieder Gleitsichtgläser. Auf den Einwand des Arztes, daß Gleitsichtgläser zu Lasten der Krankenkasse nicht mehr verordnet werden dürfen, erwidert er, sein Krankenkassensachbearbeiter hätte ihm die Auskunft erteilt, der Arzt müsse ihm nur die Gleitsichtgläser verordnen, dann würde es auch die Kasse bezahlen. Der Arzt verordnet die Gläser nicht. Vier Wochen später kommt der Patient aber mit diesen Gläsern in die Praxis, die ihm inzwischen von der Krankenkasse voll bezahlt wurden.

– Ein besonders «heißer» Fall wird aus Berlin berichtet. Hier verweigerte ein Arzt seinem Patienten mit Hinweis auf die 3-Jahres-Regel ein neues Brillenrezept. Der Patient begibt sich beschwerdeführend zu seiner Krankenkasse, die ihm einen neuen Krankenschein in die Hand drückt mit der Bemerkung: er möge einen anderen Augenarzt aufsuchen.

Vermutlich wollen die Krankenkassen ihre Mitglieder nicht verärgern. Dabei werden von Sachbearbeitern oft Entscheidungen oder Empfehlungen ausgesprochen, die die wirklichen Kosten gar nicht berücksichtigen. In all den Fällen, in denen der Patient etwas genehmigt bekommt von der Kasse, was sein Arzt ihm versagt hat, untergraben die Krankenkassen selber ihr Gebot zur Wirtschaftlichkeit.

Aber nicht nur Augenärzte berichten über ihre «Kassenerlebnisse» im Ärzteblatt:

- Ein Internist berichtet, daß er einem seiner Patienten, der unbedingt ein teures Präparat erhalten wollte, aus Kostengründen wiederum das preisgünstigere rezeptierte. Da der Patient unbedingt auf dem teuren Präparat bestand, erhielt er ein Privatrezept mit dem Wunschpräparat. Zur Überraschung mußte der Internist erfahren, daß die Krankenkasse die Kosten für das Privatrezept voll erstattet hatte.

- Ein Orthopäde aus Hannover berichtet, daß er die Verordnung von orthopädischen Schuhen abgelehnt habe, statt dessen eine Versorgung mit orthopädischen Schuheinrichtungen, mit Fußbett, Ballenrollen und Vorfußentlastung sowie Fersenkappenveränderungen für ausreichend hielt. Erst wenn dieser wesentlich billigere Therapieversuch nicht greifen würde, wären orthopädische Schuhe zu verordnen.

  Wochen später stellt sich der Patient erneut bei seinem Arzt vor, diesmal aber wegen Rückenschmerzen. Anläßlich der Untersuchung fragt der Orthopäde nach dem Gelingen der orthopädischen Zurichtung und muß vom Patienten erfahren, daß er auf dieses Rezept neue orthopädische Schuhe nach Maß bekommen hätte, nachdem er mit seiner Krankenkasse Rücksprache gehalten habe.

- Ein leidiges Thema sind immer wieder die Taxifahrten. Versagt der Arzt dem Patienten einen Taxischein, antwortet die vom Versicherten gefragte Krankenkasse nur: «Ja, Ihnen steht eine Taxifahrt zu, wenn Ihr behandelnder Arzt diese für erforderlich hält.» Der Arzt wird dadurch von seinen Patienten förmlich erpreßt, denn natürlich möchte auch er aus wirtschaftlichen Gründen seine Patientenzahl nicht reduzieren.

Die Autoren können aber auch ein eigenes Beispiel beisteuern:

- Ein 65jähriger Patient leidet an zu hohen Fettwerten, Zuckerkrankheit und an Durchblutungsstörungen der Herzkranzgefäße. Er liest in der Zeitung, daß eine Laserbehandlung und Sauerstofftherapie sein Beschwerdebild bessern könnte. Er verlangt daraufhin einen Überweisungsschein von Hamburg nach West-Berlin, denn dort soll das in der Zeitung propagierte Institut zur Durchblutungsförderung sein.

  Der Hausarzt verweigert die Überweisung, da es sich nicht um eine anerkannte medizinische und damit von den Kassen zu erstattende Maßnahme handelt. Außerdem ist der Patient in einer cardiologischen Abteilung eines großen Hamburger Krankenhauses völlig durchuntersucht und für eine coronare Bypass-Operation in London vorgesehen. Der Patient scheut die Operation und zweifelt die Diagnose der Krankenhausärzte an.

  14 Tage später kommt er, wieder hat er etwas in der Zeitung gele-

sen, und verlangt eine Überweisung an die Medizinische Hochschule Lübeck, da angeblich dort bessere Methoden als in Hamburg zur Behandlung der coronaren Durchblutungsstörungen vorhanden wären. Erneut verweigert sein Hausarzt ihm die Überweisung, berechtigtermaßen.

Der Patient sucht seine Krankenkasse, die AOK Hamburg, auf und erfährt von einem Sachbearbeiter, daß er *natürlich* nach Lübeck gehen könne, wenn es für ihn erforderlich und sein Zustand dadurch gebessert würde. Erneut, diesmal aber wesentlich energischer, drängt der Patient auf die Überweisung, da die Kasse ihm ja mitgeteilt habe, es sei möglich. Der Hausarzt stellt sofort eine telefonische Verbindung, nicht etwa mit dem Sachbearbeiter, sondern mit einem der Verwaltungsleiter der Krankenkasse her. Er wird hier bestätigt und kann sich schmunzelnd anhören, wie der Patient den Krankenkassenvertreter per Telefon beschimpft.

Richtiger und einziger Kommentar des Krankenkassenverwaltungsleiters zum Arzt: «Sie können sicher sein, dieser Sachbearbeiter wird in den nächsten Jahren keinen persönlichen Kontakt mehr mit Versicherten haben.»

Das Ärzteblatt schließt seine Ausführungen 1984 mit dem Zitat eines Lesers:

Es muß endlich den Versicherten deutlich gemacht werden, daß der Arzt nur Verwalter der Krankenkassenbeiträge ist. Wenn diese nach dem Gießkannenprinzip verschleudert werden, muß es zu einer Anhebung der Beiträge kommen. Die Kassen nun wiederum müssen auch die unangenehme Aufgabe erfüllen und ihren Versicherten mitteilen, wie der wahre Sachverhalt ist. In Wirklichkeit sieht es aber so aus, daß die einzelnen Kassen im Konkurrenzverhalten sich gegenüber den Versicherten großzügig erweisen und im Rückgriff diese Politik dann bei den Ärzten wieder kompensieren wollen. «Hoffen wir, daß es nicht ganz so ist, aber ein bißchen Wahrheit ist schon dran.»

Heilpraktiker bekommen immer mehr Zulauf

Die meisten Patienten, die beim Heilpraktiker Hilfe suchen, haben schon eine längere ärztliche Behandlung hinter sich, in der – wie die Heilpraktiker behaupten – ihnen nicht wirklich geholfen werden konnte.

Beim 4. Deutschen Heilpraktikertag in Düsseldorf wurde festgestellt, daß die über 8000 Heilpraktiker in der Bundesrepublik 1986 etwa 18 Millionen Patientenbesuche registrierten. An erster Stelle der Beschwerden lagen Rheuma, gefolgt von Allergien und Erkältungskrankheiten.

Rund 300 Absolventen der Naturheilschulen eröffnen jährlich neu eine Praxis. Gegen diese Heilpraktiker-Schwemme fordern alle Heilpraktikerverbände strengere Kontrollen bei der Zulassung zur freien Praxis.

Berufstätige Heilpraktiker:

1960	2692
1970	2732
1980	6110
1984	8372

In den letzten Jahren haben sich vermehrt Psychologen als Heilpraktiker niedergelassen, weil ihnen eine Kassenzulassung verwehrt wurde.

Von der Hand im Mund kann man gut leben: Die Zahnärzte

Die Zahl der Zahnärzte ist in den letzten Jahren stetig gestiegen. Unter dem Druck neuer Niederlassungen sind bestehende Praxen in finanzielle Schwierigkeiten geraten.

Ein Geschäft mit der Angst der Patienten vor einem «Gebiß» blüht zur Zeit: Die Implantate.

Implantate sind in den Kiefer eingesetzte Halteelemente, auf denen dann die Prothese oder Brücke befestigt wird. Bei dieser Form des Zahnersatzes – die nicht von den Kassen bezahlt wird – kann schnell eine Summe von mehreren 1000 DM «verbaut» werden. Letztlich gilt aber auch hier nur die zahnärztliche Gewährleistung für 6 Monate.

Berufstätige Zahnärzte nach Bundesländern 1984

Schleswig-Holstein	1515
Hamburg	1357
Niedersachsen	3744
Bremen	443
Nordrhein-Westfalen	8098
Hessen	3508
Rheinland-Pfalz	1675
Baden-Württemberg	5503
Bayern	6943
Berlin (West)	1629
Insgesamt	34415

Quelle: Statistisches Bundesamt: Fachserie 12, Reihe 5: Berufe des Gesundheitswesens

Die Umsätze sind in den letzten Jahren gestiegen, durch höhere Praxisunkosten sind die Gewinne eher rückläufig, trotzdem verdienen Zahnärzte mehr als Ärzte.

Einnahmen, Kosten und Kostenstruktur in der Zahnarztpraxis im Durchschnitt

	Einnahmen aus selbständiger zahnärztlicher Tätigkeit je Praxis	Praxiskosten Anteil an den Einnahmen
1963	71859	46,4
1967	136758	39,4
1971	208735	41,9
1975	405568	51,2
1979	629904	59,6
1983	698365	64,1

Quelle: Statistisches Bundesamt: Fachserie 2, Reihe 1.6.1 (Kostenstruktur bei Ärzten, Zahnärzten, Tierärzten)

Die Kosten für Zahnbehandlung sind seit 1970 um mehr als 300% gestiegen.

Aufwendung für Behandlung durch Zahnärzte je Mitglied in der Allgemeinen Krankenversicherung

	Alle Kassen		Ortskrankenkasse		Betriebskrankenkasse		Ersatzkasse für Arbeiter		Ersatzkasse für Angestellte	
	1	2	1	2	1	2	1	2	1	2
1960	20,24	7,4	16,69	7,6	21,12	4,7	26,49	6,1	29,63	6,4
1970	69,18	8,3	61,35	8,9	67,17	8,0	82,96	8,9	84,79	6,7
1980	200,47	3,5	170,38	3,9	201,38	4,1	243,23	2,2	234,55	3,1
1985	233,41	0,6	208,66	1,6	241,04	1,0	258,71	−0,8	257,17	−0,4
1986	247,19	5,7	221,91	6,2	252,91	4,0	273,65	3,6	271,93	5,8

(1 = in DM; 2 = Veränderung gegenüber Vorjahr in Prozent)

Quelle: BMAS: Bundesarbeitsblatt (Arbeits- und Sozialstatistik), verschiedene Jahrgänge; BMAS: KV 45; KJ 1

Bei bundesdeutschen Zahnärzten ist Prävention nicht so beliebt wie der «schnelle» Zahnersatz.

Aufwendungen für Zahnersatz je Mitglied in der Allgemeinen Krankenversicherung

	Alle Kassen 1	2
1960	10,40	12,6
1970	25,54	16,3
1980	233,66	12,2
1985	227,82	3,3
1986	198,27	−12,9

(1 = in DM; 2 = Veränderung gegenüber Vorjahr in Prozent)

Quelle: BMAS: Bundesarbeitsblatt (Arbeits- und Sozialstatistik), verschiedene Jahrgänge; BMAS: KV 45; KJ 1

Wie Zahnärzte (und Patienten) «mogeln» können

Der Zahnarzt kann in allen 3 seiner Arbeitsbereiche mogeln, bei:

1. Konservativ-chirurgischen Leistungen
2. Prothetik
3. Parodontose-Behandlung

In dem kons.-chir. Bereich gibt es viele zahnärztliche Leistungen, die für Patienten überhaupt nicht wahrnehmbar sind oder die zwar wahrgenommen werden, aber nicht zu beurteilen sind.

Einige Beispiele für vom Patienten nicht wahrnehmbare Leistungen:

Kann der Zahnarzt einen Nerv nicht erhalten, hat er zwei Möglichkeiten:

1. den Zahn zu devitalisieren, d. h. abzutöten oder
2. in ein und derselben Sitzung den Nerv insgesamt unter Injektion herauszunehmen und ggf. in dieser Sitzung auch die Wurzelfüllung zu erbringen.

Für diese Behandlung gibt es auf dem speziellen Krankenschein keine Pflicht zur Dateneintragung.

Die 1. Leistung bringt nur 8 Punkte, während die 2. Leistung 20 Punkte bringen würde – ein Unterschied von ca. 15 DM.

Der Punktwert beträgt 1,2453 DM bei den RVO-Kassen und 1,344 DM bei Ersatzkassen.

- «Besondere» Maßnahmen bei Zahnfüllungen sind vom Patienten nicht zu überprüfen. Als «besonders» gelten: Beseitigung starken Speichelflusses, Zahnfleisch-Blutung oder Wegdrängen des Zahnfleisches. Alle diese besonderen Leistungen werden mit zusätzlichen Punkten bewertet.
- Bei der Entfernung eines mehrwurzeligen Zahnes sind je nach Komplikation verschiedene Bewertungen in der Gebührenordnung angegeben. Kein Patient kann erkennen, ob sich Komplikationen ergeben haben.

Beispiele für vom Patienten wahrnehmbare, aber von ihm nicht zu bewertende Maßnahmen:

- Entfernung einer scharfen Kante am Zahn,
- Vitalitätsprüfung – die einfachste Methode, die nervliche Versorgung des Zahns zu prüfen, ist die Testung mit einem kalten

Tupfer. Kein Patient weiß, ob diese Prüfung überhaupt erforderlich war,

- die Entfernung von kleineren Zahnfleisch-Wucherungen.

Auf diesem breiten Feld ist es am leichtesten zu mogeln. Aber auch bei den nachprüfbaren Leistungen, zu denen Zahnfüllungen oder Röntgenaufnahmen zählen, kann der Zahnarzt sich leicht ein «Zubrot» verdienen.

An einem Beispiel wird dies besonders deutlich:

Die Füllungen eines Zahns werden nach den Gebührennummern 13 a–d des einheitlichen Bewertungsmaßstabes für zahnärztliche Leistungen vom 1.1.86 abgerechnet. Es gibt zu diesen Nummern noch Zusatzbezeichnungen:

			Bewertung
F 1	=	einflächige Füllung	20 Pkt.
F 2	=	zweiflächige Füllung	28 Pkt.
F 3	=	dreiflächige Füllung	38 Pkt.
F 4	=	Zahnecken-Aufbau	47 Pkt.

Kein Patient kann diese feinen Unterscheidungen wahrnehmen. Der Arzt kann jederzeit eine der höher bewerteten Leistungen abrechnen, ohne die Leistung erbracht zu haben.

Natürlich gibt es auch die Möglichkeit, daß der Patient nichts von einem «Zahnloch» weiß, auch real keines hat und trotzdem: ein Zahn wird vom Zahnarzt ausgebohrt, obwohl es gar nicht erforderlich wäre. Welcher Bürger sieht sich schon seine Zähne und mögliche «Zahnlöcher» täglich im Spiegel an? Ein zahnärztlicher Gutachter würde bei Untersuchung des Patienten und an Hand der Abrechnung diesen Betrug sofort entdecken, da der Zahnarzt seine Leistungen in die Abbildung des Zahnstatus einzeichnen muß.

Bei der Prothetik liegen die Probleme ähnlich: Auch bei nötigem Zahnersatz wird häufig überteuerer und überkomplizierter Zahnersatz angefertigt:

Eine unnötige Zahl von Halte-Elementen mit Teleskopen bei kombiniertem Zahnersatz (Teleskop-Kronen sind spezielle Kronen über gesunden Zähnen, damit dann der Zahnersatz befestigt werden kann) muß nicht den Zahnersatz besser halten – aber füllt das Portemonnaie des Zahnarztes.

Alle bisher diskutierten Leistungen zahlt die Krankenkasse. Daneben gibt es auch Leistungen, die die Kassen nur zu einem Bruchteil übernehmen, wie z. B. Goldfüllungen. Der verbleibende Kostenanteil muß vom Patienten gezahlt werden. Die Kasse zahlt nur Amalgam-Füllungen.

Um den Kostenanteil für den Patienten zu verringern und trotzdem einen hochwertigen Zahnersatz verkaufen zu können, beantragt der Zahnarzt bei der Kasse eine «Teilkrone». Diese erbringt von der Kasse einen höheren Zuschuß.

Ob im Endeffekt dann wirklich eine Teilkrone gearbeitet wird oder nur ein sogenanntes inlay, d. h. nur eine Goldfüllung, kann der Patient nicht bewerten.

Da in den Medien aber soviel gegen Amalgam geschrieben wurde, wollen viele Patienten diese Füllungen durch Goldfüllungen ersetzen. Da dies häufig zu wirtschaftlichen Schwierigkeiten der Patienten führen würde, bietet sich ein für beide Seiten lukrativer Ausweg an. In dieser Partnerschaft betrügen Patient und Zahnarzt die Krankenkasse. Der Zahnarzt meldet höher erstattungsfähige Leistungen bei der Kasse an, arbeitet aber nur das, was die Kasse nicht erstattet hätte, sondern der Patient zahlen müßte.

Da es zu viele Zahnärzte gibt, hat der Patient gute Chancen, einen willfährigen Zahnarzt zu finden.

Die neueste Masche der Patienten ist: Der Patient gibt an, daß er allergisch gegen Metalle sei und damit auch gegen minderwertige Spar-Legierungen, aus denen Kronen gefertigt werden. Vertragen werden bei Metall-Allergien nur hochwertige Legierungen aus Gold und Platin.

In der Regel wird zur Begutachtung der Allergie ein Spezialist, ein Allergologe, gebeten. Zahnärzte berichten aus der Praxis, daß ihnen Metall-Allergie-Bescheinigungen von Neurologen, Orthopäden und Gynäkologen vorgelegt wurden.

Zahnärzte und die Rabatte

In den Medien war vor Jahren schon von zahlreichen Betrügereien einiger Zahnärzte zu lesen, die bis in die Millionen DM gingen. Seit 1975 wird der Zahnersatz von Krankenkassen bezahlt. In den darauffolgenden Jahren gab es in der Bevölkerung einen Nachholbedarf an gutem Zahnersatz. Die Zahnärzte hatten aus Gründen eigener geringer Kapazitäten Schwierigkeiten, diesen Wünschen zeitgerecht nachzukommen. Zum anderen waren sie auf die wenigen existierenden Dental-Labore angewiesen, die diesen Zahnersatz herstellen konnten.

Die Folge war ein Boom der Dental-Labor-Neugründungen. Die «neuen» Zahntechniker trieben Werbung für sich, indem sie den Zahnarzt besuchten und ihm vorschlugen, bei ihnen arbeiten zu lassen. Ihr Angebot lautete: Rabatte in jeder Form.

Dem Gesetz nach hätten diese Rabatte der Krankenkasse wieder zufließen müssen, was von vielen Zahnärzten nicht geschah. Es gibt Stimmen, die behaupten: Wer überhaupt Rabatte genommen hat, hat diese nicht an die Kassen weitergeleitet.

Zuviel Medizin?

Sie stechen oft, die deutschen Ärzte, entweder zur Diagnostik (Blutentnahme) oder zur Therapie.

Das Beispiel der Häufigkeitsstatistik Hamburger Allgemeinmediziner aus dem I. Quartal 1986 zeigt, daß auf 100 Patienten bei den RVO-Kassen 110 «Stiche» und bei den Ersatzkassenpatienten immerhin 89 «Stiche» anfallen.

Nun dürfen Sie keineswegs annehmen, daß es nur die Hamburger Patienten sind, die so oft gestochen werden, und daß es nur die Allgemeinmediziner seien; die Verhältnisse werden bei Internisten ähnlich sein, und auch in den anderen KV-Bezirken sind die Zahlen nahezu identisch.

Da viele Patienten mehrere Ärzte in einem Quartal zur Diagnose und Therapie aufsuchen und ein Teil von Patienten überhaupt nicht gestochen wird, so muß es nach diesen Statistiken Patienten geben, die durch die Einstiche ihrer Ärzte nahezu «durchlöchert» werden. Besonders injektionsfreudig aber sind die deutschen Ärzte im Notdienst. Insider nennen dieses häufige Spritzverhalten ironisch «die Begrüßungsspritze beim Notdienstbesuch». Es soll auch Ärzte geben, die ein Schmerz- und ein Beruhigungsmittel in zwei Spritzen fertig vorbereitet mit sich führen, um je nach Fall schnell das eine oder das andere zu injizieren.

Abrechnungsnummer	RVO-Kassen	Ersatzkassen
252 Injektion s. c., i. c., i. m.	35	29
253 Injektion i. v. oder i. a.	9	8
254 Injektion intraartikulär / neural	3	3
255 Injektion peridural / epidural	1	1
260 Quaddelbehandlung je Sitzung	6	7
261 Desensibilisierung je Sitzung	2	1
267 Infiltrationsbehandlung je Sitzung	8	8
270 paravertebrale Infiltration bei einmaliger Behandlung	3	2
271 paravertebrale Infiltration bei mehrfacher Applikation	5	5
283 Dauertropfinfusion mindestens 20 Minuten	7	7
400 Blutsenkung inkl. Blutentnahme	21	20

Erklärlich ist dieses Verhalten, weil neben dem Hausbesuch und einer möglichen Untersuchung noch eine Spritze abrechnungsfähig ist. Dies gilt für die Praxis nicht, hier ist eine Spritze zusätzlich zu einer Beratung oder Untersuchung nicht berechnungsfähig.

Die meisten Spritzen wären durch die Verordnung von Tabletten, Dragees, Kapseln, Tropfen oder Suppositorien überflüssig.

Patienten

Der gesellschaftliche Wandel von der Agrar- zur Industrie-Gesellschaft hat zu einer Auflösung der Großfamilie geführt. Krankheit, Geburt und Tod haben eine andere Bedeutung in der Lebenswirklichkeit des einzelnen bekommen, weil sie meist nicht mehr unmittelbar erlebt werden, sondern in der Anonymität des Krankenhauses stattfinden. 90 % der Kinder werden heute in Kliniken geboren, und mehr als 53 % unserer Mitbürger sterben im Krankenhaus. Krankenpflege in der Familie ist selten geworden, das hat nicht nur zu einer Kostensteigerung geführt, sondern vor allem auch dazu, daß Krankheit nicht mehr als ständig gegenwärtig und zur Realität des Lebens gehörig erlebt, sondern als «Störfall» empfunden wird, der mit allen Mitteln auszugrenzen ist.

Diese Haltung wurde nicht unwesentlich durch den medizinisch-technischen Fortschritt gefördert, der es möglich erscheinen ließ, Krankheit immer besser in den Griff zu bekommen. Dadurch ist es zu der weitverbreiteten Einstellung gekommen, Gesundheit als normal und Krankheit als unnormal zu betrachten. Politiker haben sogar eilfertig von einem «Recht auf Gesundheit» gesprochen, in Verkennung der Tatsache, daß die Grenzen zwischen Gesundheit und Krankheit fließend sind und beide als Ausdruck des normalen Lebens verstanden werden müssen. Niemand wird dankbar sein für das, was ihm ohnehin zusteht, und wird es einfordern, wenn es ihm fehlt.

Nach einer Umfrage der Hamburger Agentur LINTAS, die in erster Linie für interne Zwecke dienen sollte, dann aber doch in Teilen 1984 veröffentlicht wurde, versuchte man den typischen Patienten herauszufinden. – Den typischen Patienten gab es gar nicht. Man fand statt dessen vier Patientengruppen.

1. Der Arzt- und Medizinkritiker
   28 % der Befragten zählen dazu; rechnet man hoch, wären das 9,6 Mio. Bundesbürger
2. Der medizinische Experte
   22 % der Befragten, hochgerechnet etwa 7,7 Mio. Bundesbürger
3. Der Arztgläubige
   32 % der Befragten, hochgerechnet 11,2 Mio. Bundesbürger. Immer noch der höchste Prozentsatz!
4. Der unbekümmerte Gesunde
   17 % der Befragten, hochgerechnet etwa 5,9 Mio. Bürger

Kassen kontrollieren Ärzte über Patienten

Im Januar 1985 startete die Handelskrankenkasse in Bremen eine Patientenbefragungsaktion. Über vier Quartale wurden Gruppen von je 9500 Mitgliedern angeschrieben und gebeten, Aufzeichnungen über ihren Arztbesuch und die dort erbrachten Leistungen anzufertigen. Ziel dieses Versuches war es, in einem Vergleich der Aufzeichnungen mit den abgerechneten Krankenscheinen die erbrachten und die abgerechneten ärztlichen Leistungen zu prüfen. In über einem Viertel der aufgezeichneten Fälle ergaben sich Differenzen zwischen den Aufzeichnungen der Versicherten und den Abrechnungen der Ärzte. Als Haupterkenntnis dieses Versuches bezeichnet die Handelskrankenkasse, daß ihre Versicherten das Weiterbestehen eines Vertrauensverhältnisses zwischen Arzt und ihnen als Patient offensichtlich höher eingeschätzt haben als das Interesse der Krankenkasse, mögliche Differenzen zwischen erbrachten Leistungen und Abrechnungen aufzuhellen.

Pflegefälle sind keine Krankenhausfälle

Nach statistischen Untersuchungen sind fast ein Drittel der Bundesbürger nicht wegen einer behandlungsbedürftigen und zu bessernden Erkrankung im Krankenhaus, sondern weil sie unfähig sind, sich zu Hause allein zu versorgen.

Wenn diese statistischen Angaben stimmen, könnte ein erheblicher Teil der Ausgaben für Krankenhäuser eingespart werden dadurch, daß man nach anderen Strukturen zur Behandlung von Pflegebedürftigen sucht.

Sicher ist eine der Möglichkeiten die Aktivierung der häuslichen Krankenpflege, wie es auch der Gesetzesentwurf von Minister BLÜM vorsieht.

Eine zweite Möglichkeit aber ist der Aufbau von stationären Pflegestationen, in denen die Patienten von niedergelassenen Ärzten versorgt werden.

Zur Versorgung dieser Patienten könnten die niedergelassenen Ärzte herangezogen werden. Da auch die Fluktuation im Krankenhaus nicht gering ist, könnte in einem einjährigen Wechsel jeder niedergelassene Arzt, der an dieser Aufgabe interessiert ist und für diese Aufgabe befähigt ist – dies könnten nur Allgemeinmediziner und Internisten sein – beteiligt werden.

Am 1. März 1984 wurde in Berlin ein Pilotprojekt mit Krankenwohnungen gestartet. Die Krankenwohnung wird dabei als Zusatzeinrichtung zur häuslichen Krankenpflege angesehen. Versorgt werden die Patienten von Hauskrankenschwestern und dem vertrauten Hausarzt. Vier bis fünf Patienten werden in eine Krankenwohnung aufgenommen. Die Versorgung geschieht rund um die Uhr.

Dieses Zwischending zwischen nur ambulanter und nur stationärer Versorgung führt zu einer erheblichen Entlastung der Sozialstationen, die bei schwierigen Pflegefällen auch deutlich überfordert sind.

Um dieses Pilotprojekt wirklich zu einer Ergänzung der ambulanten Versorgung zu machen, ist der Aufenthalt in der Krankenwohnung auf drei Wochen begrenzt. Wichtiger Punkt für die Übersiedlung nach den drei Wochen zurück in die eigene Wohnung oder ins Altenheim ist die Erhaltung oder Verbesserung der Selbständigkeit des Patienten. Das vorerst nur auf ein Jahr (bis 1985) begrenzte Projekt läuft weiter.

Allerdings bedarf es einer sehr sorgfältigen Auswertung derartiger Pilotprojekte, denn es ist leicht vorstellbar, daß «Pflegefälle» außerhalb des Krankenhauses nicht sehr viel billiger betreut werden können, weil die Krankenpflege, wenn es sich wirklich um pflegebedürftige Patienten handelt, sehr aufwendig ist und erhebliche Kosten verursacht.

Gegenzurechnen ist auf der anderen Seite, daß die Entlastung des Krankenhauses von Pflegefällen automatisch zu einer Steigerung der diagnostischen und therapeutischen Leistungen und damit der Kosten führen wird. Ein denkbares Modell zur Kostenreduktion wäre eine enge personelle und organisatorische Verknüpfung von Pflegeheimen mit Krankenhäusern, um eine rasche und unkomplizierte Übernahme von Patienten aus der einen in die andere Richtung, je nach den medizinischen Notwendigkeiten, zu ermöglichen.

Im Deutschen Ärzteblatt vom 2. Juli 1987 (A 1891-92) hat MARIA HUMMEL-WOLF (Rheinische Landesklinik Bedburg-Hau) auf das Abgrenzungsdilemma zwischen Pflegefall und Behandlungsfall am Beispiel einer Patientin mit einer Chorea Huntington hingewiesen. Dabei handelt es sich um eine ererbte, schleichend im Erwachsenenalter beginnende und chronisch progrediente Erkrankung, die letztlich nicht heilbar ist, deren Folgen Unruhe, Aggressivität, Schluckstörungen häufig nur im Rahmen eines psychiatrischen Krankenhauses gelindert werden können. Die Richtlinien des § 184 RVO stammen aus dem vorigen Jahrhundert und besagen, daß für die Anerkennung als Behandlungsfall Voraussetzung ist, daß die Unterbringung des entsprechenden Patienten im Krankenhaus aus medizinischen Gründen notwendig ist und nicht nur wegen einer erhöhten Pflegebedürftigkeit. Was medizinisch notwendig heißt, ist dabei nicht definiert. Die Ausgrenzung als Pflegefall betrifft besonders leicht psychiatrische Patienten. Bei Krebskranken trägt die Krankenkasse die Kosten eines Krankenhausaufenthaltes auch dann, wenn sich das Fortschreiten der Erkrankung nicht mehr aufhalten läßt, da in der Regel leicht begründbar und für die Verwaltungsangestellten der Krankenkasse einsehbar ist, daß die Krankenhausbehandlung bei Krebskranken das Leben verlängern oder das Leiden lindern kann.

Für die Angehörigen eines Patienten ist es von kaum zu überschätzender Bedeutung, ob ein chronisch Kranker zum Pflegefall erklärt wird, denn war der Krankenhausaufenthalt nur oder vorwiegend wegen erhöhter Pflegebedürftigkeit erforderlich, so müssen die Angehörigen ihn selbst finanzieren, die Sozialhilfe springt erst ein, wenn das Vermögen des Versicherten oder seiner Angehörigen ausgeschöpft ist. Für die Entscheidung, ob eine chronische Erkrankung noch als «Behandlungsfall» oder schon zum «Pflegefall» deklariert wird, ist der behandelnde Arzt verantwortlich, der auch hier, wie so oft, in das Spannungsfeld zwischen den Interessen des ihm anvertrauten Patienten und seiner Angehörigen und des Kostenträgers gerät. Gleichgültig, welche Entscheidung er durchzusetzen versucht, sicher ist, daß er in jedem Fall Pressionen der einen oder anderen Seite ausgesetzt sein wird. Frau WOLF-HUMMEL ist zuzustimmen, wenn sie schreibt:

> «Die Angehörigen, wegen der Erblichkeit der Huntington'schen Krankheit oft selbst Risikopersonen, müssen die Ungerechtigkeit erleben, für die medizinische Versorgung ihrer kranken Verwandten mit ihrem Eigentum geradezustehen, obwohl zum Beispiel in vergleichbaren internistischen Fällen die Krankenkassen für die Krankenhausbehandlung aufkommen. Hier geht es um die Glaubwürdigkeit unseres Sozialsystems. Ein kritisches Hinterfragen der bestehenden Einteilung in Behandlungs- und Pflegefälle und die nötigen Korrekturen, etwa im Falle der Huntington'schen Krankheit, sollten deshalb auch das Anliegen der Krankenkasse sein.»

Leider ist aber auch Gerechtigkeit teuer, und ein Mehr an sozialer Gerechtigkeit wird nicht zum Nulltarif zu haben sein.

Kostendämpfung im ambulanten Bereich

Sicher ist der stationäre Bereich der größte Kostenfaktor im Gesundheitswesen, und berechtigt wird über Einsparungen in diesem Bereich diskutiert. Wenn aber gespart werden muß, dann muß überall gespart werden, also auch im ambulanten Bereich.

Patienten der GKV können mit ihrem Krankenschein einen beliebigen Arzt, ihren Hausarzt, aber auch einen Facharzt aufsuchen und sich behandeln lassen. Nicht immer ist der vom Patienten gewählte Facharzt der richtige. Durch Weiterüberweisung entstehen Kosten.

Kosten ließen sich sparen, wenn die Patienten einen Hausarzt ihrer freien Wahl (Allgemeinmediziner oder Internist) aufsuchen müssen, um über ihn und nach seinen medizinischen Vorstellungen zu dem richtigen «Facharzt» überwiesen zu werden. Viele der heute gängigen Doppeluntersuchungen könnten auf diese Art und Weise gespart werden. Es gibt nicht wenige Patienten, die sich neben ihrem Hausarzt einen Orthopäden, einen Neurologen, einen Kardiologen, einen Gynäkologen, einen HNO-Arzt und Ärzte anderer Fachrichtungen «halten».

Dieser Vorschlag wird aber bei den Fachärzten auf erhebliche Ablehnung stoßen, weil er in ihrem Bereich zu Honorareinbußen führen würde. Das Modell kann nur funktionieren, wenn für eine Qualitätsverbesserung und eine ständige Qualitätssicherung im primärärztlichen Bereich gesorgt wird.

In der öffentlichen Diskussion ist zur Zeit auch die Feststellung einer Altersbegrenzung des niedergelassenen Arztes. Diese sollte wie im öffentlichen Dienst bei 65 Jahren liegen, nur in Sonderfällen ist eine Verlängerung um weitere 3 Jahre möglich.

Auf diese Art und Weise soll jungen Medizinern die Möglichkeit gegeben werden, in die Praxis zu gehen, ohne daß dabei eine *neue* Praxis errichtet werden muß.

Mit dieser Maßnahme läßt sich zwar die gesamte Zahl der Ärzte reduzieren, trotzdem wird mit der Veränderung der Struktur der Anbieter auch ein enormes Leistungsvolumen einhergehen. Es ist bekannt, daß junge Ärzte erheblich mehr Leistungen abrechnen als ältere. Ungefähr 5 Jahre vergehen, bis sich der neue niedergelassene Arzt dem Leistungsdurchschnitt seiner Gruppe angepaßt hat. Dieses Phänomen ist einerseits durch die Form der Weiterbildung, die der junge Arzt im Krankenhaus erfahren hat und die nicht praxisgerecht ist, zu erklären und andererseits durch ein geringeres Maß an diagnostischer Sicherheit, das auch durch eine statistisch nachweisbare höhere Überweisungsrate an andere Gebietsärzte belegt wird.

Einige Kassenärztliche Vereinigungen haben sich mit diesem Modell schon angefreundet und zahlen ausscheidenden Ärzten, die ihre Praxis einem jungen Kollegen zur Verfügung stellen, einen entsprechenden finanziellen Betrag.

Wenn es gesamtpolitisch darum geht, den vielen jungen Medizinern eine Niederlassungsmöglichkeit zu gewähren, so ist zu überlegen, ob die gesetzlichen Krankenkassen nicht eine Begrenzung der Fallzahl pro niedergelassenen Arzt vorschreiben sollten. Diese könne z. B. bei Allgemeinmedizinern, Internisten bei 1000 bis 1200 Patienten liegen.

Für die anderen Fachrichtungen müßten entsprechende Zahlen erarbeitet werden.

Diese Fallbeschränkung ermöglicht es, neue Praxen zu gründen oder, was wesentlich günstiger ist, die alte Praxis mit einer wesentlich höheren Fallzahl in eine Gemeinschaftspraxis umzuwandeln.

Abzuwarten ist, ob eine Fallbegrenzung zu einer Leistungsausweitung führt. Außerdem ist zu bedenken, daß eine Fallbeschränkung schwer mit der freien Arztwahl, die wir in der BRD ja wollen, vereinbar ist.

Ein wichtiger und kostentreibender Faktor ist die Trennung zwischen ambulantem und stationärem Bereich; wenn hier eine bessere Durchlässigkeit und Auslastung der Geräte organisiert würde, ergäbe sich zwangsläufig eine Kostendämpfung.

Ein Beispiel für die Möglichkeiten einer Integration beider Systeme ist der ärztliche Notdienst. Niedergelassene Ärzte und Klinikärzte könnten sich gemeinsam an einem ärztlichen Notdienst beteiligen, der in die Notfallambulanzen der Krankenhäuser integriert ist. Sowohl der niedergelassene als auch der Klinikarzt erhalten eine festgelegte Pauschalvergütung.

Die im Augenblick durchgeführte Einzelleistungsvergütung begünstigt die Mengenausweitung ärztlicher Leistungen. Da von vornherein aber das an Ärzte auszuschüttende Honorar feststeht, sinkt bei einer Mengenausweitung der einzelne Punktwert der Leistung. Das Honorar wird geringer. Trotzdem würde der Arzt, der viel leistet und viele Punkte erwirtschaftet, natürlich mehr verdienen als der Arzt, der sich in seinen Leistungen beschränkt.

Die von den Ärzten weiterhin gewünschte Einzelleistungsvergütung kann nur bestehenbleiben, wenn Ärzte und Kassen sich über eine Leistungsbegrenzung und Begrenzung der Mengenausweitung unterhalten und hier zu einem Konsens kommen. Aber auch das Gegenmodell der Einzelleistungsvergütungen, die kostengünstigere Pauschalvergütung, hat Nachteile. Da auch Ärzte Menschen sind und Menschen Fehler machen, könnte die Pauschalvergütung die ärztliche Leistung im Einzelfall am Patienten reduzieren, getreu dem Spruch: «Wenn es für alles ein Pauschalhonorar gibt, dann braucht man eben nicht alles zu machen!»

Vermutlich wäre ein System, das sowohl Einzelleistungsvergütungen als auch Pauschalvergütungen berücksichtigt, der richtige Weg.

Für Grundleistungen – wie Untersuchungen, Beratungen, Hausbesuche, Basislabor und einfache physikalische Therapie – könnte ein Pauschalbetrag festgesetzt werden.

Für spezielle Leistungen – wie EKG, Ultraschall, Röntgen – könnte eine zusätzliche Punktbewertung eingeführt werden. Entsprechend der zusätzlich erreichten Punktzahl würde dann ein zusätzliches Honorar gezahlt.

5. Krankenhäuser

Wer soll das bezahlen, wer hat soviel Geld?

Ob Bundesarbeitsminister NORBERT BLÜM es wohl geahnt hat, daß die Kostenflut im Gesundheitswesen eines Tages auch ihn einmal hinwegspülen könnte? Fröhlich hat er noch vor Jahren den ihm vom Aachener Karnevalsverein verliehenen Orden «Wider den tierischen Ernst» entgegengenommen, obwohl ihm oder weil ihm die Karnevalsjecken in den rheinischen Metropolen in ihrem Lied schon die Frage stellten: «Wer soll das bezahlen, wer hat soviel Geld?»

Natürlich erwartet keiner von uns, erst recht nicht die karnevalistische Gesellschaft im Westen und Süden unseres Landes, darauf eine ernsthafte Antwort. Warum sollten sie es auch. Wir sahen ja alle, daß für alles Geld da war. Für die schnell aufschießenden Hochhäuser, die Banken und Versicherungen zu ihrem Hauptquartier machten, für die eleganten Einkaufszentren mit ihren in Marmor gewandeten schicken Boutiquen, die zum Wallfahrtsort unserer Konsumerwartungen wurden.

Natürlich kann diese Entwicklung zur wohlhabenden Gesellschaft auch unser Gesundheitswesen mit seinen ärztlichen, pflegerischen und medizinisch-technischen Diensten von den Erwartungen einer konsumorientierten Gesellschaft nicht auf lange Zeit unberührt lassen.

Als erste haben die niedergelassenen Ärzte die Zeichen unserer Zeit erkannt. Rasch und geschickt haben sie ihre Arbeitsstätten, die Wartezimmer, den Patientenempfang und ihre Sprechzimmer so umgestaltet wie die Geschäftsinhaber ihre Ladenlokale, und natürlich haben sie auch ihre Behandlungsmethoden dem medizinischen Fortschritt, aber auch den Strömungen des technischen Fortschritts und den sich hieraus ergebenden Erwartungen ihrer Mitbürger angepaßt.

Anders als die Ärzte in den Krankenhäusern, jenem anderen Sektor des ärztlichen Dienstes in unserem Land, hatten sie es leichter, den Erwartungen ihrer Mitbürger zu entsprechen.

Die niedergelassenen Allgemeinärzte und ihre ärztlichen Kollegen für die verschiedenen Körpergebiete, die sogenannten «Gebietsärzte», sind wohl Mitglieder der genossenschaftlich organisierten Kassenärztlichen Vereinigungen in den einzelnen Bundesländern (KV), aber auch freiberuflich wie ein Unternehmer tätig. Die KV hält durch den vom Staat erteilten sogenannten Sicherstellungsauftrag das Monopol für ambulante Behandlung der pflichtversicherten Bürger unserer Republik. Mehr als 90% der Bevölkerung sucht den niedergelassenen Kassenarzt auf und honoriert seine Leistungen mit dem Krankenschein. Die dem niedergelassenen Arzt über die Kassenärztlichen Vereinigungen zufließenden Mittel verwendet er natürlich in eigener Verantwortung. Er bestimmt über die Verwendung dieser Mittel. Im Jahre 1987 haben allein die gesetzlichen Krankenkassen 47,5 Milliarden DM für die ambulante Behandlung (ohne Arznei-, Heil- und Hilfsmittel) gezahlt.

Zum Erwartungsdruck der Patienten, die sich auch von der Ausstattung seiner Praxis beeindruckt zeigen, kommt noch, und dies in zunehmendem Maße, der Wettbewerbsdruck durch die immer größer werdende Zahl seiner ärztlichen Mitbewerber. Von 1970 bis 1983 stieg die Zahl der niedergelassenen Ärzte von 50731 auf 65198.

Dies kann die Krankenkasse teuer zu stehen kommen. Der niedergelassene Arzt hat eine ideale ökonomische Position: Er ist Leistungsanbieter und hat als Ratgeber des Patienten gleichzeitig einen wesentlichen Einfluß auf das Leistungsvolumen.

Krankenhaus-Geschichte ist Bett-Geschichte

Hospitäler, welche sowohl Aufgaben der Armen- als auch der Krankenpflege übernahmen, gab es schon im Mittelalter. Die ersten Spitäler waren kirchlichen Ursprungs und gingen erst im Laufe der Zeit zunehmend in weltliche Trägerschaft über. Zu Beginn des 19. Jahrhunderts gab es dann ähnlich wie heute einen Pluralismus von konfessionellen, freien, gemeinnützigen Krankenhäusern und Privatkliniken.

Die Statistik der Krankenanstalten im Deutschen Reich, die seit 1877 existiert, beweist die rasch wachsende Zunahme der Bedeutung des Krankenhauswesens. Im Jahre 1877 standen für 10000 Einwohner 16,5 Betten zur Verfügung. Eine wunderbare Vermehrung setzte in den folgenden Jahren ein: 1901 waren es bereits 31 Betten. Zehn Jahre später teilten sich 10000 Einwohner 41,5 Betten, und kurz nach dem Ersten Weltkrieg im Jahre 1921 standen 53,1 Betten zur Verfügung. Mit steigendem Wohlstand, bereits 1960, konnten 10000 Einwohner über 104,6 Betten verfügen.

Damals wurde über eine unzureichende Versorgung mit Krankenhausbetten geklagt, die Folge war ein allmählicher Anstieg der Gesamtbettenzahl, der im Jahre 1975 mit 118,4 Betten pro 10000 Einwohner einen Höchststand erreichte.

Stolz präsentieren unsere Gesundheitspolitiker heute, daß für 10000 Einwohner über 110 Betten (1985) bereitgehalten werden. Im Akutkrankenhaus stehen bezogen auf die gleiche Einwohnerzahl 75,7 Betten zur Verfügung. (Tab. S. 111)

Wenn man die Tabelle ansieht, ergibt sich die erstaunliche Tatsache, daß die Differenz zwischen Bettenmangel und Bettenberg nicht mehr als 6 Krankenhausbetten pro 10000 Einwohner ausmacht. Bei Betrachtung der absoluten Zahlen, die in der nächsten Tabelle dargestellt sind, ergibt sich, daß im Jahre 1985 in den Krankenhäusern über 91000 Betten mehr als im Jahre 1960 zur Verfügung standen.

Aus der Tabelle S. 112, 113 ergibt sich aber auch, daß die Zahl der Betten in den einzelnen Bundesländern, bezogen auf die Bevölkerung (nicht in der Tabelle angegeben), sehr unterschiedlich ist. Auch wenn man unterstellen kann, daß Hamburg Patienten aus Schleswig-Holstein und Niedersachsen mitversorgt, so erklärt das nicht, warum Berlin Bettenzahlen hat, die weit über denen von Hamburg liegen. Die Frage, ob Regionen mit einer höheren Zahl an Krankenhausbetten überversorgt oder Regionen mit einer niedrigeren Zahl an Krankenhausbetten unterversorgt sind, ist schwer zu entscheiden. Die statistischen Zahlen beweisen, daß es bisher keine tragfähigen Daten gibt, wieviel Krankenhausbetten ausreichend sind. Die praktische Erfahrung beweist, daß selbst in Hamburg in Grippezeiten vom Bettenberg nichts zu spüren ist, weil dann in vielen Großkrankenhäusern

Stationär behandelte Patienten auf je 1000 Einwohner
Krankenhausbetten auf je 10000 Einwohner

Jahr	Krankenhäuser insgesamt, Patienten auf je 1000 Einwohner	Akut-Krankenhäuser, Patienten auf je 1000 Einwohner	Sonder-Krankenhäuser, Patienten auf je 1000 Einwohner	Krankenhäuser insgesamt, Betten auf je 10000 Einwohner	Akut-Krankenhäuser, Betten auf je 10000 Einwohner	Sonder-Krankenhäuser, Betten auf je 10000 Einwohner
1960	131,8	118,7	13,1	104,6	71,7	32,9
1965	137,0	120,5	16,4	106,5	71,2	35,3
1970	153,1	134,3	18,8	112,0	74,9	37,1
1972	159,0	139,1	20,0	113,5	76,9	36,5
1975	169,1	146,5	22,6	118,4	79,4	38,9
1976	173,5	151,8	21,7	118,3	79,7	38,6
1977	178,2	155,8	22,4	117,8	79,5	38,4
1978	183,2	160,2	23,0	116,6	79,1	37,5
1979	184,8	159,7	25,1	115,9	77,9	38,0
1980	188,1	162,7	25,3	114,8	77,3	37,5
1981	187,2	161,7	25,6	112,7	76,8	35,9
1982	187,7	164,1	23,5	111,1	75,9	35,2
1983	188,6	166,4	22,3	111,4	75,6	35,7
1984	194,3	170,3	24,0	111,2	75,9	35,3
1985	199,2	173,8	25,4	110,6	75,7	34,8

Krankenhäuser und planmäßige Betten nach Bundesländern

Jahr	Insgesamt		Schleswig-Holstein		Hamburg		Niedersachsen		Bremen		Nordrhein-Westfalen	
	Kranken-häuser	Betten	Kranken-häuser	Betten	Kranken-häuser	Betten	Kranken-häuser	Betten	Kranken-häuser	Betten	Kranken-häuser	Betten
1960	3604	583513	132	25441	63	20034	441	64575	16	6034	784	153786
1965	3619	631447	127	25567	63	20067	430	67562	18	6954	768	169394
1970	3587	683254	121	26089	57	20037	398	70110	22	8242	747	188704
1972	3519	701263	119	25968	57	20431	385	72299	22	8351	726	190962
1975	3481	729791	123	27430	55	20016	370	75119	22	8908	709	198636
1976	3436	726846	120	27086	57	19721	372	75860	21	9072	689	197688
1977	3416	722953	119	27293	58	19526	367	75300	21	9035	676	195116
1978	3328	714879	118	26921	58	19240	360	74469	20	8921	654	192728
1979	3286	712055	122	27361	55	19068	350	74036	20	8922	639	191356
1980	3234	707710	126	27740	50	18382	349	72913	19	8873	621	189300
1981	3189	695603	124	27433	49	18632	339	71674	19	8851	604	185787
1982	3130	683624	122	27381	46	18346	333	69985	18	8603	579	183312
1983	3119	682747	126	27156	46	18065	327	69212	18	8581	578	183035
1984	3106	678708	125	26686	44	16550	322	68999	17	8319	565	181742
1985	3098	674742	130	26858	44	16522	319	67107	17	8081	560	180487

Krankenhäuser und planmäßige Betten nach Bundesländern (Fortsetzung)

Jahr	Hessen		Rheinland-Pfalz		Baden-Württemberg		Bayern		Saarland		Berlin	
	Krankenhäuser	Betten	Krankenhäuser	Betten	Krankenhäuser	Betten	Krankenhäuser	Betten	Krankenhäuser	Betten	Krankenhäuser	Betten
1960	294	47627	244	36506	611	84044	823	105839	43	9538	153	30089
1965	326	57093	241	39591	661	93151	792	109367	47	10878	146	31823
1970	346	62768	229	42364	689	99643	785	118254	50	12493	143	34550
1972	348	66229	228	43850	680	103260	770	121721	46	12842	138	35350
1975	352	69837	277	44873	683	107320	763	128976	46	13406	131	35270
1976	351	68978	225	44860	669	106986	764	128560	47	13293	121	34742
1977	351	68395	220	43710	676	108825	763	127899	48	13614	117	34240
1978	337	68119	213	43226	656	107347	748	125636	47	13411	117	34861
1979	337	68400	210	42913	654	107657	735	124901	46	13096	118	34345
1980	334	68206	206	42875	640	106496	731	124931	44	13000	114	34994
1981	318	61302	207	43297	641	106231	728	124797	44	12737	116	34862
1982	307	59913	204	42737	637	103903	728	122842	44	12700	112	33902
1983	323	65501	205	42073	613	101609	722	120924	45	12638	116	33953
1984	326	65580	203	42192	626	102041	716	120764	45	12172	117	33663
1985	323	66419	202	42185	620	99745	720	121490	45	12067	118	33781

alle Jahre wieder ein Teil der Patienten auf den Fluren behandelt werden muß. Die Idealforderung, daß so viele Krankenhausbetten zur Verfügung stehen sollten, daß eine Aufnahme zur stationären Behandlung jederzeit und ohne lange Wartezeiten möglich ist, wird auch in «überversorgten» Regionen nicht erfüllt.

Im internationalen Vergleich kann die Zahl der Krankenhausbetten in der Bundesrepublik nicht als wesentlich überhöht angesehen werden. Frankreich hat 104 Betten, die Briten müssen mit 95 zufrieden sein, die Italiener haben 106 Betten, und im hohen Norden sind bei den Schweden sogar 115 Betten. Die USA hat mit 79 Betten pro 10000 Einwohner die niedrigste Bettenzahl in der westlichen Welt.

Personalnot in deutschen Krankenhäusern

Weitere Einzelheiten sind der internationalen Vergleichstabelle zu entnehmen. Sie weist aus, daß der prozentuale Anteil der Ausgaben für Krankenhausbehandlung am Gesundheitswesen in Österreich, Australien, Kanada, der Schweiz, Dänemark, Frankreich, Großbritannien, Italien, den Niederlanden, Schweden und in den USA deutlich höher ist als in der Bundesrepublik. Gründe für diese Tatsache sind der Tabelle auch zu entnehmen, denn die Zahl der Beschäftigten pro Bett ist nirgends so niedrig wie bei uns. Sie beträgt in der Bundesrepublik 1,15, in Schweden 2,78 und in den USA 2,71. Wenn man gleichzeitig berücksichtigt, daß die Personalkosten im Krankenhaus etwa 70% der Gesamtkosten ausmachen, wird klar, daß die Einsparungsmöglichkeiten im stationären Bereich außerordentlich gering sind. Schon jetzt können wegen Personalmangels OP-Einrichtungen nicht oder nur unzureichend genutzt werden. In der Tagesschau vom 23.7.1988 wies PROFESSOR Dr. HEBERER von der Chirurgischen Abteilung der Universitätsklinik München darauf hin, daß ein für 10 Millionen errichteter Operationstrakt nicht in Betrieb genommen werden kann, weil 70 Schwestern fehlen. Insgesamt fehlen in München 400 Krankenschwestern. In anderen Bundesländern sind die Verhältnisse vergleichbar, und man muß kein Prophet sein, um vorauszusagen, daß die Personalengpässe in unserem Krankenhauswesen immer unerträglicher werden. «Quicker and sicker» – immer mehr Patienten mit immer schwereren Krankheitsbildern bei

Internationaler Vergleich – Kenngrößen des Gesundheitswesens und der stationären Versorgung *

Int. K. Z.	Staat	Ausg. für Gesundheitswesen am BSP in %	Ausg. für Krankenhauswesen am Gesundheitswesen in %	Ausg. für Krankenhauswesen am BSP in %	Selbstbehaltquote in %	Einwohner in Mio.	Einwohner 65 Jahre und älter in %	Stationäre Behandlungsfälle in Mio.	Krankenhaushäufigkeit	pro 10000 Einwohner			Beschäftigte pro Bett	Pflegetagevolumen pro 1000 Einwohner
										Krankenhaus-Betten	Ärzte (Gesundheitswesen)	Krankenhaus-Pflegepersonal		
A	Österreich	7,3	30	2,2	hoch **	7,5	15	1,7	2226	113	22,7	45,3		
AUS	Australien	7,6	47	3,6	38	15,0	10	3,2	2100	124	17,9	68,7		
B	Belgien	6,5			25	9,9	14	1,4	1390	91	26,0	78,7		
CDN	Canada	7,9	42	3,7	24	24,2	9	3,7	1529	79	18,2	77,0	1,97	2190
CH	Schweiz	7,5	46	3,5	24	6,4	14	1,0	1563	127	24,5	65,7	1,59	4022
D	Bundesrepublik Deutschland	9,4	29	2,8	6	61,5	15	11,6	1886	111	23,8	46,1	1,15	3382
DK	Dänemark	6,0	73	4,4	18	5,1	15	1,0	1961	81	20,7	48,5	2,37	2208
F	Frankreich	8,3	50	4,1	20	54,0	13	10,4	1926	119	17,2	66,0	1,17	2749
GB	Großbritannien	5,9	62	3,6		55,6	13	6,4	1151	85	14,4	45,8		
I	Italien	7,1	40	2,8	14	57,2	13	8,9	1560	100	28,9	33,6		
J	Japan	6,7			hoch *	118,0	9	7,0	594	127	13,1	47,8		
N	Norwegen	6,9				4,1	15	0,6	1460	141	20,3	140,8		
NL	Niederlande	8,7	65	5,7		14,2	12	1,7	1170	125	18,5	39,2		
S	Schweden	9,4	58	5,5	9	8,3	16	1,6	1928	150	22,0	92,4	2,78	4388
SF	Finnland	6,6			25	4,8	12	1,0	2170	155	19,9	104,1		
USA	Vereinigte Staaten von Amerika	10,0	47	4,7	32	230,0	12	39	1700	59	20,5	51,1	2,71	1415

* Datenbasis ca. 1982.

** Selbstbeteiligung ist hoch und nach Versorgungsbereichen sehr verschieden.

ständig sinkender Verweildauer – das sei heute das zentrale Problem für die Mitarbeiter der Krankenhäuser. Auf diese kurze Formel brachte Dr. FRANK ULRICH MONTGOMERY, der 2. Vorsitzende des Marburger Bundes, Ende Juni in der Anhörung des Bundestagsausschusses für Arbeit und Sozialordnung zum Gesundheitsreformgesetz (GRG) die aktuelle Kliniksituation.

Daß die durchschnittliche Verweildauer im Jahre 1960 deutlich höher war als im Jahre 1985, ist aus der Verweildauer-Tabelle (S. 117) zu entnehmen. Die Zahl der Behandlungsfälle pro Jahr ist trotz sinkender Bettenzahlen und kürzerer Verweildauer kontinuierlich gestiegen. Daraus resultiert eine statistisch nachweisbare Mehrbelastung des Krankenhauspersonals.

Die Zahl der Beschäftigten in bundesdeutschen Krankenhäusern betrug 1960 382195 und im Jahre 1982 781941, d. h. die Zahl der im Krankenhaus beschäftigten Personen hat sich im genannten Zeitraum mehr als verdoppelt, darin ist ein entscheidender Faktor für die Kostensteigerung zu sehen.

Der Personalzuwachs im Krankenhaus wird besonders deutlich, wenn man berücksichtigt, daß es im Jahre 1960 in der Bundesrepublik 22,9 Mio. abhängige Beschäftigte gab, im Jahre 1986 waren es 22,4 Mio. Die Zahl der im Krankenhaus Beschäftigten stieg von 1,37 % im Jahre 1960 auf 2,87 % im Jahre 1980; ohne eine Zunahme des Personals im Krankenhaus, aber auch im gesamten Gesundheitswesen, würde die Lage auf dem Arbeitsmarkt noch kritischer aussehen, als dies ohnehin der Fall ist. Die Zahl der im Krankenhaus beschäftigten Ärzte ist seit 1960 auf etwa das Dreifache gestiegen, so daß jetzt mehr Ärzte hauptamtlich im Krankenhaus als in freier Praxis beschäftigt sind.

Die Zunahme der Zahl der Krankenhausärzte ist zum Teil auch durch arbeitsrechtliche Maßnahmen bedingt, denn von 1966 bis 1974 sank die tarifliche Arbeitszeit von 48 auf 40 Wochenstunden, obwohl es in unseren Kliniken nach wie vor nicht ohne – zumeist unbezahlte – Überstunden geht. Der medizinisch-technische Fortschritt – man denke nur an die Ausweitung der Röntgen- und Laborleistungen, an Herz- und Nierentransplantationen, Dialysebehandlungen, Behandlung von schwer Brandverletzten, die Weiterentwicklung mikrochirurgischer Operationsverfahren, die Zunahme intensivmedizinischer Behandlungsfälle usw. – hat nicht zu einer Entlastung, sondern zu einer verstärkten Belastung des ärztlichen Personals im Krankenhaus geführt.

Durchschnittliche Verweildauer und durchschnittliche Bettennutzung

Jahr	Verweildauer in Tagen						Bettennutzung in v. H.					
	KH insgesamt	Akut-KH	Sonder-KH	ÖK	FK	PK	KH insgesamt	Akut-KH	Sonder-KH	ÖK	FK	PK
1960	28,7	21,6	106,6	30,9	26,6	24,9	93,2	92,2	95,7	93,8	94,0	84,8
1965	27,4	20,0	90,2	29,4	25,3	24,9	91,3	89,0	96,1	92,0	91,3	87,2
1970	24,9	18,3	77,8	25,9	23,6	24,1	88,5	86,8	92,0	89,4	83,8	82,4
1972	23,9	17,8	71,5	24,4	23,1	24,9	87,4	85,1	92,2	87,4	87,4	85,1
1975	22,2	16,7	60,8	22,1	21,4	25,9	83,3	81,8	86,2	83,6	83,5	81,0
1976	21,5	16,3	61,2	21,1	20,9	26,0	82,6	82,2	83,3	83,3	84,2	74,2
1977	20,8	15,8	58,7	20,5	20,3	25,2	82,9	82,6	83,6	83,6	84,5	75,2
1978	20,3	15,5	57,2	19,8	19,7	25,8	84,1	83,4	85,4	84,4	85,3	78,8
1979	20,1	15,2	53,7	19,6	19,5	25,3	84,5	83,2	87,3	84,4	85,1	83,2
1980	19,7	14,9	53,1	19,0	19,0	26,3	84,9	83,3	88,1	83,9	85,9	86,2
1981	19,2	14,7	50,1	18,2	18,8	26,3	84,2	82,3	88,1	83,0	85,1	86,3
1982	18,7	14,4	51,2	17,8	18,2	26,3	83,5	83,0	84,6	83,4	85,2	79,2
1983	18,6	14,2	53,7	17,8	18,1	26,2	83,1	83,5	82,2	83,9	85,4	73,3
1984	18,4	14,1	51,2	17,5	17,7	26,9	84,8	84,4	85,7	85,1	86,2	80,2
1985	18,0	13,9	48,2	17,0	17,2	27,1	85,7	85,0	87,3	85,3	87,0	84,3

KH: Krankenhäuser; ÖK: öffentliche Krankenhäuser; FK: frei-gemeinnützige Krankenhäuser; PK: private Krankenhäuser

Nicht übersehen werden darf, daß die Auswertung und Interpretation technischer Untersuchungsergebnisse oft sehr zeitaufwendig ist. Die Verwaltungsaufgaben der Ärzte sind sprunghaft angestiegen und werden weiter steigen.

Bei Betrachtung der Entwicklung des Gesamtpersonals im Krankenhaus ergibt sich Verwunderliches. Der Anteil des ärztlichen Personals im Jahre 1960 betrug 9,4 % und sank im Jahre 1982 auf 6,4 %.

Der Anteil des Pflegepersonals hat im gleichen Zeitraum von 38,9 % auf 47,2 % zugenommen. Dies bedeutet nicht, daß weniger Ärzte Kranke versorgen, sondern daß die Zahl der Ärzte weniger stark angestiegen ist als die des übrigen Klinikpersonals. Trotz der Verlagerung von Versorgungsdiensten in den Krankenhäusern, wie z. B. der Wäscherei oder des Reinigungsdienstes auf Fremdfirmen, hat der Anteil der in Verwaltung und Wirtschaftsabteilung beschäftigten Mitarbeiter prozentual nur sehr geringfügig abgenommen. Es ist schon auffällig, daß die vom Gesetzgeber angeordneten Wirtschaftlichkeitsprüfungen in bundesdeutschen Krankenhäusern sich fast ausschließlich auf Pflegedienst und ärztlichen Dienst erstrecken. Überprüfungen der Effektivität der Verwaltungen finden an keiner Stelle statt.

Sind Krankenhäuser Kostentreiber Nr. 1?

Die Bedeutung des Kostenfaktors «Krankenhaus» im Gesundheitswesen geht aus der folgenden Tabelle hervor, danach betrugen die Ausgaben der DKV für Krankenhauspflege im Jahre 1987 ca. 33 % ihrer gesamten Leistungen bzw. 39,27 Mrd.

Wenn man analysieren will, welche Faktoren für die Kostensteigerung verantwortlich sind, so hat man zwischen vier wesentlichen Faktoren zu unterscheiden.

1. Gesetzlich induzierte Ausgabensteigerung
2. Inflationsbedingte Ausgabensteigerung
3. Demographisch bedingte Ausgabensteigerung
4. Durch medizinische Leistungen bedingte Ausgabensteigerung.

Aufteilung der Leistungsausgaben der GKV 1987
Absolute Werte in Mrd. DM, Anteile in v. H.

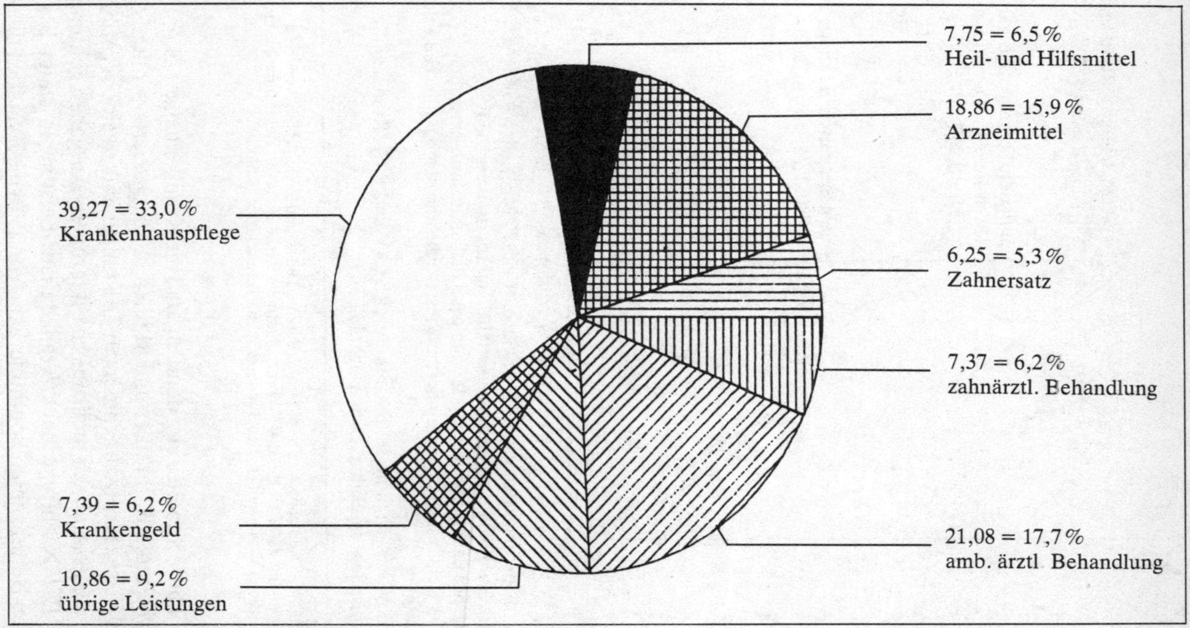

Quelle: Arbeits- und Sozialstatistik BMA Vordruck KV 45 Vb2-44021/21

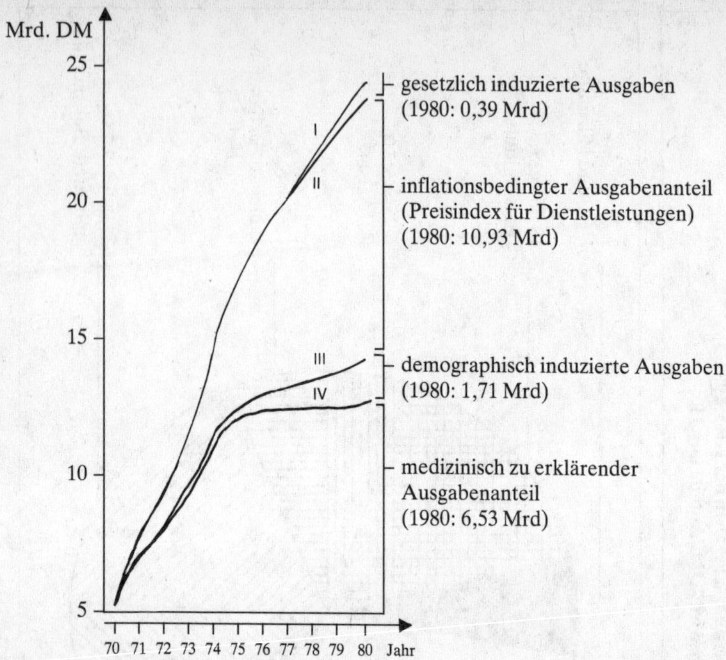

I: Nominalausgaben (1970–1980: 6,01–25,57 Mrd)
II: Nominalausgaben ohne gesetzlich induzierte Ausgaben
III: Realausgaben, vermindert um gesetzlich induzierte Ausgaben
IV: Realausgaben, vermindert um gesetzliche und demographische Effekte

GKV-Ausgaben im stationären Bereich (AV und RV) (Krankenhilfe, Krankenhauspflege im Rahmen «Sonstiger Hilfen»)

Quelle: «Medizinische Orientierungsdaten». Daten und Ziele für die Konzertierte Aktion im Gesundheitswesen 1983/84, Wissenschaftliche Reihe Band 30. Zentralinstitut für die kassenärztliche Versorgung in der Bundesrepublik Deutschland, Köln 1984

Diese Tabelle zeigt deutlich, daß die Krankenhäuser ökonomischer arbeiten, als Politiker und Medien uns suggerieren wollen, denn seit 1975 ist es trotz zunehmender Leistungen nur zu einem geringen Steigerungsanteil der medizinisch erklärbaren Ausgaben gekommen.

Die Nachfrage nach Krankenhaus-Leistungen steigt bei sinkenden Bettenzahlen kontinuierlich. Von 1978 bis 1984 stieg die Zahl der stationär behandelten Patienten um 34 %, während die Ausgabensteigerung der gesetzlichen Krankenversicherung nur um 18% stieg. Daraus ist ableitbar, daß sich bundesdeutsche Krankenhäuser entgegen den voreiligen Vorwürfen mancher Politiker durchaus um Sparsamkeit bemühen.

Die Rechtsprechung setzt der Kostenbegrenzung im Krankenhaus enge Grenzen. Die Anforderungen an Aufklärung und Dokumentationspflicht des Arztes werden immer höher. Die Aufklärung vor einer Operation dauert 30 bis 45 Minuten, im Jahre 1969 nahm die deutsche Krankenhausgesellschaft an, daß 10 Minuten für eine Aufklärung ausreichend seien. Jeder diagnostische und therapeutische Eingriff muß aus haftungsrechtlichen Gründen ausreichend dokumentiert werden, sonst kommt es zu einer Umkehr der Beweislast, d. h. nicht der Patient muß beweisen, daß er falsch behandelt worden ist, sondern der Arzt muß nachweisen, daß jeder Behandlungsschritt der herrschenden medizinischen Lehrmeinung entsprach.

Überalterung

Ein weiteres Problem ist die Überalterung der Bevölkerung. Ein Vergleich des prozentualen Anteils der über 65jährigen zeigt, daß in der Bundesrepublik mit einem Prozentsatz von 15,47% 1980 ein deutlich höherer Anteil der Krankenversicherten dieser Gruppe angehörten als in vergleichbaren Ländern. In Japan waren es zum Beispiel 9,10%, in den USA 11,29%, in Italien 13,45%, in Frankreich 13,96% und in Großbritannien 14,87%. Bevölkerungsstatistiker haben für die Zukunft Berechnungen vorgelegt: Danach werden im Jahre 2010 20,33% der Einwohner in der Bundesrepublik über 65 Jahre alt sein, in Frankreich wird dies für 16,26%, in Großbritannien für 14,61% und in den USA für 12,79% zutreffen. Entgegen allen Vermutungen in der Öffentlichkeit hat dies mit dem berühmten «Pillenknick» nichts zu tun. Der Kieler Anthropologe Professor JÜRGENSEN hat andere Ursachen ausgemacht: In dem Lebensmuster der bundesdeutschen Familien sind statistisch nur 1,8 Kinder vorgesehen. Es ist noch nicht abzusehen, wie hoch die Folgekosten dieser Überalterung unserer Bevölkerung sind. Auch dies könnte als Hinweis dienen, wie eng die Reform der gesetzlichen Krankenversicherung mit einer Rentenreform verknüpft werden muß.

Aus diesen Zahlen ergibt sich, daß ohne eine Lösung des Problems der Krankenversicherung der Rentner an eine Senkung oder Stabilisierung der Krankenhauskosten nicht zu denken ist, da die älteren Mitbürger häufiger stationär behandelt werden müssen und wegen der Multimorbidität im Alter die Kosten für eine Behandlung dieser Personengruppe besonders hoch sind.

Aufwendungen für Behandlung in Krankenhäusern je Rentner

	Alle Kassen 1	2
1960	71,41	14,5
1970	267,60	16,7
1980	1141,45	10,9
1986	1787,24	7,5

1 = in DM; 2 = Veränderung gegenüber Vorjahr in %

Quelle: BMAS: Bundesarbeitsblatt (Arbeits- und Sozialstatistik), verschiedene Jahrgänge; BMAS: KV 45; KJ 1

Der Wettbewerb fehlt

Das Krankenhaus wird – noch vor der Pharmaindustrie und den Herstellern medizinisch-technischer Geräte, das kostenträchtigste Segment der Gesundheitsindustrie unserer Republik – vom Wettbewerb wenig belastet. Dies wird vornehmlich von jenen Gesundheitsökonomen bedauert, denen die Folgen eines rigorosen Wettbewerbes, wie im amerikanischen Gesundheitswesen häufig zu beobachten ist, nicht so vertraut sind. Fachleute wissen es besser. Der Herausgeber des angesehenen amerikanischen Ärzteblattes New England Journal of Medicine, ARTUR RELLMAN, beschreibt die durch Wettbewerb bestimmte Situation im amerikanischen Gesundheitssystem. Er benützt hierfür den Begriff des «medizinisch-industriellen Komplexes», wenn er beschreibt, daß aus Gründen der durch Wettbewerb diktierten Wirtschaftlichkeit des einzelnen Krankenhauses Patienten, die aufwendigerer Behandlungsverfahren bedürfen, gar nicht erst in das Krankenhaus hineingelassen werden.

Diese Patienten werden in die staatlichen Allgemeinen Krankenhäuser abgeschoben und sorgen dort dafür, daß diese Krankenhäuser immer mehr in die «roten Zahlen» rutschen. Die Verluste müssen dann von den Steuerzahlern ausgeglichen werden, während die Gewinne im privaten Krankenhaussektor der Vereinigten Staaten an der Wall Street angenehme Beachtung finden.

Krankenhausfinanzierung aus zwei Töpfen

1972 wurde in der Bundesrepublik das Gesetz zur wirtschaftlichen Sicherung der Krankenhäuser und zur Regelung der Krankenhauspflegesätze (KHG) erlassen. Ein Jahr später wurde es durch die Verordnung zur Regelung der Krankenhauspflegesätze, die sog. Bundespflegesatzverordnung, ergänzt.

Für die Krankenhäuser der Bundesrepublik gilt seitdem das duale Finanzierungssystem, das dadurch gekennzeichnet ist, daß die öffentliche Hand die Investitionskosten der Krankenhäuser, die durch Aufnahme in die Krankenhauspläne der Länder als bedarfsnotwendig für die Versorgung der Bevölkerung eingestuft worden sind, zu übernehmen hat. Nach dem Gesetz von 1972 sollte der Bund für Neu-, Um- und Erweiterungsbauten sowie Ersatzinvestitionen ein Drittel der erforderlichen Mittel bereitstellen, den Rest sollten die Länder und die Gemeinden tragen. Der Bund, der sich 1972 mit seiner finanziellen Beteiligung bei diesen Investitionskosten erstmalig Kompetenzen im Krankenhausbereich «erkaufte» – bis dahin waren allein die Länder und Kommunen hierfür zuständig –, hat sich zwischenzeitlich allerdings wieder von dieser direkten Beteiligung an den Investitionskosten verabschiedet. Seit dem 1. Januar 1982 sind hierfür – wie bis 1972 – allein die Länder zuständig. Ausgleichszahlungen in einem sehr viel geringeren Umfang, als es der Drittel-Beteiligung an den Investitionskosten der Krankenhäuser entspräche, fließen als Festbeträge seitdem an die Bundesländer. Die Länder müssen sich dafür nunmehr vom Bund sagen lassen, was sie wie im Krankenhauswesen zu tun und zu lassen haben.

Aufgrund der Gesetzgebungskompetenzen ist der Einfluß des Bundesrates auf die Ausgestaltung der Bundesgesetze ja nicht gerade als sonderlich stark anzusehen. Merkwürdig mutet es allerdings an, daß die Bundesländer sich bis heute von der Öffentlichkeit und dem Bund dafür an den Pranger stellen lassen, daß die Krankenhausgesetzgebung bislang nicht dazu geführt hat, daß die Kostensteigerungen ausgeblieben wären.

Die Last des zweiten Teils dieses dualen Finanzierungssystems ist den Krankenkassen übertragen worden. Sie haben für die laufenden Kosten der Krankenhäuser über die Pflegesätze aufzukommen. Nach dem Gesetzeswillen von 1972 sollten die Pflegesätze der Krankenhäuser so angesetzt werden, daß die Betriebskosten eines «sparsam wirtschaftenden und leistungsfähigen Krankenhauses» vollständig über den daraus resultierenden Erlös abgedeckt werden konnten. Das hieß, daß die Krankenhäuser einen gesetzlichen Anspruch darauf hatten, die sogenannten «Selbstkosten» für die gesamten Aufwendungen von den Krankenkassen zu fordern. Mit dem Gesetz von 1982 und der geänderten Bundespflegesatzverordnung von 1985 stellt sich die Situation insofern anders dar, als seitdem zwischen dem einzelnen Krankenhaus auf der einen Seite und den Krankenkassen auf der anderen Seite das voraussichtliche Budget eines Jahres ausgehandelt wird. Der Pflegesatz ist also nur noch eine Umrechnungseinheit, die sich bezogen auf den einzelnen Tag aus dem Jahresbudget ergibt. Das Budget wird für den prospektiven Zeitraum des kommenden Jahres kalkuliert; die aus Minderausgaben resultierenden «Gewinne» kann das Krankenhaus behalten, die aus Mehrausgaben resultierenden «Verluste» hat der Träger zu übernehmen. Da die zu dem Krankenhausfinanzierungs-Neuregelungsgesetz von 1982 gehörende Bundespflegesatzverordnung erst 1985 in Kraft trat, lassen sich die tatsächlichen Auswirkungen dieser Gesetzgebung noch nicht genau absehen. Dennoch dreht der Bund mit dem sogenannten Gesundheitsreformgesetz schon wieder an der Gesetzgebungsschraube, und gemunkelt wird für den Herbst des Jahres 1988 über seine Absicht, eine neue größere Nivellierung des Krankenhausfinanzierungsgesetzes vorzunehmen.

Das Gesetz zur wirtschaftlichen Sicherung der Krankenhäuser aus dem Jahre 1972 versuchte auch erstmals eine bedarfsgerechte Krankenhausplanung zu verwirklichen. Die Länder sind seither verpflichtet, lang-, mittel- und kurzfristige Pläne für die stationäre Krankenversorgung aufzustellen.

Die langfristige Planung, der eigentliche Bedarfsplan, hat das Ziel, die stationäre Versorgung für das ganze Land festzulegen.

In den Kosten für das Krankenhauswesen sind allerdings die Kosten für Arznei-, Heil- und Hilfsmittel enthalten. Würde man diese Kosten auch dem ambulanten ärztlichen Sektor zurechnen, so würde sich ergeben, daß dieser Sektor der größere wäre; im Jahr 1987 wurden für die ambulante ärztliche Behandlung 21 Mrd. DM, für Arzneimittel 18,8 Mrd. DM und für Heil- und Hilfsmittel 7,7 Mrd. DM von der gesetzlichen Krankenversicherung bezahlt, das sind zusammen 47,5 Mrd. DM. Davon, daß es die niedergelassenen Ärzte sind, die den Patienten ins Krankenhaus schicken, soll an dieser Stelle nicht geredet werden. Dennoch stöhnen die Krankenkassen – und nicht nur diese – über die steigenden Kosten in den Krankenhäusern nicht ganz zu Unrecht. Die durchschnittlichen Pflegesätze in den bundesdeutschen Krankenanstalten sind zwischen 1960 und 1980 um mehrere 100 % angestiegen.

So reflektiert nun diese Entwicklung in den letzten 30 Jahren nicht nur die zu beobachtende Steigerung der Lohnkosten für das Krankenhauspersonal oder die Verteuerung von Arzneimitteln oder ähnlichem, sondern auch die Erwartung, die die Bürger an ein leistungsfähiges Krankenhaus stellen: Neben der medizinischen und pflegerischen Leistung wollen sie auch etwas von dem Luxus, der außerhalb des Krankenhauses gang und gäbe ist, haben. Häufig genug müssen sie ihn allerdings missen.

In der Bundesrepublik gibt es 3 Gruppen von Krankenhäusern:
Öffentliche Krankenhäuser
Frei-gemeinnützige Krankenhäuser
Krankenhäuser in privater Trägerschaft.

Die öffentlichen Krankenhäuser werden fast ausschließlich von Ländern und Gemeinden, nur ganz selten – wie zum Beispiel die Bundeswehrkrankenhäuser – vom Bund getragen. Die frei-gemeinnützigen Krankenhäuser werden von religiösen, humanitären oder anderen sozialen Einrichtungen betrieben. Privatkliniken befinden sich meist im Besitz von Einzelpersonen. Seit 1960, als 583513 Krankenhausbetten in 3604 Krankenhäusern standen, ist zwar die Zahl der Krankenhäuser bis zum Jahr 1985 auf 3098 zurückgegangen, die Zahl der Betten ist jedoch auf 674742 im Jahr 1985 angestiegen. Zu einem guten Teil hängt dies damit zusammen, daß nicht zuletzt durch die geänderten

Finanzierungsvoraussetzungen psychiatrische Krankenhäuser, aber auch Kur- und Rehabilitationseinrichtungen in Gänze oder mit Bettenanteilen dem Krankenhaussektor zugerechnet werden. Das einzige Land, in dem – gemessen am Bestand von 1960 – tatsächlich Betten abgebaut wurden, ist Hamburg. Hier standen 1960 noch 20034 Betten, hingegen 1985 nur noch 16522 Betten (s. Tabelle S. 112, 113).

Seltsamerweise wird gerade diesem Bundesland allseits vorgeworfen, viel zu hohe Pflegesätze zu haben. Kann vielleicht etwas an diesen ganzen Rechnereien nicht stimmen?

Verteilung der Krankenhausbetten in der Bundesrepublik Deutschland (1984)

Trägerschaft	Anzahl der Krankenhäuser	Bettenzahl
Öffentlich	1119	347457
Frei-gemeinnützig	1054	240137
Privat	933	91114
Insgesamt	3106	678708

Von den 678708 Betten werden rund 60000 Betten durch Belegärzte, das sind niedergelassene Ärzte, die Verträge mit zumeist privaten Krankenhäusern zur Belegung von Betten mit «ihren» Patienten abgeschlossen haben, betreut. Die Zahl der Belegärzte betrug 1960 noch 7601, d. h. 15,4 % aller frei praktizierenden Ärzte waren als Belegärzte tätig, im Jahre 1982 haben nur noch 9,1 % der niedergelassenen Ärzte gleichzeitig als Belegärzte in Krankenhäusern gearbeitet.

Die Kostenstruktur der Krankenhäuser ist, wie sich aus der folgenden Tabelle ergibt, unterschiedlich. Erwartungsgemäß sind die Universitätskliniken und die Krankenhäuser der Maximalversorgung am teuersten, da sie weniger Leichtkranke behandeln und mehr Personal und technisches Gerät vorhalten müssen. Der Rückgang der Belegärzte ist unter Kostengesichtspunkten negativ zu beurteilen, zumal er auch einer wünschenswerten Verzahnung von ambulanter und stationärer Versorgung entgegenwirkt.

Die Gründe für diese Entwicklung hat Professor Dr. A. APPEL (Chirurg im Rot-Kreuz-Krankenhaus Frankfurt) folgendermaßen gesehen:

«Es ist heute nicht möglich, einen hochqualifizierten Spezialisten zur Übernahme dieser Tätigkeit zu motivieren. Wenn zum Beispiel Visiten im Krankenhaus einschließlich Behandlung sowie 24-Stunden-Dienst, auch am Wochenende, mit 6,15 DM vergütet werden, darf man sich nicht wundern, daß kein Mensch willens ist, die Belegbettentätigkeit aufzunehmen. Leider überschreitet das immer mehr gekürzte Honorar für schwierige Operationen die Ausgaben des Belegbettenchirurgen. Die ausführlichen Argumente begründen sich auf konkreten Unterlagen. Leider stößt man da auf taube Ohren oder auf bürokratische Polemik, die mit den medizinischen Realitäten nichts zu tun hat.»

(Hessisches Ärzteblatt 9/86).

Kosten je Fall nach Gruppen und Bundesdurchschnitt (1984)

Gruppen	in DM
Universitätskliniken	5009
Krankenhäuser mit mindestens 12 Fachabteilungen	4407
mit mindestens 9 Fachabteilungen	3714
mit mindestens 7 Fachabteilungen	3760
mit mindestens 5 Fachabteilungen	3617
mit 4 Fachabteilungen	3454
mit 3 Fachabteilungen	3334
mit 2 Fachabteilungen	3365
Sonstige Krankenhäuser mit angestellten Ärzten (z. B. Fachkrankenhäuser und Krankenhäuser ohne abgegrenzte Fachabteilungen)	6734
Belegkrankenhäuser	1671
Insgesamt	3922

Quelle: Auswertung der Selbstkostenblätter DKG

Der Medizinhistoriker SCHIPPERGES hat im Jahre 1969 diese Entwicklung schon vorausgesehen. Er fand bei den Teilnehmern des 5. Deutschen Krankenhaustages in Karlsruhe ergriffene Zustimmung für seine Voraussage, daß «schon morgen die Krankenhäuser jene glänzenden Wahrzeichen der Städte sein werden, wie es früher die Dome waren und heute bereits die Banken sind».

Nun mag man heute bezweifeln, ob unsere Wertschätzung, beispielsweise des Aachener Domes, vom hypermodernen Klinikum in der gleichen Stadt übertroffen wird. Zweifel sind aber nicht zulässig daran, daß im Laufe der Jahre unsere Krankenhäuser zu sehr empfindlichen, modernen, hochspezialisierten, technisch-sozialen Organisationen geworden sind. Das Krankenhaus ist heute mit seiner Leistungsfähigkeit, seinen daraus erwachsenden Vorteilen, aber auch seinen Nachteilen, einem Großbetrieb der Industrie zunehmend ähnlicher geworden. Sogar die Bundesverfassungsrichter haben 1979 ihre Erwartungen vom deutschen Krankenhaus in einem Urteil festgeschrieben. Sie äußerten die Auffassung, daß «... das moderne Krankenhaus mit seinen medizinischen Disziplinen im wachsenden Umfang den Spezialisten verlange». Nur dieser könne der zunehmenden Technisierung gerecht werden.

Diagnostik und Therapie im Krankenhaus, aber nicht nur dort, haben sich tatsächlich in den letzten Jahren in einem atemberaubenden Tempo gewandelt, dem nur noch durch immer kleinteiliger werdende Spezialisierung der Ärzte und Disziplinen gefolgt werden kann.

Explosion des Wissens als Kostenfaktor

Der saarländische Politiker OSKAR LAFONTAINE läßt dies in seinem vor einigen Jahren erschienenen Buch über den «Anderen Fortschritt» von einem französischen Medizinprofessor an einem Beispiel deutlich machen: Wäre ein Arzt 1940 eingeschlafen und 10 Jahre später, im Jahre 1950, aufgewacht, so hätte er ein ganzes Jahr gebraucht, um wieder auf den neuesten Stand des medizinischen Wissens zu kommen. Hätte aber der Arzt mit seinem Schlaf 1950 begonnen und wäre erst 1980 aufgewacht, so hätte er nochmals mit seinem Studium anfangen müssen, um in einem Zeitraum von 8 bis 10 Jahren den brillanten Fortschritt der Medizin überhaupt verfolgen zu können.

So hat die moderne Narkose, sie heißt jetzt Anästhesie, die Äther-Tropfnarkose oder den Chloräthyl-Rausch durch die Krankenschwester überall ersetzt. In der Inneren Medizin sind zwar zur Feststellung von Herzkrankheiten das Abklopfen und Abhören des Herzens nicht vollständig durch Elektrocardiographie (EKG) und die sogenannte Doppler-Diagnostik ersetzt worden, aber all die einfachen Methoden, die vor 30, 40 Jahren noch selbstverständlich waren, sind durch aufwendige Maschinen zur Herz- und Kreislaufdiagnostik an den Rand gedrückt worden.

Auch für jene ärztlichen Tätigkeiten, die mit einem gewissen handwerklichen Geschick verbunden sind, für die Fächer der operativen Medizin, künden sich Veränderungen an. So sollen einem kürzlich erschienenen wissenschaftlichen Aufsatz folgend in der Chirurgie vor einem Eingriff systematische Entscheidungsanalysen unter Mitwirkung eines theoretischen Chirurgen, der über aufwendige Computertechnologien verfügt, voraufgehen.

Die Laboratoriumsmedizin und die Diagnostik mit bildgebenden Verfahren (Computertomographie, Kernspintomographie, Röntgenologie und Ultraschall) hat der ärztlichen Krankenbehandlung neue, oft auch sehr erfolgreiche Wege erschlossen. Nicht gerade billige! Der Laboratoriumstisch und die Röntgenkugel sind zum Beispiel dem vollautomatisierten computergesteuerten Laboratorium und der High-Tech-Ausstattung in der Röntgenabteilung gewichen.

Strukturwandel im Krankenhaus

Auch die Krankenhausverwaltung hat der Wandel in der medizinischen Fürsorge im Krankenhaus nicht unberührt gelassen. Aus dem Krankenhausverwalter der frühen Jahre, dem bejahrten Pastor oder dem verdienten städtischen Beamten, ist vielerorts der kaufmännische Krankenhausmanager geworden. Bleistiftgeschriebene Listen und Aufstellungen haben sich zur Datei im flinken Computer gemausert. Selbstkostenblatt, Kosten-Leistungs-Rechnung und Budgetierung für Wirtschaftspläne sind das neue Instrumentarium, uns Ärzten leider zu oft noch unverständlich. Die Krankenhäuser, Wahrzeichen bürgerlicher Wohlfahrt, so wie sie von SCHIPPERGES beschrieben wurden, sind auch die in Stahl und Beton gegossenen Denkmäler verdienter Landräte und Prälaten. Nur das ärztliche und pflegerische Personal in unseren Krankenhäusern hat den Wandel noch nicht vollziehen können. Noch immer richtet sich die Zahl der um den Kranken sich sorgenden Schwestern und Ärzte nach den sogenannten Anhaltszahlen aus dem Jahre 1969. Zwar wurde im Jahre 1974 eine schmale Verbesserung durchgesetzt, die mit der Einführung der 40-Stunden-Arbeitswoche zusammenhängt. Die Anhaltszahlen berücksichtigen nicht die Arbeitslast von Ärzten und Schwestern im Krankenhaus, sondern die Zahl zu versorgender Krankenbetten. Geht, wie überall in der Bundesrepublik zu beobachten, die Verweildauer der Kranken im Krankenhaus zurück und steigt die von den Krankenkassen gewünschte Auslastung der Krankenhäuser an, so bedeutet das für Ärzte und Schwestern mehr Arbeit, da mehr Patienten versorgt werden müssen. Überstunden werden geleistet, die in einigen Krankenhäusern jetzt nicht mehr bezahlt werden, sondern durch Freizeit abgegolten werden sollen.

Der Leistungsdruck im Krankenhaus für Ärzte und Schwestern nimmt ständig zu. Er wird verschärft durch die vom Gesetzgeber in der Bundespflegesatzverordnung geforderte Transparenz von Kosten und Leistungen. Dieser Nachweis von Kosten und Leistungen ist mit einer immer größer werdenden Schreibarbeit verbunden. Die Patienten in unseren Krankenhäusern haben dies bereits gemerkt. Oftmals sind die Schwestern mehr mit dem Ausfüllen von Listen und Tabellen beschäftigt als mit der Versorgung des Patienten. Zuwendung für den Patienten kostet Zeit. Auch wenn nach den Worten eines verstorbenen hessischen Sozialministers für das «Händchen-Halten» kein Geld zur Verfügung steht.

Und wir haben nicht einmal genug von diesen modernen leistungsfähigen Krankenhäusern. Noch zu häufig müssen – aufgrund überalterter baulicher Gegebenheiten, die eine flexible Nutzung der Räumlichkeiten, aber auch einen erhöhten Personaleinsatz erforderlich machen – in Krankenhausfluren Patienten versorgt werden. Die Verärgerung der Krankenhausbenutzer und ihre Proteste erreichen lautstark die Gesundheitspolitiker unseres Landes.

Diese müssen ständig jonglieren:

Sie sollen die Proteste der Bürger ernst nehmen, gleichzeitig aber im Krankenhaussektor Sparmaßnahmen durchführen, vor allem durch Reduzierung der Zahl der Betten. Wenn sie so mutig sind und tatsächlich Betten in einzelnen Krankenhausabteilungen streichen, so finden sie neben dem von der Schließung bedrohten Krankenhaus gleich auch eine Bürgerinitiative.

So stark kann gar kein Gesundheitspolitiker sein, daß er nicht von seiner Parteibasis bedrängt und geschüttelt wird, Schließungen zu unterlassen. Auch die Opposition ist in der Regel – weil auch hier die Parteibasis rumort – gegen eine Krankenhausschließung. Handelt es sich hier also etwa um ein unlösbares Problem??

Defensivmedizin

Sehr eng mit der Kostenlawine in unserem Gesundheitswesen hat noch ein anderes Phänomen zu tun, über das nicht oft gesprochen wird, jedenfalls nicht mit der gewünschten Deutlichkeit. Die Rede ist von der sogenannten Defensivmedizin. Was ist das? In allen entwickelten Industriegesellschaften finden Organisationen, die sich dem Konsumentenschutz verschrieben haben, ein weites Betätigungsfeld. Der amerikanische Verbraucheranwalt ROBERT NADER hat vor Jahren schon viel Unruhe erzeugt durch die Publikation von ihm entdeckter tatsächlicher oder vermeintlicher Fehler mancher Industrieprodukte. Der Volkswagenkonzern hat dies als erster zur spüren bekommen. Nun haben sich Verbraucherorganisationen, vornehmlich in den Vereinigten Staaten, auch mit den Produktionen der dort besonders stark entwickelten Gesundheitsindustrie befaßt. Dies betraf aber nicht nur die Produzentenhaftung für Arzneimittel oder technisches Gerät, sondern auch die Haftung von Krankenhäusern für die von ihnen erbrachten Gesundheitsleistungen.

Amerikanische Ärzte, besonders Orthopäden und Geburtshelfer, aber auch Narkoseärzte wissen ein Lied davon zu singen. Jede Komplikation in einem Behandlungsverlauf kann zu sehr peinlichen rechtlichen Problemen führen. So gewinnt in den Vereinigten Staaten, mittlerweile aber auch bei uns, in diesen rechtlichen Auseinandersetzungen die Frage eine entscheidende Bedeutung, ob denn auch zur Diagnostik und Therapie einer Erkrankung alles nur denkbar Mögliche unternommen wurde: beispielsweise die Anfertigung sehr aufwendiger kostspieliger technischer Untersuchungen mit einem Computertomographen o. ä. In der Unfallheilkunde und in der Geburtshilfe hat dies dazu geführt, daß die Checkliste technischer, diagnostischer Maßnahmen immer umfangreicher wird. Der Wirtschaftlichkeit in einem Krankenhaus sind solche Maßnahmen kaum dienlich. Im Hinblick auf ein mögliches späteres gerichtliches Verfahren ist es dann den Ärzten in der Praxis oder im Krankenhaus nicht zu verdenken, wenn sie auf Kosten der Krankenkassen (auch zu ihrem eigenen Nutzen) jene Maßnahmen anordnen, die für ihre mögliche spätere Verteidigung hilfreich sein könnten. Der böse amerikanische Slogan «Feeling sick, call your lawyer» hat in der Praktizierung einer modernen Defensivmedizin ihre Entsprechung gefunden.

Wir können nicht alle jene Bedingungen und Umstände beschreiben, die für die Kostenentwicklung in unseren Krankenhäusern verantwortlich zu machen sind. Denn für die Abschätzung anderer sehr wichtiger Gründe kann sich der Krankenhausarzt kaum kompetent zeigen. Kompetenter sind gewiß die Gesundheitspolitiker unseres Landes, die das Finanzierungssystem für das deutsche Krankenhauswesen entworfen haben. Es geht um die sogenannte «duale Finanzierung». Kaum werden Krankenhausbenutzer wissen, daß der von der Krankenkasse für ihren Krankenhausaufenthalt bezahlte Pflegesatz nur die tatsächlich entstehenden Kosten der Krankenhauspflege deckt, nicht aber jene beträchtlichen Kosten, die für die Errichtung eines Krankenhauses oder die sogenannte Vorhaltung entstehen. Für diese Kosten kommt der Steuerzahler auf. Mit dem Begriff der dualen Finanzierung ist nämlich gemeint, daß Krankenhäuser für ihre Investitionen aus dem Steueraufkommen, also aus dem Staatssäckel, bedient werden. In den Jahren 1972 bis 1986 wurden von den Ländern – zum Teil allerdings nach eigenen Angaben – als förderungsfähige Aufwendungen nach dem Krankenhausfinanzierungsgesetz insgesamt mehr als 56 Mrd. DM an die Krankenhäuser gezahlt. So stellen also die Pflegesätze gleichsam nur die Spitze jenes sprichwörtlichen Eisberges dar.

Verzahnung von ambulanter und stationärer Medizin: Ein Weg zur Kostendämpfung?

Mitverantwortlich für die Kosten ist aber noch eine andere Form eines dualen Systems. Die Bundesrepublik Deutschland leistet sich ein Gesundheitssystem, das u. a. auch gekennzeichnet ist durch die starre Trennung von ambulanten und stationären ärztlichen Diensten.

Bei uns werden in aller Regel die Patienten zur konservativen oder operativen ärztlichen Behandlung vom niedergelassenen Allgemeinarzt oder Gebietsarzt in ein Krankenhaus eingewiesen. Zumeist bringen diese Patienten die Ergebnisse der vom Hausarzt vorgenommenen diagnostischen Untersuchungen mit. Manchmal reichen diese aus, oft bilden sie aber für den verantwortlichen Arzt im Krankenhaus, der die Behandlung festlegt und durchführt, nicht die notwendige Basis für seine Entscheidungen.

Eine von verschiedenen Krankenkassen gemeinsam mit den Kassenärztlichen Vereinigungen vor Jahren begonnene Aktion, prästationär erhobene Befunde den Krankenhausärzten zugänglich zu machen, zeigte sich wenig erfolgreich. Die Hausärzte sollten alle Befunde in einer grünen Tüte versammelt dem Patienten für den Krankenhausarzt mitgeben. Daß die «Aktion Grüne Tüte» so wenig hilfreich war, lag nicht am mangelnden guten Willen der einweisenden Ärzte oder am Widerstand seiner Kollegen im Krankenhaus. Es lag schlicht daran, daß mit den vorgenommenen Untersuchungen nicht immer auf die Fragestellung eingegangen wurde, die für die behandelnden Krankenhausärzte für die Patientenbehandlung wichtig erschienen. Es wurden nicht einmal zu wenig Untersuchungen vorgenommen, sondern häufig gerade nicht die Labor- und Röntgenuntersuchungen, die dem behandelnden Krankenhausarzt unabdingbar erschienen. Also wird erneut untersucht. Diese Untersuchungen kosten vor allen Dingen Zeit, die sich in den hierfür verbrauchten Pflegetagen niederschlägt. So läßt sich sehr leicht nachweisen, daß dies eine der Ursachen für die im Vergleich zu den USA deutlich längere Verweildauer der Kranken im Krankenhaus ist.

Die Möglichkeiten zur Verzahnung des ambulanten und des stationären Sektors müssen also verbessert werden. Mitverantwortlich für die Kostensteigerung ist aber auch der Fortschritt in der Medizin, er verlangt hier seinen Preis in bar. Die Allgemeinen Ortskrankenkassen haben errechnet, daß dieser mit täglich 39,91 DM im Durchschnitt jedes Behandlungsfalles allein in den letzten 5 Jahren um fast 30 Prozent angestiegen ist. Zwischen 1984 und 1985 stieg er um 8,4 %. Mehr als doppelt so stark wie die Grundlohnsumme mit 3,7 %.

Liegen Bundesbürger zu lange im Krankenhaus?

Mitverantwortlich für die Kostensteigerungen, möglicherweise allerdings auch nur für die mangelnde Kostentransparenz, könnte das Pflegesatzsystem in der Bundesrepublik sein.

Für die operative Entfernung einer Gebärmutter muß eine Patientin in der Bundesrepublik Deutschland 12 bis 15 Tage im Krankenhaus zubringen. An der Ostküste der Vereinigten Staaten liegt sie hierfür nur 7 Tage im Krankenhaus. An der Westküste der USA kann sie bereits am 6. Tag nach dieser Operation, wenn sie unkompliziert verläuft, nach Hause gehen.

Die kurzen Liegezeiten in den USA werden häufig als beispielhaft hingestellt, dabei wird übersehen, daß die Kosten pro Krankenhaus-Fall umgerechnet auf US-Dollar in der BRD nur bei 17000 Dollar liegen, in den USA aber bei 34000 Dollar, d.h., die tatsächlichen Fallkosten sind in der BRD trotz höherer Verweildauer 50% niedriger als in den USA.

Diagnose-Preisgruppen

In vielen US-Krankenhäusern, vor allen Dingen jenen, die Patienten versorgen, für die ein staatliches Gesundheitsprogramm vorhanden ist (Medicaid, Medicare), wird die Krankenhausleistung nicht mehr nach Pflegetagen abgerechnet. Die Amerikaner haben ein System entwickelt, das die Krankenhausgebühren nach Diagnosen festlegt. So wird im Rahmen der sogenannten «Diagnosis Related Group» (DRG) ein operativer Eingriff oder irgendeine andere Krankenhausmaßnahme nach einer festgesetzten Diagnose-Preisgruppe bezahlt. Hierbei spielt es keine Rolle, wie lange ein Patient ein Krankenhausbett belegt. Auch ist es im Rahmen dieser Diagnose-Preisgruppen-Festlegung unerheblich, wie aufwendig und wie teuer die von den Ärzten als notwendig erachteten diagnostischen und therapeutischen Maßnahmen waren. Im Wall Street Journal wurde vor einiger Zeit die Krankenhausrechnung eines berühmten Baseball-Spielers veröffentlicht. Da mußte dieser für die Beseitigung seiner Hämorrhoiden in einem Hospital in New Jersey $ 1412 zahlen. Für diesen Preis konnte sich der Sportler mindestens 3, längstens aber 18 Tage im Kranken-

Bundesdurchschnittliche Verweildauer je Klinikfachabteilung in Tagen

Fachabteilung	1982	1985
Intensivpflege-Abteilung (Intensivmedizin)	3,82	3,50
Innere Krankheiten (Innere Medizin)	16,82	16,11
Infektionskrankheiten	18,92	*
Säuglings- und Kinderkrankheiten (Kinderheilkunde)	10,72	9,80
Chirurgie	13,64	13,88
Orthopädie	21,49	19,58
Urologie	13,24	12,44
Neurochirurgie	14,10	14,67
Zahn- und Kieferkrankheiten (Mund-, Kiefer-, Gesichtschirurgie)	8,97	8,11
Gynäkologie (Frauenheilkunde und Geburtshilfe)	8,93	8,97
HNO-Krankheiten	6,28	5,91
Augenkrankheiten	11,69	10,35
Haut- und Geschlechtskrankheiten	16,47	18,29
Röntgen- und Strahlenheilkunde	12,59	*
Radiologie		12,04
Nuklearmedizin		14,35
Ohne abgegrenzte Fachabteilungen		11,51
Sonstige Fachabteilungen	37,32	**
Psychiatrie	82,17	**
Neurologie	22,10	22,23
Psychiatrie/Neurologie	84,67	*
Dialyse	1,16	*
Lungenkrankheiten (Lungen- und Bronchialheilkunde)	34,53	27,92
Unfallchirurgie	14,53	*
Kinderchirurgie	10,23	*
Geriatrie	37,37	**
Kinder-/Jugendpsychiatrie	189,43	125,44
Kardiologie	20,44	*
Sonstige	32,08	**
Durchschnitt	16,40	14,43

Quelle: WIdO: Krankenhäuser 1985

* entfallen im Kosten- und Leistungsnachweis
** Datenbasis für Auswertung nicht ausreichend

bett über den Erfolg seiner Operation freuen. Hätte seine Frau in diesem Hospital ein Kind geboren, so hätte die Geburt 1065 US-Dollar gekostet, ein Krankenhausaufenthalt bis zu 5 Tagen eingeschlossen. Sollte der Baseball-Spieler später auch einmal von einer Alkoholvergiftung kuriert werden müssen, so würde ihn das einschließlich eines Krankenhausaufenthaltes bis zu 10 Tagen 870 $ kosten.

Wir können hier nicht alle Vorteile und Nachteile dieses Systems besprechen, aber festgehalten werden sollte schon, daß das Diagnosis Related Group-Verfahren nur vernünftig ist, wenn mit der Kostenkontrolle auch eine Qualitätskontrolle des krankenhausärztlichen Dienstes verbunden ist. Es könnte ja denkbar sein, daß Krankenhausverwaltungen im Bestreben einer Kostenreduktion auf ihre Ärzte einwirken, teure Maßnahmen wie Antibiotikagabe bei Operationen oder dgl. zu unterlassen. Daher sind die Kostenträger in den Vereinigten Staaten sehr bestrebt, nur mit solchen Krankenhäusern Behandlungsverträge abzuschließen, die sich einer internen oder externen Qualitätssicherung unterziehen. So ist bereits heute der Nachweis einer Qualitätskontrolle für zahlreiche US-Krankenhäuser auch von wirtschaftlicher Bedeutung geworden.

Festzuhalten ist allerdings auch das, was eingangs zur Krankenhauslandschaft in den Vereinigten Staaten gesagt wurde, und des weiteren, daß die Ausgaben für das Krankenhauswesen in den Vereinigten Staaten zumindest 1982 noch prozentual erheblich höher waren als bei uns. Auch dort wird über die Kostensteigerungen im Gesundheitswesen vehement diskutiert.

Unser Gesundheitssystem ist leistungsfähig

Unser Gesundheitssystem ist leistungsfähig. Dieser Feststellung wird keiner widersprechen mögen. Aber wie mißt man Leistungsfähigkeit eines Gesundheitssystems? Schon allein die Frage, ob die Lebenserwartung deutscher Männer und Frauen von den Leistungen unseres Gesundheitssystems abhängig ist, läßt sich schwer beantworten. Zwar werden Sterblichkeitsziffern einer Bevölkerung von statistischen Büros in aller Welt vorgelegt. Aber sind sie tatsächlich Ausdruck der Leistungsfähigkeit eines Gesundheitssystems?

Diesen Problemen ist der in Berlin lebende Schweizer Sozialhistoriker IMHOF nachgegangen. Er konnte feststellen, daß sich die Lebenserwartungen deutscher Männer und Frauen in den letzten Jahrhunderten nur für jene Statistiker deutlich erhöht hatten, die die Lebenserwartung des Neugeborenen im Blickfeld hatten. Im 18. Jahrhundert war die globale Lebenserwartung zum Zeitpunkt der Geburt für Jungen und Mädchen sehr gering, verglichen mit heute. Die Verluste in jungen Lebensjahren, die die statistische Feststellung von Lebenserwartung einer Bevölkerung nachteilig beeinflußte, waren durch die Neugeborenensterblichkeit, später durch Hunger- und Kriegsereignisse bedingt. Für den Voraussagezeitpunkt der Lebenserwartungen bei der Geburt sind die Fortschritte der Medizin im weitesten Sinne in den letzten zweihundert bis dreihundert Jahren tatsächlich sehr bemerkenswert. Sie sind es kaum noch, wenn wir die verbleibende Lebenserwartung deutscher Männer und Frauen an ihrem 50. Geburtstag abschätzen. Die Männer und Frauen, die etwa 1750 an der Schwelle zum Alter standen, haben sich kaum weniger lange ihres Lebens erfreuen können als jene, die im Jahre 1950 das gleiche Alter erreichten. Mit der Lebenserwartung bei der Geburt dokumentieren wir gerne unseren medizinisch-technischen Fortschritt. Dieser ist bei der ärztlichen Versorgung der über 60jährigen nicht mehr von so großer lebensverlängernder Bedeutung.

Die Anforderungen an die Leistungsfähigkeit eines Gesundheitssystems kann ja nicht ausschließlich darin bestehen, Lebenserwartungen zu verlängern. Gewiß erwarten wir zu Recht und erleben täglich, daß ärztliche und pflegerische Leistungen lebensrettend wirken. Aber wir erwarten auch, daß es mit Hilfe unserer Gesundheitsvorsorge möglich wird, die Lebensqualität zu verbessern. Wie wollen wir hier aber Erfolge messen, wie wollen wir unsere tatsächlich verbesserte Lebensqualität der Leistungsfähigkeit unseres Gesundheitssystems zuordnen?

Gewiß, Seuchen haben wir auch durch medizinischen Fortschritt nahezu ausgerottet. Daß wir keinen Hunger leiden, ist ein Fortschritt, der mit unserem Gesundheitswesen nichts zu tun hat. Das auch bei uns nicht gerade kleine Drogenproblem können wir mit Fortschritten unseres Gesundheitssystems nicht lösen.

Auch der schrecklichen Herausforderung durch AIDS werden wir nicht mit nur einer Verbesserung der ärztlichen Dienste, also im Rahmen unseres Gesundheitssystems, begegnen können. Vermutlich schmälern wir unsere Lebensqualität mehr durch unseren Lebensstil, vielleicht auch durch eine unvernünftige Inanspruchnahme unserer Gesundheitsdienste, als daß wir behaupten könnten, daß eine mangelhafte gesundheitliche Versorgung unsere Lebensqualität nachteilig beeinflussen würde.

Die von NORBERT BLÜM vorgelegte Gesundheitsstrukturreform sollte weder die Einschränkung noch das Gegenteil, die Ausweitung der Leistung zum Ziel haben. Ein richtiges Ziel, von BLÜM auch so genannt, ist es, die Bezahlbarkeit unseres Systems sicherzustellen. Im Strukturreformgesetz gibt es Ansätze hierzu. Über die haben sich die Betroffenen schon geärgert. Die Pharmaindustrie, manche Ärzteverbände und sogar die Taxifahrer haben protestiert.

Wie können Leistungen im Krankenhaus wirtschaftlicher erbracht werden im Hinblick auf die bereits genannte unglückliche Trennung ambulanter und stationärer ärztlicher Dienste?

Wir haben es schon erwähnt, u. a. die aufwendige Doppeldiagnostik, die zum Teil daraus herrührende längere Verweildauer und ein möglicherweise verbesserungsbedürftiges System der Pflegekostenberechnung stehen einer, auch von Krankenhausärzten gewünschten, für denkbar gehaltenen Kostenminimierung entgegen.

Was wollen die Bürger wirklich?

Ist es aber richtig und von der Bevölkerung gewünscht, daß das Gesundheitssystem nach marktwirtschaftlichen Kriterien, nach Wirtschaftlichkeit, Kosten/Nutzen und was da mehr an marktwirtschaftlichen Begriffen benutzt wird, organisiert wird? Was gemeint ist, wird an folgendem Beispiel verdeutlicht:

In den 60er Jahren stieg die Zahl der Verkehrstoten ständig an und erreichte im Jahre 1970 ein Maximum von über 19000 Toten pro Jahr. Dies löste eine stetig wachsende Kritik am Rettungswesen der Bundesrepublik Deutschland aus und bewog den Bundesminister für Verkehr im Jahre 1973, eine Längsschnittstudie zu unterstützen, die sich mit der Erhebung von Leistungsmerkmalen des organisierten Rettungwesens befassen sollte. In der Zeit von 1970 bis 1984 sind die Kilometerleistungen (in Milliarden) von 232,6 auf 355,6 gestiegen. Die Zahl der Unfälle ist von 1393000 auf 1780277 gestiegen. Die Unfälle mit Personenschäden haben jedoch von 377610 auf 359485 abgenommen. Die Zahl der Verkehrstoten ist in der Zeit von 1970 bis 1984 von 19193 auf 10199 gesunken, eine Ursache ist sicherlich in einer verbesserten Kraftfahrzeugausstattung (auf z. B. Nackenstützen, Gurt) zu sehen, eine andere, nicht unwesentliche Ursache besteht in einer Verbesserung des Rettungswesens. Den stärksten Rückgang an Verkehrstoten weist die Statistik für die Jahre 1972 bis 1974 aus, als die Zahl der Verkehrstoten von 18811 im Jahre 1972 auf 14614 im Jahre 1974 sank. In dieser Zeit wurde ein flächendeckendes Notfall-Rettungswesen in allen Ländern der Bundesrepublik Deutschland ausgebaut. Es wurde geschätzt, daß in der Bundesrepublik etwa 2300 Menschen weniger im Straßenverkehr sterben müssen, weil ein gut organisierter Rettungsdienst in der Lage ist, rechtzeitig Hilfe zu leisten. Die Zahl der im Rettungswesen eingesetzten Rettungswagen hat sich im Zeitraum von 1970 bis 1985 nahezu verdreifacht. Außerdem hat die Entwicklung der Notarztwagen deutlich zugenommen, im Jahre 1973/74 betrug der Anteil der Rettungswagen/Notarztwagen ca. 16%, für das Jahr 1985 wird er mit 42% angegeben. Im Jahre 1985 leistete der organisierte Rettungsdienst über 6 Mio. Einsätze, das entspricht einem täglichen Einsatzvolumen von etwa 16500 Hilfeleistungen, das entspricht einem jährlichen Durchschnitt der Inanspruchnahme von Leistungen des Rettungsdienstes durch jeden 10. Bürger. Die überwiegende Zahl der Einsätze bezieht sich auf internistische Notfallsituationen, wie z. B. Herz-Kreislauferkrankungen.

Im gleichen Zeitraum wurde auch das Luftrettungswesen weiterentwickelt. Entscheidend für die Wirksamkeit des Einsatzes ist u. a. die Zeit, die vergeht, bis der Rettungswagen oder der Hubschrauber am Ort des Geschehens ist.

Die Sterberate akut lebensgefährdeter Patienten beträgt bei einer Eintreffzeit des Rettungsdienstes von 20 Minuten 40%, von 15 Minuten 28% und innerhalb von 5 Minuten nur 15%.

Unbekannt ist, welche Folgekosten die Geretteten verursachen. Daß sie zur Kostensteigerung im Krankenhaus beitragen, ist kaum zu bezweifeln.

Hier wird deutlich, daß steigende Kosten im Gesundheitswesen schwer unter wirtschaftlichen Aspekten zu fassen sind, und daß die gegenwärtige, nur an den Kosten orientierte Diskussion die Realitäten verkennt, weil die Wirtschaftlichkeitsberechnungen im Gesundheitswesen schnell an ihre Grenze stoßen, wenn es darum geht, Menschen zu helfen, die sich in akuter Lebensgefahr befinden.

Die Leistungsfähigkeit im Krankenhaus soll nicht eingeschränkt werden, meinen wir Ärzte. Wir wollen auch, daß uns die Kostenlawine nicht überflutet; aber wie ist das zu bewerkstelligen? Es erscheint möglich, aber ist das Mögliche machbar angesichts der verfestigten Strukturen in unserem Gesundheitssystem? Ärzte können diese Frage der Durchsetzbarkeit nicht beantworten. Gesundheitspolitiker müssen entscheiden, ob sie das Machbare für wünschenswert halten, wichtiger noch, ob sie es auch durchsetzen können. Fassen wir noch einmal die Ausgangslage zusammen:

Überangebot!!??

Die derzeitige Situation im Gesundheitswesen unserer Republik ist gekennzeichnet durch ein «Überangebot» an sehr leistungsfähigen diagnostischen Einrichtungen. Diese stehen sowohl in ambulanten wie in stationären Diensten den Bürgern zur Verfügung. Die einzelwirtschaftlich für das einzelne Krankenhaus erwünschte Auslastung dieser Überkapazitäten wird im gegenwärtigen System der Bemessung und Abrechnung von ärztlichen und pflegerischen Leistungen teilweise durch künstliche Bedarfsweckung erreicht. So gibt es in Hamburg (nur ein Beispiel) mehr Computertomographen als in Chicago.

Im Jahre 1975 wurden 9,03 Mio. Menschen in Krankenhäusern behandelt. Im Jahre 1985 waren es schon 10,6 Mio.

Zu den langfristig wirksamen kostensteigernden Faktoren für unser Gesundheitswesen ist unter anderem auch die Entwicklung der Medizintechnologie zu rechnen, die zu einer ständigen Verbreitung der Anwendung teurer medizinischer Geräte und Verfahren führt.

Der nicht abreißende Strom junger Ärzte, die die Hochschulen verlassen und nach einer mehr oder weniger langen Weiterbildung in die ärztliche Praxis drängen, erhöht auch die Gesamtmenge der ärztlichen Einzelverrichtungen. Der jetzt so leidenschaftlich und darum auch unsachlich diskutierte Versuch der Bundesregierung, den Zustrom junger ärztlicher Hochschulabsolventen mit dem Instrumentarium des «Arzt im Praktikum» zu regulieren, wird nur einen aufschiebenden, keinen endgültigen Effekt auf die «Mengenkomponente Arzt» haben. Auch, und dies sollte hier angemerkt werden, ist es ungerecht, ständig zu behaupten, daß die Ausbildung der jungen Ärzte an den deutschen Hochschulen in den letzten Jahren einen nicht mehr zu verantwortenden Tiefpunkt erreicht habe. Aus eigener Erfahrung muß der Feststellung des Berliner Medizinhistorikers UDO SCHAGEN zugestimmt werden, daß nach wie vor die deutschen Universitäten einen für die Bewältigung der Aufgabe eines Berufsanfängers voll berufsfähigen Arzt ausgebildet haben. Jeder leitende Arzt einer Krankenhausabteilung wird bestätigen, daß die tagtägliche Arbeit seiner jungen Assistenten im ersten Berufsjahr die Unrichtigkeit der Behauptung belegt, daß diese jungen Ärzte nicht arbeitswillig, leistungsfähig und tüchtig seien. Und eine Menge können!

Für eine Kostendämpfung durch Strukturveränderungen im Krankenhausbereich müssen zwei Bedingungen in jedem Fall erfüllt werden:

1. Bettenkapazität und die Zahl *festangestellter* Krankenhausärzte muß vermindert werden, ohne die medizinische Versorgung zu verschlechtern, und schließlich müssen
2. alle diese Veränderungen auch von den Betroffenen akzeptiert werden können.

Wenn der ärztliche Dienst im Krankenhaus verbessert und verbilligt werden soll, um damit das Ziel einer größeren Wirtschaftlichkeit des Mitteleinsatzes zu erreichen, sind zwei Bedingungen herzustellen. Einmal sollte eine Aufhebung der Trennung ambulanter und stationärer ärztlicher Dienste in Diagnostik und Therapie erfolgen. Zum anderen muß die Pflegekostenberechnung umgestaltet werden.

Die jetzt herrschende Arbeitsteilung zwischen Krankenhaus und niedergelassenem Arzt ist aus vielen bereits genannten Gründen nicht wirtschaftlich. Denn: Krankenhausärzte erbringen Leistungen, die kostengünstiger von niedergelassenen Ärzten erbracht werden können, aber auch umgekehrt. Hier sollte die Arbeitsteilung der ärztlichen Dienste im Krankenhaus und in der Praxis geändert werden. Es ist denkbar, daß die Krankenhäuser von den niedergelassenen Ärzten zusätzliche Aufgaben in der prästationären ambulanten Diagnostik übernehmen. Die weitverbreitete Doppeldiagnostik bei Krankenhauspatienten wird damit eingeschränkt. Die Stückkosten für Laboratoriumsuntersuchungen und für physikalische Diagnostik wie durch Röntgengeräte etc. werden gesenkt. Die im Krankenhaus und für das

Krankenhaus notwendigen, aufwendigen diagnostischen Einrichtungen könnten dann eine viel bessere Auslastung als bisher erfahren.

Der Vorschlag einer besseren Verzahnung oder gar Vereinigung von ambulanten und stationären Diensten darf nicht einseitig zugunsten der stationären Dienste verstanden werden. Vielmehr wird mit dem Vorschlag der Vereinigung dieser beiden Dienste auch der Gedanke begriffen, daß die vorwiegend ambulant tätigen Ärzte bei vorhandener und nachgewiesener Qualifikation im Krankenhaus tätig werden können.

Vergegenwärtigen wir uns dazu die jetzt noch geltende Weiterbildungsordnung. Ein Arzt wird nach bestandenem Staatsexamen als Assistenzarzt zur Weiterbildung in einer Krankenhausabteilung beschäftigt. Dort wird er beispielsweise, um die Anerkennung als Arzt für Frauenheilkunde zu erwerben, in 5 Jahren operative sowie konservative Behandlungsmaßnahmen erlernen, die er dann, wenn er die Anerkennung als Arzt für Frauenheilkunde von den Ärztekammern erlangt hat, kaum noch ausführen kann. Für die operativen Fächer gilt dies in weit stärkerem Maße als für die konservativen Fächer der Medizin. Auf jene Aufgaben, die den niedergelassenen Arzt in seiner Praxis erwarten, ist er durch die klinische Ausbildung kaum vorbereitet. Diese Ausbildung kann er für seine spätere Tätigkeit kaum richtig nutzen.

Wäre es möglich, den niedergelassenen, in der Klinik gut ausgebildeten Arzt in den stationären Dienst als Mitglied eines Ärzteteams einzubinden, so könnte die derzeitig noch notwendige Anzahl von festangestellten und besoldeten Ärzten im Krankenhaus deutlich reduziert werden. Die verantwortliche ärztliche Leitung der einzelnen Krankenhausfachabteilungen im Krankenhaus würde auch bei dieser Lösung selbstverständlich bei dem leitenden Abteilungsarzt verbleiben. Er hätte die Pflicht, in sein Team diejenigen seiner Mitarbeiter zu berufen, von denen er aus eigenen persönlichen Erfahrungen weiß, daß sie für eine «Neben»-Tätigkeit im Krankenhaus geeignet sind.

Keine Frage, daß die Mitglieder dieses Ärzteteams sicher auch an Nachtdiensten und Wochenenddiensten der Klinik in angemessener Weise sich zu beteiligen hätten.

Natürlich bleibt der leitende Krankenhausarzt der fachliche Vorgesetzte seiner ärztlichen Mitarbeiter in seinem Stab. Er wird daher auch nicht aus der Verantwortung für die von seinen Mitarbeitern vorgenommenen Behandlungsmaßnahmen entlassen. Auch wird der leitende Arzt, nennen wir ihn den Vorsitzenden seiner Ärztegruppe, immer in seinen Entscheidungen frei bleiben, auch die durchzuführende Behandlung der von seinen Mitarbeitern in das Krankenhaus gebrachten Patienten selbst zu übernehmen oder an der Behandlung teilzuhaben. Durch ein auf diese Weise modifiziertes Belegarztsystem könnte eine Verkürzung der Verweildauer und damit ein Abbau von Bettenkapazitäten ermöglicht werden, wenn zum Beispiel die Zahl der zu behandelnden Patienten aufgrund der demographischen Entwicklung dies zuläßt. Der niedergelassene Arzt, der auch im Krankenhaus tätig ist, wird kein wirtschaftliches Interesse daran haben, den Patienten unnötig lange im Krankenhaus zu behalten. Andernorts sind mit diesem System vorzügliche Ergebnisse erzielt worden. Viele berühmte Krankenhäuser in den Vereinigten Staaten und in England funktionieren nach diesem System. Die berühmte Mayo-Klinik in Rochester, das St. Mary's Hospital in London sind als Belegarzt-Krankenhäuser konstruiert. Die Leiter der dort vorhandenen Fachabteilungen, die nicht als Chefarzt, sondern eben als Chairman bezeichnet werden, lassen keinen Zweifel daran, daß sie einer leistungsfähigen Krankenhausabteilung vorstehen.

Bedenklich klingt allerdings, daß die Kosten des Gesundheitswesens sowohl in den Vereinigten Staaten als auch in Großbritannien exorbitant steigen. Daß die oben zitierten Krankenhäuser leistungsfähig sind, steht sicherlich außer Zweifel, ob sie aber auch kostengünstig sind – und im Kontext zu den anderen Krankenhäusern – läßt sich schwerlich sagen. Die Gesamtzahlen weisen eher darauf hin, daß die Probleme in anderen Ländern genauso groß, wenn nicht größer sind als bei uns.

Krankenhäuser sollten Wahrzeichen bürgerlicher Wohlfahrt sein, hat der Medizinhistoriker SCHIPPERGES vor fast 20 Jahren gefordert. Er hat recht. Aber sie werden auch weiterhin die teuersten Einrichtungen unseres Gesundheitssystems bleiben. Damit sie leistungsfähig sind, müssen sie auch zukünftig bezahlbar für alle sein. Dieses Ziel läßt sich nur erreichen, wenn Kosten und Nutzen in einem angemesseneren Verhältnis zueinander stehen, als dies heute der Fall ist. Wir haben in der Bundesrepublik schon so viele Reformen versucht:

Mit der Strafrechtsreform, den zahllosen Schulreformen und den ängstlichen Veränderungen in unserem Gesundheitssystem. Versuchen wir es doch einmal mit einer richtigen und wirklichen Reform, einer Reform, die diesen Namen auch verdient und nicht nur unter einem wohlfeilen Reformbegriff schmale Veränderungen versucht. Eine Reform, die uns unserem Ziel näherbringt. Besser als larmoyante Klagen über fehlendes Geld für notwendige Veränderungen scheinen mir mutige Schritte nach vorne zu sein.

GRAF VON HARDENBERG, NOVALIS, Dichter der deutschen Romantik, hat uns ein kluges Wort zur Bewältigung des Fortschrittes zugerufen:

«Nur jener trägt wirklich zum Fortschritt bei, der auch behutsam in die Vergangenheit blickt und aus klugen Überlegungen einen mutigen Schritt nach vorne tut.»

Vorschläge zur Kostendämpfung im Krankenhaus

1. Das «duale» Finanzierungssystem sollte aufgegeben werden, denn nur Pflegesätze, die Betriebs- und Investitionskosten umfassen, gewährleisten eine wirkliche Transparenz. Die Geldknappheit der Länder hat schon jetzt dazu geführt, daß den Krankenhäusern dringend erforderliche Investitionsmittel nur zögernd zur Verfügung gestellt werden. Dies schlägt sich auf die Betriebskosten nieder und führt dazu, daß aufgrund von Bausubstanzmängeln oder unzureichender apparativer Ausrüstung unwirtschaftlich gearbeitet werden muß. Ein interessantes Beispiel dafür sind medizinische Großgeräte, wie «Nierensteinzertrümmerer», die es erlauben, einem großen Teil der Patienten mit Nierensteinen eine Operation zu ersparen und dadurch die Betriebskosten zu reduzieren, weil die Liegezeiten verkürzt werden.

In Zeiten des Kapitalmangels sind die Länder wenig motiviert, Investitionen zu tätigen, um Betriebskosten zu senken, weil dieser Vorteil nur den Krankenkassen zugute kommt. Zwangsläufig muß dies zu einer Erhöhung der Krankenkassenbeiträge führen. Dies ist allerdings dann unschädlich, wenn der Anteil der Steuermittel, die bisher den Krankenhäusern über die Länder zugeflossen sind, nicht mehr vom Staat eingezogen wird und der Bürger dadurch mehr Geld in der Tasche hat. Diese Maßnahme hätte gleichzeitig zur Folge, daß aufgeblähte Verwaltungsstrukturen abgebaut werden.

Allerdings wird dieser Vorschlag schwer durchsetzbar sein, weil er von den Politikern verlangt, daß sie auf einen Teil ihrer Einflußmöglichkeiten verzichten.

2. Die Krankenhäuser werden gegenwärtig von einem Direktorium geleitet, das aus dem ärztlichen Direktor, dem Verwaltungsdirektor und der leitenden Pflegekraft besteht. Der ärztliche Direktor versieht seine Tätigkeit nur über einen Zeitraum von 4–8 Jahren neben seiner Aufgabe als Leiter einer klinischen Abteilung. Diese Tatsache und eine zunehmende Bürokratisierung der Krankenhausstrukturen haben dazu geführt, daß der Einfluß des ärztlichen Sachverstandes zum Beispiel bei Pflegesatzverhandlungen und der Strukturplanung der Krankenhäuser zunehmend verringert wurde. Die Gesamtverantwortung für den Krankenhausbetrieb gehört in die Hand des ärztlichen Direktors, der bei Krankenhäusern über 500 Betten nicht mehr gleichzeitig leitender Abteilungsarzt sein darf, weil er sonst nicht genügend Zeit hat, seine Funktion als ärztlicher Direktor wahrzunehmen. Verwaltungsdirektor und Pflegedienstleitung sollten dem ärztlichen Direktor unterstellt sein.

Nur so wird es gelingen, daß ärztliche Gesichtspunkte im Krankenhaus wieder die Oberhand gewinnen.

3. Eine enge Verzahnung von Krankenhäusern der Grundregel- und Maximalversorgung ist anzustreben, damit die Patienten in das Krankenhaus verlegt werden können, das über den für ihre Krankheit notwendigen Spezialisierungsgrad verfügt. Guter Wille und Kooperationsbereitschaft unter den Ärzten müssen es möglich machen, daß nicht nur aus den Krankenhäusern einer niedrigen Versorgungsstufe in die höhere Versorgungsstufe verlegt wird, sondern daß Patienten, die der Maximalversorgung nicht mehr bedürfen, rasch und zügig in Einrichtungen der Regel- oder Grundversorgung verlegt werden.

Derartige Maßnahmen würden dazu beitragen, das Krankenhauswesen flexibler zu machen, Wartezeiten abzubauen und Spezialeinrichtungen besser zu nutzen.

Gewaltige Einsparungen werden trotzdem nicht zu erzielen sein, weil, wie dargelegt, die Hauptkosten im Krankenhaus durch das Krankenhauspersonal bedingt sind und ein weiterer Abbau nicht möglich ist, weil die Zahl der Beschäftigten pro Krankenhausbett in der Bundesrepublik schon jetzt deutlich geringer ist als in vergleichbaren Ländern. Wer ein humanes Krankenhaus will, darf nicht über die Kosten lamentieren. Kein Zweifel kann daran bestehen, daß im Krankenhaus eine spürbare Kostenreduktion ohne Leistungsbegrenzung nicht machbar ist.

4. Ebenso wie die niedergelassenen Ärzte werden auch die Krankenhäuser verpflichtet, das preiswerteste Medikament einzukaufen. Gefördert werden soll dabei der Zusammenschluß zum Materialeinkauf von mehreren Krankenhäusern auch unterschiedlicher Trägerschaft.

5. Ähnlich amerikanischen Modellen wird versucht – auf freiwilliger Basis –, ambulante und stationäre Medizin zu verflechten. Vorerst wird Klinikärzten die Möglichkeit gegeben, in der Praxis zu arbeiten, und niedergelassenen Medizinern die Möglichkeit zur Fortbildung in der Klinik. In operativen Fächern kann der niedergelassene Kollege innerhalb des Krankenhauses unter Leitung des leitenden Arztes selbständig operieren. Während dieser Zeit vertreten ihn Krankenhauskollegen in der Praxis. Es muß sichergestellt sein, daß dies nicht zu einer finanziellen Benachteiligung des niedergelassenen Arztes führt.

Wir haben die Tragfähigkeit dieses Gedankens in einem Modell überprüft. Wir sind dabei der Auffassung, daß es ein erster, allerdings sehr bescheidener Versuch ist, in die überkommenen Strukturen des deutschen Krankenhauswesens Änderungen einzuführen, die Patienten und Ärzten zugute kommen. Auch könnten die Krankenkassen bei der Einführung dieses Modells davon profitieren, denn es würden weniger Ausgaben für Doppeluntersuchungen entstehen, wie teure zu lange Liegezeiten.

Lassen wir Dr. Bräutigam sein Modell – von den Herausgebern als BRÄUTIGAM-MODELL bezeichnet – selber vorstellen:

In der von mir geleiteten großen geburtshilflich-gynäkologischen Abteilung eines allgemeinen Krankenhauses in freigemeinnütziger Trägerschaft arbeiten tageweise niedergelassene Frauenärzte. Es sind dies von mir ausgebildete Mitarbeiter, die sich nach Erlangung der Facharztanerkennung in der näheren oder weiteren Umgebung unseres Krankenhauses niedergelassen haben. Die langjährige Vertrautheit mit den fachlichen und menschlichen Qualifikationen dieser früheren Mitarbeiter hat mich veranlaßt, einige von ihnen einzuladen, tageweise in ihrer früheren geburtshilflich-gynäkologischen Arbeitsstelle mitzuarbeiten. In ihrer Praxis werden sie für diesen Zeitraum, sofern dies erforderlich ist, von meinen noch im Krankenhaus befindlichen Mitarbeitern vertreten. So erscheint der frühere Assistent frühmorgens in der Klinik, um im Operationssaal oder Kreißsaal mitzuarbeiten. Er führt gemeinsam mit einem der Oberärzte oder dem Leitenden Arzt Operationen durch oder leitet Entbindungen. Oft genug sind es Patienten, die er aus seiner ambulanten Tätigkeit kennt und zur Behandlung in das Krankenhaus eingewiesen hat.

Die Indikation zu operativen Eingriffen oder die Vornahme bestimmter geburtshilflicher Maßnahmen wird besprochen und gemeinsam durchgeführt. Die Informationen, die wir über die zu behandelnde Patientin vom einweisenden Frauenarzt erhalten, der diese häufig seit Jahren behandelt, sind häufig wichtig und manchmal wertvoller als jene Informationen, die uns durch die Erhebung der Krankengeschichte bekannt werden.

So liegt der Vorteil dieses Verfahrens für den Patienten und den behandelnden Arzt auf der Hand: Die manchmal sich einstellende Eintönigkeit der täglichen Praxis wird durchbrochen durch die gemeinsame Arbeit im Team im Krankenhaus. Der Krankenhausarzt erfährt vom niedergelassenen Frauenarzt Wichtiges aus der Routine der Praxis, und der niedergelassene Frauenarzt kann im Gespräch mit seinem klinisch tätigen Kollegen über die seit seinem Ausscheiden gelegentlich verändernde Problematik der klinischen Behandlung Wichtiges erfahren.

Dieses Modell der freundschaftlichen und kollegialen Zusammenarbeit des niedergelassenen Arztes mit dem Krankenhausarzt ist nicht institutionalisiert. Leider ist dies bei uns noch nicht möglich. Der aus seiner Praxis für wenige Stunden am Tag heraustretende Frauenarzt, der im Krankenhaus arbeitet, kann für diese Arbeit nicht honoriert werden, und der den niedergelassenen Gynäkologen zeitweilig vertretende Klinikarzt für die Stunden der Anwesenheit in der Klinik des Praxisinhabers erhält auch kein Honorar für diese Tätigkeit. Für ein solches Pilotobjekt spielt die Honorierung der wechselseitigen Tätigkeiten gottlob keine Rolle. Die Freude an der gemeinsamen Arbeit ist für die an diesem Projekt Beteiligten zunächst Lohn genug. Sollte sich indes ein solches Modell auch durchsetzen können, würde die Zusammenarbeit zwischen Krankenhausarzt und Praxisarzt die durch die derzeitigen Verhältnisse geschaffene Kluft zwischen ambulanten und stationären ärztlichen Diensten überbrückt, so ließe sich im Rahmen eines Belegarztsystems, das nicht ausschließlich finanziell orientiert ist, unser Modell zum Nutzen aller Beteiligten gewiß ausweiten.

6. Medikamente

Blüm und die Pharma-Industrie

«17 Mrd. DM werden im Jahr allein für Medikamente ausgegeben. Vieles ist überflüssig, vieles zu teuer. Da setzen wir mit unserer tatsächlich originellen Idee an, in Zukunft Festbeträge zu leisten... ich will das an einem Beispiel deutlich machen: Es gibt für eine bestimmte Therapie ein Mittel, das 30 DM kostet. Dann gibt es ein anderes mit derselben Wirkung, aber vielleicht schöner verpackt, das kostet 90 DM. Jetzt frage ich Sie: Warum soll die mit Pflichtbeiträgen finanzierte Krankenversicherung ein 90-DM-Medikament bezahlen, wenn das 30-DM-Medikament genausogut ist? Wer es dennoch haben will, zahlt 60 DM drauf. Aber ich verwette mein bescheidenes Vermögen, daß die Anbieter sofort mehr Angebote in der Nähe des Festbetrages ansiedeln werden.»
(NORBERT BLÜM, DER SPIEGEL NR. 51, 1987)

Das Gesundheitsreformgesetz des Bundesarbeitsministers BLÜM versucht mit einer Fülle von Maßnahmen die Arzneimittelkosten zu senken.

Für wichtige, vom Bundesausschuß der Ärzte und der Krankenkassen zu bestimmende Arzneimittelgruppen, vor allem für solche, bei denen es vergleichbare und gleich wirksame Generika gibt, sollen die Bundesverbände der Krankenkassen bundeseinheitliche Festbeträge unter Berücksichtigung von preisgünstigen Apothekenabgabepreisen einführen. (Unter generischen Fertigarzneimitteln, generics oder Generika, versteht man Fertigarzneimittel, die unter dem international anerkannten Namen des Wirkstoffes entwickelt, hergestellt und verkauft werden. Dies ist erst möglich, wenn nach 20 Jahren der Patentschutz für die Grundsubstanz abgelaufen ist bzw. die 10jährige Verwertungssperre nach § 24 a des Arzneimittelgesetzes.)

Die Krankenkassen sollen dann die tatsächlichen Arzneimittel-

Struktur des Apothekenumsatzes 1986	
Apothekenpflichtige Arzneimittel	91,0 %
Heil- und Hilfsmittel	3,5 %
Ergänzungssortiment	3,0 %
freiverkäufliche Arzneimittel	2,5 %
Quelle: Statistisches Bundesamt	

kosten nur noch in Höhe dieser Festbeträge erstatten. Wählt der Versicherte ggf. auf Empfehlung seines Arztes ein teureres Arzneimittel, so muß er die Preisdifferenz als «Luxusleistung» selbst tragen. Man hofft, damit die Regulationskräfte des Marktes zu stärken, weil die Versicherten wahrscheinlich das preisgünstigste Arzneimittel in Anspruch nehmen werden und dadurch der Wettbewerb unter den Herstellern verstärkt wird.

Soweit solche Festbeträge noch nicht bestimmt sind, soll die Arzneiabgabeverordnungsgebühr je Mittel von bisher 2 DM auf 3 DM erhöht werden.

«Aut-Simile-Verschreibungen» sollen ausdrücklich zugelassen werden, d. h. wenn der Arzt ein teures Mittel verschreibt, ist der Apotheker berechtigt, ein gleich wirksames, preisgünstigeres Medikament an den Endverbraucher auszuliefern. Die Apotheker sollen nicht mehr verpflichtet sein, Originalpackungen abzugeben, sie sollen die Möglichkeit erhalten, kleinere Mengen aus Großpackungen – sogenannte «Auseinzelungen» – abzugeben.

Die Preisspannen der Apotheken sollen von prozentualen Zuschlägen auf einheitliche Festzuschläge «kostenneutral» umgestellt werden, um zu verhindern, daß der Apotheker aus Eigeninteresse teurere Medikamente verkauft.

Der Apothekenrabatt der Kassen von bisher einheitlich 5 % soll je nach Gesamtumsatz der einzelnen Apotheke auf Werte von 3,5 bis 7 % umgestellt werden.

Über Einzelheiten der Arzneimittelversorgung, z. B. Packungsgrößen, sollen Verträge zwischen den Spitzenorganisationen der Kassen und der Pharmaindustrie ausgehandelt werden. Unabhängig von diesen Maßnahmen erwartet Arbeitsminister BLÜM von der Pharmaindustrie, unspezifiziert und ohne jede einleuchtende Begründung, einen «Solidarbeitrag» von 1,7 Mrd. DM im Jahr.

Besonders grotesk ist daher, daß offensichtlich die Pharmaindustrie trotz dieses «Solidarbeitrages» ihre Forschungen fortsetzen soll, obwohl z. B. die Forschungs- und Entwicklungskosten der deutschen Flugzeugindustrie fast vollständig aus Steuermitteln finanziert werden.

Mit gleichem – wenn nicht mit größerem – Recht könnte ein Solidarbeitrag von den Zigarettenherstellern, den Alkoholerzeugern und der Autoindustrie gefordert werden, da die Produkte dieser Industrien – als Krankheits-Verursacher – ganz wesentlich zur Kostensteigerung im Gesundheitswesen beitragen.

«Vertrauen Sie auf die Kraft der Regierung. Für die Zeit, in der der Festbetrag noch nicht für alle Medikamente wirken kann, brauchen wir übergangsweise einen besonderen Stabilitätsbeitrag der Pharmaindustrie. Der muß kommen. Wir sollten aber gemeinsam die Zeit und das Papier sparen, die Verhandlungen mit der Pharmaindustrie in unserem Gespräch vorwegzunehmen.»
(NORBERT BLÜM, SPIEGEL NR. 51, 1987)

Die volle Mehrwertsteuer auf Arzneimittel von 14% soll erhalten bleiben, obwohl sie im internationalen Vergleich ungewöhnlich hoch ist.

Wenn man die Fülle der Äußerungen zum Thema Arzneimittel betrachtet, könnte man den Eindruck gewinnen, daß die Arzneimittelpreise wirklich einen relevanten Faktor im Gesamtvolumen der Kosten des Gesundheitswesens ausmachen. Arzneimittel sind zweifellos das meisteingesetzte Therapeutikum, und über 80% aller Patienten werden mit Arzneimitteln behandelt. Niemand erwähnt in der Diskussion, daß viele Menschen Arzneimittel dringend benötigen, um leben zu können. Man denke nur an Diabetiker, Parkinsonkranke, Patienten mit endogenen Psychosen, Patienten, die an Herzkrankheiten und hohem Blutdruck leiden. Eine optimale pharmakologische Therapie von Diabetikern und Hochdruckkranken ist zugleich die beste Prophylaxe für Folgeschäden wie Polyneuropathien, Herzinfarkte, Hirninfarkte u. a. m. Einseitige Pressekampagnen haben dazu geführt, daß es immer schwerer wird, zum Beispiel Hypertonikern, die in den Anfangsphasen ihrer Erkrankung so gut wie beschwerdefrei sind, zu einer unbedingt notwendigen Dauermedikation zu motivieren, weil sie befürchten, «medikamentenabhängig» zu werden.

Generika

Hinsichtlich der empfohlenen Generika-Verordnung liegt der Teufel wie immer im Detail. Es ist blauäugig zu glauben, daß ein Arzneimittel nur aus einem Wirkstoff besteht und daß Arzneimittel mit gleichen Wirkstoffen gegeneinander austauschbar wären. Ein Wirkstoff ist noch kein Arzneimittel. Ein wesentlicher Faktor sind unter Umständen Hilfsstoffe und eine besondere Zubereitung des Medikamentes. Wirkstoffgleiche Arzneimittel verschiedener Firmen haben, wie an ausgewählten Studien zu beweisen ist, eine unterschiedliche Bioverfügbarkeit.

Den höchsten Stellenwert besitzt die Qualitätsabsicherung, der Qualitätsnachweis, d. h. der Nachweis der Bioäquivalenz. Nur mit Hilfe der Bioäquivalenz-Nachweise kann man die identische therapeutische Wirkung von Generikum und Erstanbieter beweisen. Nur so ist es möglich, dem Vorurteil zu begegnen, daß nur das teure Markenpräparat gut ist und generische Fertigarzneimittel nicht die gleiche Qualität wie die Präparate der Erstanbieter aufweisen.

Seit 14 Jahren gibt es auf dem deutschen Pharmamarkt die Alternative: Generikum. Eine Alternative, die den Forderungen der jüngsten Zeit nach Arzneimitteln mit gesicherter Qualität einerseits, aber auch niedrigen Preisen andererseits nachkommt. 1974 gründete der Arzneimittelhersteller L. MERCKLE GmbH die Generikafirma RATIOPHARM. Heute umfaßt die ratiopharm-Arzneimittelpalette ca. 200 Medikamente. Die Firma ist mit einem Umsatz von mehr als 200 Mill. DM jährlich Marktführer. Der Arzt, der eine Therapie verantwortlich steuern soll, ist auf die Angaben ihm als seriös bekannter Firmen und seine praktische Erfahrung angewiesen. Er ist jedoch nicht in der Lage zu beurteilen, ob das billigere Präparat X in seiner Wirksamkeit dem teureren Präparat Y wirklich entspricht; verläßliche Vergleichsstudien liegen bisher nur für wenige Generika vor, die Ergebnisse sind außerordentlich unterschiedlich.

Ein Generikum zeichnet sich aus Sicht des Anbieters und der Kunden vorwiegend durch einen niedrigeren Preis aus – Wirkungsgleichheit mit dem Originalpräparat wird behauptet. Wenn der Gesetzgeber ausreichend verläßliche Bioäquivalenzstudien von den Anbietern fordern würde, dann würden die Preise für Generika mit Sicherheit steigen. Die tägliche Praxis zeigt, daß es nur wenige Generikahersteller gibt, die bei Komplikationen und Zwischenfällen in vergleichbarer

Weise wie die etablierten Firmen in der Lage sind, dem behandelnden Arzt mit wissenschaftlichen Informationen zu helfen.

Ein Grundübel der Pharmakotherapie ist, daß nicht alle Inhaltsstoffe eines Medikamentes präzise deklariert sein müssen, so daß es häufig außerordentlich schwierig ist zu entscheiden, ob der Wirkstoff oder die für den Anwender unbekannten Begleitstoffe für bestimmte Nebenwirkungen – häufig Allergien – verantwortlich sind.

Generika haben bei Patienten teilweise noch den Geruch von Billigpräparaten. Geschickt verhält sich dazu der Bundesverband der Pharmazeutischen Industrie: Er tut nichts, dieses Urteil zu revidieren – denn dies wäre nicht im Interesse der führenden Markenhersteller.

Das Verhalten der forschenden Pharmafirmen ist aber in vielen Fällen als widersinnig zu bezeichnen, denn viele große Markenfirmen haben entsprechend dem kommenden Trend der Zeit schon längst Tochterfirmen, natürlich Generika-Firmen, gegründet:

Forschende Pharmafirma	Generika-Tochter
MERCKLE	RATIOPHARM
WYETH	EFEKA
SEARLE	FARMARYN
HOECHST	COX PHARMACEUTICALS (zweitgrößter Generika-Hersteller in Großbritannien)
CIBA-GEIGY	GENEVA GENERICA (Denver)
	TUTAG
CYANAMID LEDERLE	DURACHEMIE
NATTERMANN	KLINGE-NATTERMANN-PUREN
GLAXO	EVANS MEDICAL (England)
LUITPOLD	DIGNOS CHEMIE
SCHWARZ PHARMA	Generika-Linie in Planung
BAYER	BAYROPHARM
BOEHRINGER	GALENUS
BEIERSDORF	BEIERSDORF/-Tablinen

Generika haben ein falsches Image

Mit dem Image: Generikum = Billigpräparat haben aber nicht nur die Pharmafirmen, sondern auch direkt die Ärzte zu kämpfen. Dies zeigt ein Brief, den ein besorgter Patient nach der Verordnung des Generikums NIFEDIPIN – einem sogenannten Calciumantagonisten, zur Behandlung von coronaren Durchblutungsstörungen und Hypertonie – an seinen Hausarzt geschrieben hat (S. 154 u. 155).

Krankenkasse gegen Markenpräparat

Der Zufall wollte es, daß nach der Beschwerde dieses Patienten, daß ihm nur das Generikum Nifedipin statt des Markenpräparates verordnet wurde, demselben Arzt von der Betriebskrankenkasse der Firma Philipp Holzmann ein Schreiben übersandt wurde, das die Verordnung von Adalat aus Kostengründen nicht für erforderlich hält.

Der Brief ist auf S. 156 in seinem Wortlaut abgedruckt. Bemerkt werden sollte noch, daß diese Form des Kontaktes: Krankenkasse zum verordnenden Arzt, ungewöhnlich ist. Nach den Bestimmungen müssen alle Probleme, die Krankenkassen mit einzelnen Ärzten haben oder zu haben glauben, über die Kassenärztliche Vereinigung geregelt werden.

Arzneimittel helfen Kosten sparen

«Aut-Simile-Verschreibungen» werden mit Sicherheit zu zeitaufwendigen Diskussionen der Patienten mit Ärzten und Apothekern führen und den – man möchte fast meinen, politisch gewollten – Vertrauensschwund an diesen Berufsgruppen verstärken, der letztlich vor allem die Patienten schädigt, denn nichts ist einer Behandlung abträglicher als die Verunsicherung des Kranken.

Der volkswirtschaftliche Nutzen einer Arzneimittelbehandlung, die zu einer Verkürzung der Krankheitszeit, einer Verringerung der Fälle von Invalidität und einer Vermeidung von Pflegebedürftigkeit (z. B. bei Parkinsonkranken, deren Medikation gerade in fortge-

[redacted]
[redacted]

2000 Hamburg 76 , 6.6.87
[redacted]
Tel. 040 / [redacted]

Herrn
Dr. med. P.M. Hermanns
Vierländer Damm 71 a
2ooo Hamburg 28

Betr.: Nifedipin

Sehr geehrter Herr Doktor!

Da ich von Ihnen nicht gern als Laien- "Kloogschieter" betrachtet werden möchte, sei zu o.a. Thema folgendes angemerkt:

Was die Information lt. Begleitzettel zum Nifedipin versprach, trat bei meiner Frau prompt ein: Starkes Unwohlsein (einen Tag mußte sie sogar das Bett hüten), Hautjucken u. Darmträgheit. (Der Zettel erwähnt von dieser nichts.) Letztere betrachte ich deshalb als gravierend, weil meine Frau zu Hämorrhoiden neigt.

So weit, so ungut. Wenn mir als Laien schon die einschränkenden Zusätze zu den "Nebenwirkungen" auffallen (siehe Anlage, Rotmarkierung), müßte dies doch den Verdacht des Mediziners erst recht erregen! Denn ungeschrieben steht hinter

(1) "natürlich auch während der ganzen Behandlung möglich."
(2) "aber auch nicht vorübergehender Natur"
(3) Dann hat der Patient Pech gehabt!

In der Tat - nicht gerade vertrauenerweckend!

Adalat: Der bei unsrem letzten Besuch bereits erwähnte Bekannte (Pharma-Referent) übergab meiner Frau anläßlich unsres Besuchs in Mannheim Anfang 1986 drei Packungen, die sie auch einnahm. Wirkung: Erhebliches Nachlassen der Herzbeschwerden, k e i n e negativen Begleiterscheinungen!

Mein Anruf bei diesem Bekannten bestätigte mein Mißtrauen in das Nifedipin. Sein mir überlassenes Informationsmaterial finden Sie anbei in Fotokopie; ich nehme an, es wird Sie interessieren. (Bitte beachten Sie Seite 3 der Broschüre!) Wenn dieses ebenso naiv-primitive wie unverantwortliche Ausweichen in "Substitutionen" (und das womöglich noch im Rahmen der Entscheidungsfreiheit des Apothekers!) die ultimo ratio in Sachen Kostendämpfung ist - na, dann Gute Nacht! Besonders pikant erscheint mir, daß Italiener zum Range deutscher "Dämpfungshelfer" avancieren! Sollte man diesen nicht lieber die Produktion von Regierungskrisen u. die Pflege des Mafia-Kultes überlassen, wovon sie mehr verstehen?

Die vorstehende Thematik hat m.E. eine fatale Ähnlichkeit mit einem aktuellen Vorgang: Das nach den Vorschriften des deutschen Reinheitsgebotes gebraute Bier muß sich jetzt auch der Konkurrenz unkontrollierten ausländischen Gesöffs erwehren - - - na, wenn schon, Bier ist Bier, warum soll es bei den Pharma-Produkten anders sein?

Tempora mutantur!

Mit besten Grüßen von Haus zu Haus

Ihr

Gebrauchsinformation

STADApharm GmbH, 6368 Bad Vilbel 4

Nifedipin 10 Stada®

Zusammensetzung:

1 Dragee enthält Nifedipin 10 mg.

Anwendungsgebiete:

1. Zur Behandlung der koronaren Herzkrankheit (Zustände mit unzureichender Sauerstoffversorgung des Herzmuskels):
   - Chronisch stabile Angina pectoris (Belastungsangina),
   - Ruheangina einschließlich der vasospastischen Angina pectoris (Prinzmetal-Angina) sowie der instabilen Angina (Crescendo-Präinfarkt-Angina),
   - Angina pectoris nach Herzinfarkt mit folgender Einschränkung: Nach einem Herzinfarkt (Postinfarktstadium) beginnt diese Behandlung frühestens eine Woche nach dem akuten Ereignis bei gefestigtem (stabilisiertem) Kreislauf.
2. Zur Behandlung des **Bluthochdrucks** (Hypertonie).
3. Zur Behandlung des Morbus Raynaud.

Gegenanzeigen:

Nifedipin 10 Stada® darf nicht im Herz-Kreislauf-Schock und während der gesamten Schwangerschaft angewandt werden. Über die Anwendung in der Stillzeit liegen keine Befunde vor. Vorsicht ist geboten bei ausgeprägt niedrigem Blutdruck (schwere Hypotension < 90 mm Hg syst.).

Nebenwirkungen:

(1) Begleiterscheinungen treten vorzugsweise zu Beginn der Behandlung auf; sie (2) sind zudem oft leichter und vorübergehender Natur. Es kann zu Kopfschmerzen, Gesichtsrötung (Flush) und Wärmegefühl kommen. Außerdem wurden in Einzelfällen namentlich bei hoher Dosierung Übelkeit, Schwindel, Müdigkeit, Hautreaktionen und Kribbeln in Armen und Beinen (Parästhesie), Blutdrucksenkung unter die Norm (hypotone Reaktion) und Herzklopfen (Palpitationen) und eine (3) Erhöhung der Pulsfrequenz beobachtet. Gelegentlich treten Flüssigkeitsansammlungen in den Unterschenkeln (Beinödeme) aufgrund einer Erweiterung der Blutgefäße auf.

Äußerst selten kann es unter längerer Behandlung zu Zahnfleischveränderungen (Gingiva-Hyperplasie) kommen, die sich nach Absetzen völlig zurückbilden. Wie auch bei anderen gefäßaktiven Substanzen können äußerst selten unter Nifedipin 10 Stada® Schmerzen im Bereich der Brust (unter Umständen Angina pectoris-artige Beschwerden) auftreten. Ist dies der Fall, sollten Sie Ihren Arzt unterrichten.

Bei Dialysepatienten mit maligner Hypertonie und irreversiblem Nierenversagen mit Hypovolämie ist Vorsicht geboten, da ein deutlicher Blutdruckabfall durch Vasodilatation entstehen kann.

Die Behandlung des Bluthochdrucks mit diesem Arzneimittel bedarf der regelmäßigen ärztlichen Kontrolle. Durch individuell auftretende unterschiedliche Reaktionen kann die Fähigkeit zur aktiven Teilnahme am Straßenverkehr oder zum Bedienen von Maschinen beeinträchtigt werden.

Dies gilt in verstärktem Maße bei Behandlungsbeginn und Präparatewechsel sowie im Zusammenwirken mit Alkohol.

Betriebskrankenkassse der

PHILIPP HOLZMANN

Aktiengesellschaft

Körperschaft des öffentlichen Rechts

BKK der Philipp Holzmann AG · Postfach 11 09 33 · 6000 Frankfurt 11

Herrn
Dr. Peter M. Hermanns
Vierländer Damm 71a

2000 Hamburg 28

6000 Frankfurt 1
Gutleutstraße 26
Telefon: (069) 262-1
Telex-Durchwahl: 4 11 145-55 ph d
Postgiroamt Frankfurt, Kto. 41219-600
Bankleitzahl 500 100 60
BfG Frankfurt, Kto. 1708 804 00
Bankleitzahl 500 101 11
Stadtsparkasse Frankfurt, Kto. 280 552
Bankleitzahl 500 501 02
Sparkasse 1822 Frankfurt, Kto. 314 366
Bankleitzahl 500 502 01
Institutionskennzeichen 105 330 168

Ihre Zeichen	Ihre Nachricht vom	Unsere Zeichen (Bitte bei Antwort angeben)	Durchwahl (069) 262-	Tag
		26/201-Ruh/Ry	440	01.10.1987

[redacted]

Verordnung des Medikaments Adalat;
hier: [redacted], geb. [redacted].35, [redacted], Hamburg [redacted]

Sehr geehrte r Herr Dr. Hermanns,

seit Monaten schon klagen die gesetzlichen Krankenkassen über ständig steigende Beitragssatzerhöhungen, da die Einnahmen kaum mehr Schritt mit den Ausgaben halten. Wir bilden dabei keine Ausnahme (4 Beitragserhöhungen in 20 Monaten!).

Was die Krankenkassen bedrückt, sind in besonderem Maße die Ausgaben für stationäre Krankenhauspflege und Arzneimittel. Uns belasten insbesondere die Ausgaben für Arzneien.

Diese Feststellungen veranlaßten uns einmal, alle hier eingegangenen Verordnungsblätter einer genauen Überprüfung zu unterziehen, um sagen zu können, ob von Fall zu Fall nicht ein preisgünstigeres, aber gleichwertiges Medikament hätte verordnet werden können. Bei dieser Prüfung konnten wir auch feststellen, daß Sie Ihre m Patienten das Medikament Adalat verordnet haben.

Die Preisvergleichsliste (Herausgeber Bundesausschuß der Ärzte und Krankenkassen -Stand: Mai 1986-) führt u. a. auf Seite 134/135 mehrere vergleichbare, aber auch preisgünstigere Medikamente auf, die den Wirkstoff Nifedipin enthalten.

Die Preisunterschiede sind immerhin recht beachtlich. Da wir eine erhebliche Anzahl Mitglieder haben, die das angesprochene Medikament benötigen, wäre uns sehr daran gelegen, wenn Sie für die Zukunft das preislich günstigere Medikament in Ihre Verordnungen einbeziehen würden, vorausgesetzt, Sie halten es auch weiterhin (mit entsprechender Begründung) für erforderlich, das Medikament Adalat zu verordnen.

Wenn Sie uns in unserem Bemühen, die Ausgaben wieder auf ein erträgliches Maß zurückzuführen, unterstützen würden, wären wir Ihnen sehr dankbar. Sie tragen dann mit dazu bei, daß unseren Mitgliedern über kurz oder lang weitere Beitragserhöhungen erspart bleiben.

Unser Mitglied erhält Durchschrift dieses Schreibens zur Kenntnisnahme.

Mit freundlichen Grüßen
Der Geschäftsführer

(R u h)

schrittenen Stadien nicht billig ist) führt, ist schwer meßbar. Bisher liegen keine Statistiken vor.

Dennoch gibt es einige Untersuchungen, die nachweisen, daß der Einsatz von Medikamenten von erheblicher volkswirtschaftlicher Bedeutung ist. So hat P. STOLZ nachgewiesen, daß in der Bundesrepublik durch die Behandlung psychiatrischer Patienten mit Psychopharmaka ein Nutzen von 1,8 Milliarden DM erzielt worden ist, weil die stationären Behandlungen erheblich verkürzt wurden.

Welchen Einfluß die Einführung des ersten Neuroleptikums (Medikament zur Behandlung von psychiatrischen Störungen) – Chlorpromazin (MEGAPHEN) – auf die Zahl der stationär behandelten Patienten in England und Wales in den Jahren 1950 bis 1975 hatte, wird durch die nachfolgende Grafik (S. 158) eindrucksvoll belegt.

Eine Studie von B. HORISBERGER weist nach, daß im Jahre 1980 etwa 7,7 Millionen Arbeitstage durch Zwölffinger-Darm-Geschwüre verlorengegangen wären, deren Zahl durch den Einsatz von Cimetidin (TAGAMET) entscheidend gesenkt werden konnte. Dadurch wurden Kosten in Höhe von 170 Millionen DM pro Jahr eingespart. Besonders eindrucksvoll ist die Kosteneffektivitäts-Analyse von R. DINKEL und anderen, die belegen konnten, daß die akute – lymphoblatische – Leukämie, die noch vor 20 Jahren immer tödlich endete, heute bei 70 % der Erkrankten geheilt werden kann. Die Zahl der gewonnenen Lebensjahre pro Patient beträgt 43 Jahre oder bezogen auf alle Erkrankten jährlich 15250 Lebensjahre. Der Behandlungsaufwand pro gerettetes Lebensjahr wurde auf 1515 DM berechnet, eine in der Tat imponierende Bilanz.

Eine schwedische Studie aus dem BRITISH MEDICAL JOURNAL vom 7. 2. 87 beweist z. B., daß die Nachbehandlung von Herzinfarkt-Patienten mit dem β-Blocker BELOC (Metoprolol) die absoluten Kosten (Arbeitsunfähigkeit, Frühberentung etc.) um ca. £ 1930, d. h. ca. 5800 DM pro Patient, in 3 Jahren senkt.

Dies verdeutlicht, daß Arzneimittel eine sehr effiziente Therapie sein können. Solche bisher leider zu selten aufgestellten Analysen erscheinen geeignet, emotionsgeladene und oft wenig sachliche Diskussionen über Arzneimittel zu entschärfen, und würden mit Sicherheit mehr zu einer rationalen Arzneimittel-Therapie beitragen als Positiv- oder Negativ-Listen.

Die Zeit für derartige Studien ist wegen der sich rasch entwickelnden Computer-Technologie günstiger denn je. Gezielte Forschungs-

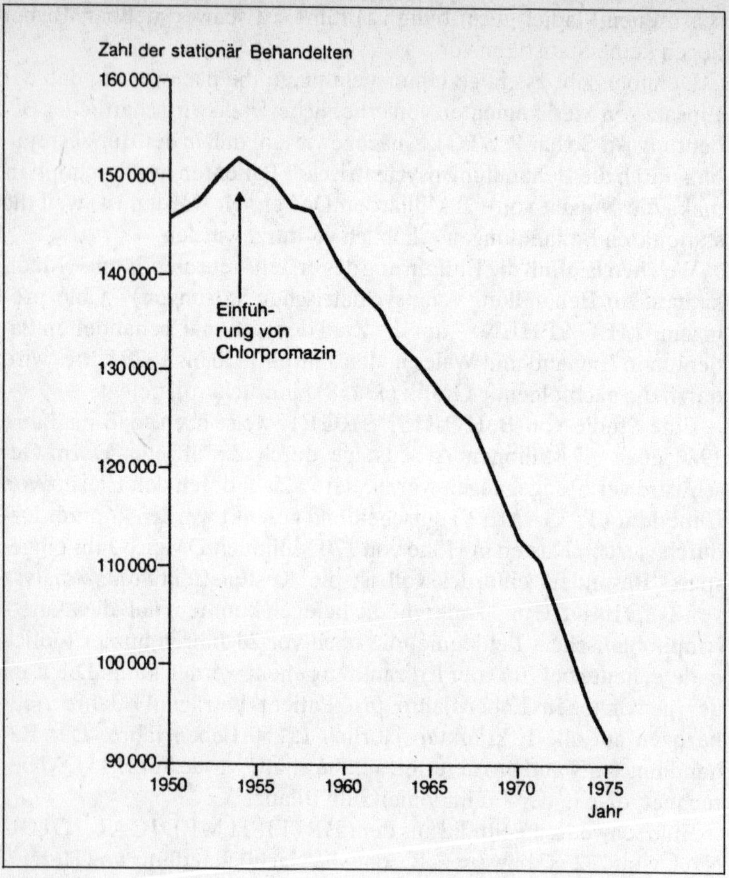

förderung ist mit hoher Wahrscheinlichkeit ein wirksameres Steuerungsinstrument als unausgegorene Maßnahmen-Kataloge einer realitätsfernen Ministerialbürokratie. Jedem Sachkenner muß es einleuchten, daß mit an Sicherheit grenzender Wahrscheinlichkeit davon ausgegangen werden kann, daß der Nutzen der genannten therapeutischen Maßnahmen ihre Kosten weit übersteigt. Die Wirklichkeit ist facettenreicher und komplizierter, als manche Politiker meinen. Wer nur über Kosten redet und den durch die Kosten erwirtschafteten Nutzen nicht ins Kalkül zieht, kann als Diskussionspartner nicht ernstgenommen werden.

Arzneimittelkosten

Der Anteil der Arzneimittelkosten an den Gesamtausgaben der gesetzlichen Krankenversicherung beträgt z. Z. 15 %, dabei muß berücksichtigt werden, daß 80 % aller Patienten mit Arzneimitteln behandelt werden.

Von den 15 % Arzneimittelausgaben der GKV entfallen etwa die Hälfte auf die Pharmaindustrie, nämlich 7 %, der Rest sind Verteilungskosten – Großhandel, Apotheken und 14 % Mehrwertsteuer. Anders ausgedrückt, von jeder Mark, die die GKV für ihre Versicherten ausgibt, erhält die pharmazeutische Industrie 7 Pfennig.

Mit diesen Überlegungen soll nicht gesagt sein, daß bei den Arzneimitteln Einsparungen unmöglich sind, aber in einer deutlich geringeren Größenordnung, als der Bundesarbeitsminister meint.

Wenn man bedenkt, daß die pharmazeutische Industrie für Erforschung und Herstellung und Verteilung von Medikamenten 7 % der Gesamtausgaben der gesetzlichen Krankenversicherung erhält und daß diese Medikamente zweifelsfrei zu einer nachhaltigen Verbesserung der Befindlichkeit der Patienten führen, so können diese Ausgaben nicht als drastisch überhöht bezeichnet werden. Zum Vergleich: Die Verwaltungskosten der Krankenkassen machen allein 4 bis 5 % der Gesamtausgaben der GKV aus.

Nicht viel anders sehen die Verhältnisse im Krankenhaus aus. Die anteiligen Arzneikosten pro Tag und Bett werden auf 12 DM geschätzt, die Verwaltungskosten betragen 15 DM pro Tag und Bett.

Nur wenn man diese Zahlen kennt, kann man sachlich urteilen. Zu Recht sprach der Mannheimer Wirtschaftswissenschaftler Professor Dr. EBERHARD anläßlich eines Symposiums über «Arzneimittelforschung – um welchen Preis» davon, daß die Arzneimittelausgaben und der ambulante kassenärztliche Bereich im Vergleich zu den übrigen Ausgabenkategorien der Krankenversicherung eher «Nebenkriegsschauplätze» seien.

Die Empfehlung des billigsten Arzneimittels kann gerechtfertigt sein, muß es aber nicht. Das billigste Arzneimittel ist dann nicht das kostengünstigste, wenn seine Effizienz geringer oder seine Nebenwirkungsrate höher ist als beim entsprechenden Markenpräparat.

Es ist völlig unrealistisch, die Ausgaben für Arzneimittel, die in den letzten 10 Jahren prozentual stetig zurückgegangen sind, isoliert zu betrachten. Weiterhelfen könnte nur eine präzise Kosten-Nutzen-

Analyse für Gruppen einzelner Pharmaka, die bisher noch nicht durchgeführt worden ist. Eine isolierte Betrachtung des Ausgabentrends sagt wenig aus. Eine Gesundheitspolitik, die eindeutig auf Kostendämpfung und fiskalische Steuerung ausgerichtet ist, droht in die Rolle des Zauberlehrlings zu geraten, der die Geister, die er rief, nicht mehr bändigen kann. Welche Billigarzneimittel sollen hergestellt werden, wenn die forschende Pharmaindustrie in der BRD, die noch weltweit eine Spitzenposition einnimmt, nicht mehr in der Lage ist, in immer teurer werdende Entwicklungsprojekte zu investieren?

Die Kosten für Forschung und Entwicklung eines neuen Arzneimittels betragen derzeit in der Bundesrepublik etwa 150 Millionen DM.

Wenn sich die Entwicklungstrends der letzten Jahrzehnte fortsetzen und bewährte Strukturen nicht durch ratlose Reformer zerschlagen werden, dann ist zu erwarten, daß neue Medikamente entwickelt werden können, die mehr zur Kostendämpfung beitragen werden, als sich die Verfasser des mehr als 400 Schreibmaschinenseiten umfassenden Gesetzentwurfes zur Reform der gesetzlichen Krankenversicherung träumen lassen.

In einem SPIEGEL-Gespräch (DER SPIEGEL Nr. 51, 1987) äußerte Sozialminister NORBERT BLÜM die Erwartung, daß durch eine Beitragsrückgewähr erreicht würde, daß die Leute «nicht mit jeder Bagatelle zum Doktor rennen». Diese Äußerung beweist, daß das Detailwissen des Ministers sehr begrenzt ist. Viele empirische Untersuchungen haben gezeigt, daß nur eine Minderheit der Bevölkerung der Bundesrepublik Deutschland innerhalb eines Zeitraums von mehreren Monaten völlig beschwerdefrei ist, trotzdem gehen nur die wenigsten zum Arzt. Viele behandeln sich selbst, vor allem bei Erkrankungen, die als leicht eingestuft werden, wie Kopfschmerzen, Magenverstimmung, Erkältung, Durchfall und Verstopfung. Die Statistik weist aus, daß etwa 80 % aller Beschwerden zunächst überhaupt nicht diagnostiziert und behandelt werden. Die Sozialmediziner SCHAEFER und BLOHMKE stellten bereits vor 10 Jahren fest, daß die ärztliche Versorgung kaum zu gewährleisten wäre, wenn nur 10 % von den 80 % der Menschen mit vorübergehenden subjektiven Beschwerden den Arzt aufsuchen würden. Die Autoren ziehen daraus den Schluß, daß Selbstbehandlung – die es immer gab – als Ergänzung zur ärztlichen Versorgung unverzichtbar ist.

«Das Gefühl für Gesundheit . . .

... erwirbt man sich nur durch Krankheit», hat schon der große deutsche Aphoristiker Lichtenberg erkannt. Das erinnert an Sentenzen wie «Durch Schaden wird man klug» oder «Einsicht ist der erste Weg zur Besserung».

Allen Aussprüchen gemeinsam ist die Erkenntnis, daß man in erster Linie durch persönliche Erfahrung motiviert wird, in den verschiedenen Bereichen des Lebens das Richtige zu tun. Das gilt für die Gesundheit genauso wie für das Sparen.

Wann verordnet der Arzt unwirtschaftlich?

Die vom Arzt auch bei der Verordnung von Medikamenten erwartete Wirtschaftlichkeit ist ein dehnbarer Begriff. Für die Ärzte eine gefährliche Dehnbarkeit, denn selbst das Bundessozialgericht kommt in verschiedenen Urteilen zu verschiedenen Ergebnissen.

Ende 1987 stellte das Bundessozialgericht unter dem Aktenzeichen AZ: 6 RKA 11/87 fest, daß schon bei einer Überschreitung der Verordnungsweise über 40 % im Vergleich zu anderen Ärzten der Fachgruppe von einer unwirtschaftlichen Verordnungsweise zu Lasten der Versicherungsträger ausgegangen werden muß. In einem Urteil aus dem Jahre 1978 lag das offensichtliche Mißverhältnis der Verordnungsweise bei nahezu 53 %, und in einem Urteil vom Januar 1987 sogar kurz über 53 %.

Was bedeutet nun diese Überschreitung von 40 % konkret? Betrachten wir einmal die Kosten für Arzneimittel für Mitglieder und die «teuren» Patienten, die Rentner, zu Lasten der Hamburger RVO-Kassen und der SEE-KRANKENKASSE über 4 Quartale:

	Mitglieder und Angehörige	Rentner
1/87	65,55	200,58
2/87	70,58	208,95
3/87	69,31	207,84
4/87	73,48	221,76

Nimmt man nun in einer Praxis mit 1000 Krankenscheinen an, daß etwa 20 % der Patienten Rentner sind und etwa 700 der 1000 Patienten RVO-versichert, so ergibt sich eine Zahl von 140 Rentnern.

In der Norm benötigen Rentner der oben angeführten Krankenkassen ca. 200 DM an Medikamenten. Eine Überschreitung dieser «Norm» um 40 % würde 80 DM ausmachen. Bezogen auf unser Praxis-Beispiel mit 140 Rentnern ergeben sich also in einem Quartal zusätzliche Kosten von 140 × 80 DM = 11 200 DM. Im Jahr sind dies ca. 45 000 DM.

Arzneimittelkosten in Europa

Pro-Kopf-Verbrauch pro Jahr, berechnet in US-$

Bundesrepublik Deutschland	190 $
Belgien	184 $
Niederlande	179 $
Frankreich	176 $
Irland	94 $
Spanien	85 $
Portugal	60 $

Aus dieser Tabelle läßt sich nur schwer auf die eingenommene Arzneimittelmenge rückschließen, denn die Tabelle spiegelt auch und vor allem die Stärke der jeweiligen Währung im Verhältnis zum US-Dollar wider. Nützlicher wären Tabellen, die einen differenten oder identischen Verbrauch bestimmter Arzneimittel beweisen.

Selbstmedikation

Selbstmedikation hat in der Bundesrepublik eine große Bedeutung. Im Jahre 1987 wurden rund 4,7 Mrd. DM für die Selbstmedikation ausgegeben. Das entspricht rund 18 % des gesamten Apothekenumsatzes in der Bundesrepublik Deutschland. Etwa 6 Mio. DM wurden für Präparate ausgegeben, die außerhalb von Apotheken gekauft wurden, wie: Tonika, Geriatrika, Vitaminpräparate und Heiltees. Wie aus sozialwissenschaftlichen Untersuchungen hervorgeht, wendet etwa die Hälfte der Bevölkerung zumindest gelegentlich frei käufliche Arzneimittel an.

Vergleicht man international den Anteil der Selbstmedikation am gesamten Arzneimittelumsatz, so gibt es Länder, in denen aufgrund verschiedenartiger Regelungen die Selbstmedikation einen noch größeren Anteil am Gesamtumsatz hat als in der Bundesrepublik. In Europa aber liegt dic BRD mit an der Spitze.

Anteil der Selbstmedikation am Arzneimittelgesamtumsatz (1985) (n. Angaben des Bundesverb. der Pharmazeut. Industrie)

USA	37%
Schweiz	30%
Schweden	20%
Bundesrepublik	18%
Großbritannien	15%
Japan	14%
Belgien	11%
Österreich	10%
Niederlande	9%
Frankreich	8%
Spanien	4%

Die Zahl der Bürger, die sich ihre Medikamente selber in der Apotheke kaufen, also Selbstmedikation betreiben, hat in den letzten Jahren immer weiter zugenommen. Die Werbeagentur LINTAS und Verlage haben in ihren großangelegten Umfragen folgende Ergebnisse gefunden:

Der Aussage: «Wenn ich es vermeiden kann, gehe ich gar nicht zum Arzt, sondern kaufe mir die Medikamente in der Apotheke» stimmten zu:

1978	17%
1982	32%
1983	33%
1984	35%

Das Infratest-Institut Gesundheitsforschung aus München hat im Auftrage des Bundesverbandes der Arzneimittelhersteller 1987 eine Umfrage gestartet, um herauszubekommen, wer Selbstmedikation betreibt. Dabei wurde zuvor eine «typisierende» Einteilung der Bürger durchgeführt.

Wer Selbstmedikation betreibt:	
Der intellektuelle Selbstmedikationstyp	21%
Der Arzneimittelskeptiker	20%
Der gesundheitsbewußte Arztbesucher	17%

Der erfahrene Selbstmedikationstyp	15 %
Der übersensible Arztorientierte	15 %
Der Unbeschwerte	12 %

Laut Infratest verordnet sich der intellektuelle Selbstmedikationstyp rezeptfreie Präparate, da er sie für kostensparend und zielgerecht einschätzt.

Deutlich wurde aber bei dieser Befragung, daß 79 % der Befragten mit den Beipackzetteln nicht zufrieden sind, weil sie wichtige Teile des «Waschzettels» gar nicht verstehen. Diese Patienten fordern eine leichtverständliche Kurzfassung der Arzneimittelinformation statt der gesetzlichen – aber für Laien kaum verständlichen – Langfassung. Immer wieder wird darauf hingewiesen, daß auch die Arzneimittel-Wechselwirkungen mit anderen Medikamenten und auch die Gegenindikationen deutlicher gemacht werden müssen, vor allem aber verständlicher.

Der Gedanke des Ministers, daß sich die Ärzte zu Lasten der GKV in ungebührlichem Ausmaß mit Bagatellerkrankungen beschäftigen, ist durch die Statistik eindeutig widerlegt.

Die zunehmende Einengung der ärztlichen Verordnung durch die gesetzlichen Krankenkassen fördert die Selbstmedikation. Nach Studien aus Großbritannien wird für den Markt der nicht rezeptpflichtigen Arzneimittel (sogenannter OTC-Markt, aus dem Englischen: over-the-counter) eine Steigerung bis 1990 um weitere 17 % erwartet.

Nach einer Vermutung der Zeitschrift ARZT UND WIRTSCHAFT vom Juni 1987 müßte mit einer Mehrausgabe für die Krankenkassen von etwa 1 Mrd. DM jährlich gerechnet werden, wenn nur 20 % der Präparate, die bisher frei verkauft werden, durch ärztliche Verordnung ersetzt würden.

Nach einer Untersuchung des Emnid-Institutes geben heute schon 40 % der Bundesbürger an, gelegentlich zu rezeptfreien Präparaten zu greifen. 75 % bis 80 % aller Gesundheitsbeschwerden werden überhaupt nicht oder selbst kuriert. Nur 20 % der Gesundheitsbeschwerden führen überhaupt zu einem Arztbesuch.

Die «Hits» unter den rezeptfreien Arzneimitteln in Prozent ihrer Anwendung (1985)

Zahn-/Kopfschmerzmittel	30 %
Schnupfenmittel	20 %
Halsschmerzmittel	18 %
Vitamintabletten	18 %
Hustenmittel	15 %
Präparate zur Desinfektion von Mund und Rachen	13 %
Fußpflegemittel	10 %
Mittel gegen Verstopfung – zur Verdauungsregulierung	9 %
Einreibemittel gegen Sportverletzungen	9 %

Auch im Bereich der Selbstmedikation werden rund 50 % der Präparate vom Arzt verordnet oder empfohlen. Allein die Grippe-Erkältungspräparate und Schmerzmittel erzielten 1986 mehr als 1,1 Mrd. DM Umsatz. Die Reihenfolge der Maßnahmen, die ein Bürger bei Erkrankungen ergreift, setzt das Medikament aus der Hausapotheke an die erste Stelle, an die zweite Stelle das Hausmittel, und erst dann erfolgt der Besuch beim Arzt, und der Kauf von rezeptfreien Medikamenten am Schluß. Je jünger die Bürger sind, desto schneller gehen sie zum Arzt. Vernünftige Hausmittel und rezeptfreie Medikamente werden häufiger von älteren Bürgern angewendet.

Bei einer Befragung nach den häufigsten Medikamenten in der Hausapotheke ergab sich folgende Verteilung in Prozent.

Schmerzmittel	84,2 %
Erkältungsmittel	70,4 %
Mittel gegen Entzündungen, Wunden, Brandverletzungen	66,7 %
Mittel gegen Hauterkrankungen	57,4 %
Fieber-, Schmerzzäpfchen und -Säfte	52,8 %
Mittel gegen Sportverletzungen, Gelenkerkrankungen, Prellungen	51,8 %
Magen- und Darmmittel	44,4 %
Herz- und Kreislaufmittel	43,5 %
Ohrentropfen	43,5 %
Schlaf- und Beruhigungsmittel, Psychopharmaka	38,0 %

Die weitere Befragung ergab, daß nur in weniger als 10 % der Fälle die Mittel nach bestimmten Kriterien geordnet und aufbewahrt wurden, in einem Drittel der Fälle waren die Mittel ungeordnet aufbewahrt. Über 50 % der Medikamente waren einmal vom Arzt verordnet worden.

Die Zeitschrift ÄRZTLICHES MANAGEMENT stellte 1982 unter dem Titel «Selbstmedikation: Der Schleier vor der Hausapotheke» fest, daß die meisten Ärzte zur Selbstmedikation ein ambivalentes Verhältnis haben. Einerseits werden sie dadurch von Bagatellfällen entlastet, andererseits könnten damit Gefahren für den Patienten verbunden sein. Da die Selbstmedikation in den letzten Jahren ihren festen Stellenwert behauptet hat, sollte sich die Diskussion darauf konzentrieren, wie die Risiken verringert werden können.

In dem Artikel werden als Nutzen der Selbstmedikation angegeben:

1. Dem Arzt bleibt mehr Zeit für die Behandlung ernsthaft kranker Patienten, da durch die Selbstmedikation Untersuchung, Beratung und Verschreibung entfallen.
2. Die Selbstmedikation und die dadurch nicht anfallenden Arzt- und Arzneimittelkosten entlasten die Krankenversicherung.
3. Für den Patienten entfallen durch die Selbstmedikation die mit einem Arztbesuch verbundenen Zeitverluste.
4. Der eigenverantwortliche Gebrauch von Arzneimitteln stärkt die Selbstverantwortung des einzelnen für seine Gesundheit.

Als Risiken der Selbstmedikation werden angegeben:

1. Durch die Selbstmedikation kann es zum Mißbrauch von Arzneimitteln kommen und der Gefahr von Abhängigkeit.
2. Durch einen nicht sachgerechten Gebrauch von Arzneimitteln können Interaktionen mit anderen Arzneimitteln und Nebenwirkungen auftreten.
3. Wenn Patienten Frühsymptome von Krankheiten fehldeuten, dadurch ärztliche Hilfe nicht rechtzeitig in Anspruch nehmen und statt dessen selbständig Arzneimittel einnehmen, kann dieses Verhalten zur Verschleppung von Krankheiten führen.

Als Fazit schreibt H. PEHLKE, Diplom-Wirtschaftsingenieur, Wissenschaftlicher Mitarbeiter im Institut für Gesundheits-System-Forschung in Kiel:

«Die Selbstmedikation bringt keine größeren Risiken als jede andere medikamentöse Behandlung, wenn die Patienten ausreichend über Grenzen und Gefahren aufgeklärt sind. Dazu kann der Arzt seinen Teil beitragen.»

Selbstmedikation kann gefährlich sein

Daß die Selbstmedikation gefährlich sein kann, darauf hat Dr. Ursula SEHRT (Ärztin für Allgemeinmedizin – Münchener Medizinische Wochenschrift 130, 1988, Nr. 23) hingewiesen.

In ihrer Praxis wurden 1986 über einen Zeitraum von drei Monaten alle Zwischenfälle registriert, die unter Selbstmedikation mit Grippemitteln oder Laxantien aufgetreten sind.

«Das Ergebnis:
Selbstmedikation mit Grippemitteln:

2 Bronchopneumonien (Lungenentzündungen)
2 Bronchopneumonien mit Perimyocarditis (Herzmuskel-Entzündung)
1 Koma diabetikum (Extrem hoher Blutzucker)
1 Präkoma diabetikum
1 Hypertensive Krise (Bluthochdruck-Krise)
1 Status asthmaticus
1 blutendes Ulcus ventriculi (Zwölffingerdarm-Geschwür)

Selbstmedikation mit Laxantien:

4 klinisch manifeste Hypokaliämien (zu niedrige Kalium-Werte)
2 orthostatische Kollapse (Kreislaufkollaps)
1 Herzrhythmusstörung
1 Bronchopneumonie
1 tiefe Beinvenenthrombose mit Lungenembolie

Im Beobachtungszeitraum belief sich die Summe der aus den genannten Zwischenfällen resultierten stationären Aufenthalte auf über 12 Wochen.»

Hier handelt es sich um eine Einzelstichprobe, die nicht überbewertet werden soll, aber soviel wird deutlich: Selbstmedikation hat nicht nur einen kosteneinsparenden Effekt, sie kann auch lebensgefährlich sein. Ob die Kosten-Nutzen-Relation im Hinblick auf alle Menschen, die Selbstmedikation betreiben, wirklich stimmt, kann derzeit niemand beantworten. Eines wird jedoch deutlich: Auch in der Gesundheitspolitik haben die Götter die Diagnose vor die Therapie gesetzt. Oder anders ausgedrückt: Eine kausale Behandlung ist stets erfolgversprechender als unkritische Polypragmasie.

Wie informieren sich die Bürger über Gesundheit und Medikamente?

Um Selbstmedikation betreiben zu können – und diese wird von allen, auch ärztlichen Seiten für kleine und leichte Beschwerden befürwortet –, muß der Bürger sich informieren können. Zum Informations- und Selbstmedikationsverhalten wurde 1983 eine breit angelegte Befragung durch die Abteilung für medizinische Soziologie der Universität Freiburg (Prof. J. VON TROSCHKE) im Rahmen eines vom Bundesministerium für Arbeit und Soziales geförderten Forschungsprojektes durchgeführt.

77,6 % der befragten Ärzte gaben an, daß es Beschwerden gibt, die nicht notwendigerweise auch ärztlich behandelt werden müssen.

Wie informiert sich der Bundesbürger über Gesundheit:

Nach der Studie liegt immer noch der Arzt an der Spitze vor den Massenmedien und dem Gesundheitsbuch.

Informationsquellen	Prozent
Arzt	79,0 %
Massenmedien	39,0 %
Gesundheitsbuch	27,8 %
Verwandte, Bekannte, Freunde etc.	12,2 %
Fachliteratur	10,7 %
Apotheker	7,3 %
Medizinische Kenntnisse noch von der Ausbildung vorhanden, keine weitere Information nötig	5,4 %
bin informiert, brauche keine weiteren Informationen	1,0 %
Sonstiges	1,5 %

(Mehrfachnennungen waren möglich)

Bei der Information des Bürgers spielen Rundfunk und Fernsehen eine wichtige Rolle. An der Spitze der Gesundheitssendungen liegt mit 31,6 % das Gesundheitsmagazin Praxis, gefolgt von der «Sprechstunde» mit 19 % und dem ARD-Ratgeber Gesundheit mit 8,5 %.

Arzt und Apotheker sind Partner um die Gesundheit des Bürgers. Nach Untersuchungen, wie der Apotheker informiert, liegt an erster

Stelle mit 57,3 % die Medikamentenempfehlung, es folgt die allgemeine Information mit 28,2 %, der Rat zu Hausmitteln mit 10,2 % und erst an vierter Stelle der Rat, zum Arzt zu gehen, mit 5,1 %. Nur in 3,4 % führt der Apotheker selber eine Gesundheitsberatung durch.

Der Patient hat ein Recht auf Information

1970 erklärte Professor KREYENBERG, Vorstandsmitglied der Arzneimittelkommission der deutschen Ärzteschaft:

«Jeder Bürger unseres Landes hat das Recht, sich mit rezeptfreien Arzneimitteln nach eigenem Gutdünken, auch ohne fachkundigen Rat, selbst zu behandeln. Er hat aber auch ein Anrecht auf eine sachgerechte Aufklärung über die Risiken einer solchen Selbstmedikation durch Ärzte, Apotheker... und andere, die dazu in der Lage und berufen sind.»

Immer wieder haben Laien den Eindruck, daß die pharmazeutische Industrie, die durch Werbung in Zeitschriften, im Radio und im Fernsehen sie «mit positiver» Information überschüttet, die Negativinformationen zu Nebenwirkungen, Gegenanzeigen etc. verharmlost.

In den letzten Jahren haben hier die Verbraucherorganisationen gute Arbeit und dem Bürger sehr viel Hilfe geleistet.

Das Interesse an der chemischen Medizin, wie einige die Arzneimittel auch nennen, ist in der Bevölkerung groß. Dies zeigen die hohen Auflagen der Bücher BITTERE PILLEN, DIE BESSEREN PILLEN, DIE RICHTIGE ARZNEI, um nur einige zu nennen. Die BITTEREN PILLEN und die BESSEREN PILLEN haben inzwischen zusammen eine Auflage von über 1 Mio. erreicht.

Selbstmedikation durch Wunschverordnungen

In den Bereich der Selbstmedikation gehören auch Verschreibungen, die auf Wunsch des Patienten stattfinden. Dabei handelt es sich um eine über den Rezeptblock des Arztes gelenkte «Selbstmedikation», für deren Kosten allerdings die Versichertengemeinschaft aufkommen muß.

Naturgemäß ist es kaum möglich, den Umfang der Verschreibungen, die auf Wunsch des Patienten erfolgen, einigermaßen exakt festzustellen.

1987 hat P. MÖSINGER festgestellt, daß 60 % der Verschreibungen in einer Arztpraxis auf Wunsch des Patienten erfolgten und der verordnende Arzt nur 42,5 % der verordneten Arzneimittel verschrieben hätte, wenn er in der Lage gewesen wäre, frei zu entscheiden. Die ärztliche Praxis ist ein Wirtschaftsbetrieb, wenngleich dies von vielen Praxisinhabern verdrängt wird, die zunehmend unter Kostendruck geraten. Hinzu kommen sich ständig mehrende dirigistische Eingriffe, die dazu beitragen, daß es immer weniger autonome und frei entscheidende Arztpersönlichkeiten gibt. In unserem Sozialleistungssystem ist der Arzt in die Rolle eines Schiedsrichters, der zwischen den Interessen des einzelnen und der Solidargemeinschaft zu vermitteln hat, gedrängt worden. Diese Aufgabe wird er um so schlechter erfüllen können, je mehr er unter wirtschaftlichen Druck und administrative Zwänge gerät. Die Vielfalt der Arzneimittel-Spezialitäten, die sich im Hinblick auf ihre Wirkstoffe nur unwesentlich unterscheiden, ist nicht nur Ausdruck des Gewinnstrebens der Pharmaindustrie, sondern auch des Wunsches der Patienten nach einer individuellen Behandlung. Welcher Patient wird schon damit zufrieden sein, daß die eigenen, sehr viel intensiveren Beschwerden mit dem gleichen Präparat behandelt werden wie die «Bagatellerkrankung» der Nachbarin von gegenüber, die überhaupt nicht behandlungsbedürftig wäre. Man denke nur daran, welch negativen Einfluß die stereotype Verordnung des gleichen Mittels bei ähnlichen Krankheiten auf die Patienten im Wartezimmer hätte, die... häufig ihre Erfahrungen untereinander austauschen. Das Ansehen des Arztes würde sinken und damit das Vertrauen in die verordnete Arznei.

Die Preisvergleichsliste

Der Bundesausschuß der Ärzte und Krankenkassen stellt im Rahmen einer Preisvergleichsliste Arzneimittel nach Preisen und Verordnungsmengen zusammen. Bleiben wir bei dem schon einmal angeführten Beispiel des Grundstoffes NIFEDIPIN, so ergeben sich entsprechend den verschiedenen Präparaten unterschiedliche Preise.

Genannt werden immer nur die Medikamentennamen, nicht die herstellenden Firmen. Verglichen wurden nur die rechnerisch mittleren Tagesbehandlungskosten für Präparate mit der Dosis von jeweils 10 mg und einer Mindesttagesdosis von 30 mg.

ADALAT	2,43
ADALAT Eurim-Pharm	2,08
ADALAT Firma Westen	1,98
APRICAL 10	1,31
CORDICANT	1,33
COROTREND 10	1,33
DURANEFIN 10	1,20
NIFE-PUREN 10	1,33
NIFEDIPAT 10	1,15
NIFEDIPIN 10 Hexal	1,14
NIFEDIPIN 10 Stada	1,33
NIFEDIPIN ratiopharm 10	1,19
NIFICAL 10-Tablinen	1,31
PIDILAT	1,22

(Stand: 1986)

Der Unterschied zwischen dem teuersten Nifedipin-Präparat (ADALAT) und dem preiswertesten Präparat beträgt immerhin für die mittlere Tagesdosis von 30 mg 1,21 DM.

Geht man davon aus, daß ein Patient diese mittlere Tagesdosis 365 Tage einnimmt, so ergibt sich eine Differenz nur für ein Jahr zwischen dem teuersten und billigsten Präparat von 441,65 DM.

Dieser Betrag erscheint im Einzelfall klein, wenn man aber bedenkt, daß in der Bundesrepublik viele 100000 Packungen von dem Präparat ADALAT verkauft werden, so erkennt man, daß die Abgabe des billigeren Präparates statt ADALAT eine gewaltige Gesamteinsparung für die Kassen bringen würde.

Aber auch bei den freiverkäuflichen Präparaten, wie zum Beispiel ASPIRIN, sind die Preisunterschiede nicht gering. Der Käufer (Patient) wird in Zukunft schon darauf achten müssen, welches Präparat ihm der Apotheker mitgibt, denn der Apotheker kann nicht daran interessiert sein, primär das billigste Angebot abzugeben.

Die 500-mg-Tablette kostet:

ACETYLIN	0,18 DM
ASPIRIN	0,24 DM
ASPRO 500	0,39 DM
ASS 500 DOLORMIN	0,15 DM
ASS DURA	0,08 DM
ASS FRIDETTEN	0,11 DM
ASS-ratiopharm	0,08 DM
ASS-Wölm	0,15 DM
CC-Biopharma ASS 500 mg	0,15 DM
GELOPOL	0,29 DM
GODAMED	0,17 DM
(1986)	

Die Preisdifferenz zwischen der teuersten und billigsten Tablette beträgt hier allein 0,31 DM.

Das sicher bekannteste Präparat mit ASS (Acetylsalicylsäure) ALKA-SELZER ist gleichzeitig auch das teuerste. Die Firma bringt eine Packung mit 20 Tabletten und einer Dosis von 320 mg in den Handel für 8,70 DM. Berechnet man den Preis einer wirksamen 500-mg-Tablette, so kommt man hier auf 0,68 DM. Übertroffen wird dieser Preis nur noch von dem kaum bekannten Präparat CONTRADOL. Hier würde die Einzeltablette mit 500 mg (die Firma bringt nur Tabletten mit 130 mg in den Handel) 1,44 DM kosten. Man kann also Kopfschmerzen bekommen, wenn man Kopfschmerzen behandelt.

Werbung und Information vor dem Schreibtisch: Pharma-Referenten

In der Bundesrepublik schätzt man die Zahl der Pharmareferenten auf 16000 bis 18000. Pharmareferent kann jeder werden, der mindestens eine Ausbildung als MTA, PTA nachweisen kann oder z. B. sein Medizinstudium nach dem Physikum abgebrochen hat.

Wer nicht auf diesen einschlägigen Fortbildungsweg verweisen kann, ist, wie die Pharmaindustrie sagt, kein «Besitzständler», sondern muß eine halbjährige Ausbildung mit abschließender Prüfung absolvieren, um sich danach Pharmareferent nennen zu dürfen.

Die Gehälter der Pharmaindustrie liegen, wenn die Ausbildung von der Firma bezahlt wird, am Anfang bei 2700 bis 2800 DM brutto. Kommt jemand als MTA oder PTA o. ä. zur Pharmaindustrie, liegt das Anfangsgehalt bei 3000 DM.

Ein erfahrener Pharmareferent kann zwischen 4000 bis 5000 DM pro Monat verdienen, die Spitzenleute in diesem Gewerbe bis zu 6000 DM. Spitzenleute sind für die Pharmaindustrie Pharmareferenten, die die Präparate gut an den Mann bringen.

Um diese Arbeit zu aktivieren, werden in unterschiedlicher Weise Prämien gezahlt. Es gibt Firmen, die investieren pro Mitarbeiter eine feste Summe in einen Topf, und jeden Monat werden die Pharmareferenten an ihrer Leistung gemessen. Die besten bekommen eine Prämie. Diese Prämien, vierteljährlich ausgeschüttet, können im Endeffekt bei ca. 1000 DM zusätzlich liegen.

Die Firmen geben in der Regel an, welche Präparate besonders beworben werden sollen und in die Prämie kommen. Kontrolliert werden kann die Arbeit des Pharmareferenten mit Hilfe des RPM (Regionaler Pharmamarkt), eines Buches, das sämtliche statistischen Daten zum Arzneimittel-Handel in Apotheken erfaßt.

Die Apotheken eines Kreises – die Verteilung der Kreise der Pharmareferenten geschieht analog den Kreisen im RPM – werden zusammengezogen und der Verkauf der einzelnen Präparate wird aufgelistet. So hat die Pharmafirma einen ständigen Überblick und eine Kontrolle über ihre Referenten. Partner des Arztes können 99 % dieser Pharmareferenten nicht sein. Eine halbjährige Ausbildung ohne entsprechende medizinische Vorkenntnisse kann, vor allem in dem schwierigen Gebiet Pharmazie und Pharmakologie, sicher nicht zum ärztlichen Partner prädestinieren.

Ein Prozent der Pharmareferenten allerdings sind Akademiker, Biologen, Tierärzte, Chemiker, Apotheker, also Berufsstände, die erhebliche Probleme in der freien Wirtschaft haben. Traurig für den Arzt ist, daß ein akademischer Pharmareferent ihn meist nach wenigen Monaten verläßt, denn in der Regel wollen diese Pharmareferenten ins Produkt-Management, um weiter ins Marketing zu kommen.

Streit um die «Weltmeister» im Pillenschlucken

Nachdem Minister BLÜM Bundesbürger als «Weltmeister im Schlucken von Medikamenten» bezeichnet hatte, begann der Pharmazeutische Bundesverband zu recherchieren. Nach einer Mitteilung des Bundesverbandes nimmt jeder Bürger in der Bundesrepublik im Jahr 997 Pillen, Tropfen, Zäpfchen oder Medikamente in anderen Darreichungsformen zu sich.

Die Bundesbürger liegen damit aber beim Arzneimittelverbrauch im «guten Mittelfeld», denn die Franzosen führen die Liste mit 1640 Einzeldosen von Medikamenten an. Ihnen folgen die Italiener mit 1557 und die Briten mit 1431 Dosen.

Vorschläge zur Kostendämpfung im Bereich: Arzneimittel

Einsparungen auf dem Arzneimittelsektor sind am wirkungsvollsten dann zu erzielen, wenn es gelingt, Einvernehmen darüber herzustellen, welche Medikamente nicht mehr zu Lasten der Krankenkassen verordnet werden dürfen, weil sie zu einer «ausreichenden und zweckmäßigen» Behandlung nicht «notwendig» sind (z. B. Leberschutzpräparate, Stärkungsmittel, die meisten Vitamine, Cerebroenergetika, Venenpräparate, Sportsalben, Geriatrika u. a.).

Positiv- und Negativlisten, die, wie die Erfahrung zeigt, schwer durchsetzbar, wenig wirksam und rechtlich problematisch sind, wären dann überflüssig.

Es darf nicht übersehen werden, daß komplizierte Regelungen oft nur zu einer Verlagerung der Kosten führen, weil die erreichten Einsparungen durch den Verwaltungsaufwand aufgezehrt werden.

Die Mehrwertsteuer auf Arzneimittel ist um 50% zu senken oder abzuschaffen.

Einführung einer sozialverträglichen und gesundheitspolitisch unbedenklichen prozentualen Selbstbeteiligung der Versicherten an den Arzneimittelkosten!

Die Erhöhung der Rezeptgebühr von 2 DM auf 3 DM pro Verordnung ist kein brauchbares Steuerungsinstrument, weil sie dazu führen wird, daß noch mehr Großpackungen verordnet werden als bisher und dadurch die Kosten steigen.

Die im Gesundheitsreformgesetz (GRG) vorgesehene Festlegung von Festpreisen für Arzneimittel kann zur Kostendämpfung beitragen. Durchsetzbar sein wird eine Festpreisregelung nur für wirkungsgleiche Präparate. Die ursprünglich vorgesehene Ausweitung auf Medikamente mit therapeutisch vergleichbaren Wirkstoffen und solche mit gleichen Anwendungsgebieten wird daran scheitern, daß eine verbindliche Definition der genannten Begriffe nicht möglich ist und es sich hier um unvertretbare Eingriffe in die Therapiefreiheit mit nicht übersehbaren haftungsrechtlichen Konsequenzen handelt.

§ 138 des GRG sieht vor, daß Apotheken zur Abgabe des preisgünstigsten Arzneimittels verpflichtet sind, wenn der verordnende Arzt nur die Wirkstoffbezeichnung angibt oder die Ersetzung des verordneten Arzneimittels durch ein wirkstoffgleiches, preisgünstigeres Arzneimittel ausdrücklich zuläßt.

Hier ergeben sich aber erhebliche rechtliche Probleme, denn die Apothekenbetriebsordnung (ApoBetO) vom 9.2.1987 hat das Substitutionsverbot nicht beseitigt, und ein Arzt würde, wenn er die Auswahl eines anderen Präparates als des verordneten unter Preisgesichtspunkten durch den Apotheker zuläßt, diesem einen Teil seiner ärztlichen Verantwortung übertragen und müßte daher auch die rechtlichen Folgen einer Medikamentenauswahl durch den Apotheker tragen.

1985 veröffentlichte das wissenschaftliche Institut der Ortskrankenkassen eine Analyse der Arzneiverordnungen des Jahres 1981 unter Mitarbeit zahlreicher Wissenschaftler. Schon für 1981 konnte eine erhebliche Kosteneinsparmöglichkeit durch Verordnung von Generika aufgezeigt werden.

Kosteneinsparungsmöglichkeiten bei den 50 marktführenden Arzneimitteln

Marktführende Arzneimittel	Thera-peu-tische Bewer-tung	Umsatz Mio. DM	Verord-nungen Mio.	Ersatz durch	Kosten Mio. DM
Euglucon	W	303,9	5,0	Duraglucon	122,2
Tagamet	W	185,8	2,2	–	185,8
Isoket	W	139,8	4,4	ISDN Stada	106,8
Briserin	NSK	137,5	5,2	Rau-D-Tablinen	25,0
Voltaren	W	127,5	4,7	–	127,5
Trental	Z	118,8	2,2	–	118,8
Lexotanil	W	109,5	5,8	Durazanil	60,9
Novodigal	W	105,2	10,3	β-Acetyldigoxin R.A.N.	57,4
Adumbran	W	100,6	5,9	Durazepam	51,6
Adalat	W	96,0	1,9	–	96,0
Lanitop	W	92,8	8,2	β-Acetyldigoxin R.A.N.	35,9
Aldactone-Saltucin	W	87,9	1,2	Spiro-D-Tablinen	60,2
Amuno	W	85,4	2,0	Indomet-ratiopharm	23,2
Felden	W	81,6	1,9	–	81,6
Hydergin	Z	81,1	1,7	Ergodesit	29,4
Modenol	NSK	79,8	3,2	Rau-D-Tablinen	17,9
Dusodril	Z	76,3	2,1	–	76,3
Euphyllin	W	67,8	2,4	Duraphyllin	29,0
Depot-Insulin Hoechst	W	66,5	1,1	–	66,5
Beloc	W	65,9	1,5	–	65,9
Dihydergot	W	63,8	1,9	Ergont	39,7
Cedur	W	62,3	1,5	Clofibrat Sanorania	13,6
Venoruton	Z	62,2	1,6	Troxerutin ratiopharm	38,3
Persumbran	Z	62,1	2,2	Durazepam	22,4
Isoptin	W	58,3	2,1	–	58,3
Dytide H	W	56,1	1,6	Triamteren Comp. ratiopharm	16,6
Dociton	W	52,8	1,7	Propra ratiopharm	31,7
Normabrain	Z	52,3	1,1	–	52,3
Zyloric	W	49,8	1,0	Allopurinol R.A.N.	11,8
Dehydro Sanol Tri	NSK	49,0	1,7	Turfa	23,1
Catapressan	W	46,1	1,3	–	46,1
Fludilat	Z	44,0	0,9	–	44,0
Visken	W	43,4	1,1	Durapindol	22,4
Bisolvon	Z	43,1	3,7	–	43,1

Marktführende Arzneimittel	Therapeutische Bewertung	Umsatz Mio. DM	Verordnungen Mio.	Ersatz durch	Kosten Mio. DM
Moduretik	W	42,7	1,4	Triamteren Comp. ratiopharm	16,4
Vibramycin	W	41,6	1,1	Doxy-Wolff	7,9
Isocillin	W	40,3	1,8	Penicillin VK Sanorania	9,3
Novadral	W	40,3	1,6	Tonus Forte Tablinen	6,1
Limbatril	NSK	40,1	2,6	Laroxyl	18,2
Tavor	W	39,9	2,0	Pro Dorm	34,7
Paspertin	W	39,3	3,0	Duraclamid	22,2
Spasmo-Cibalgin Comp.	NSK	38,4	3,2	Talvosilen	17,0
Tranxilium	W	37,4	1,8	Durazepam	10,4
Oxyrol-Lasix	NSK	36,6	0,5	Spiro Comp. ratiopharm	28,7
Iso Mack	W	36,5	1,1	ISDN ratiopharm	12,8
Aldactone	W	36,1	0,5	Duraspiron	17,2
Effortil	W	36,1	1,8	Tonus Forte Tablinen	15,8
Maaloxan	W	35,9	2,6	–	35,9
Nootrop	Z	35,2	0,7	–	35,2
DCCK	Z	34,2	0,8	Circanol	19,9
Gesamt		3565,8	123,6		2209,3

Marktausnutzung: Kosteneinsparung: **1356,5 Millionen DM (38 %)**
Zusätzlich Verzicht auf zweifelhaft wirksame Arzneimittel
= zusätzliche Kosteneinsparung: **479,7 Millionen DM (13 %)**
Kosteneinsparung insgesamt: **1836,2 Millionen DM = 51 %**

W : Wirksam
Z : Zweifelhaft wirksam
NSK : Nicht sinnvolle Kombination

Aus: GKV-Arzneimittelindex 1985

Die Entwicklung der Generika ist weitergegangen, und heute gibt es zu fast jedem in der Tabelle aufgeführten Markenpräparate Generika.

7. Krankenkassen

Ein bißchen Geschichte

Bis auf 0,4 % oder 215000 Personen ist heute die gesamte Bevölkerung der Bundesrepublik krankenversichert. Die Versicherten verteilen sich auf 1150 gesetzliche Krankenkassen und 41 Privatkassen.

Art des Krankenversicherungsschutzes in der Bundesrepublik (Juni 1985)

Versicherungsschutz	Insgesamt	
	1000	Prozent
Ortskrankenkasse	25115	41,2
Betriebskrankenkasse	7249	11,9
Innungskrankenkasse	2915	4,8
Landwirtschaftliche Krankenkasse	1632	2,7
Bundesknappschaft	1459	2,4
Ersatzkasse	16077	26,4
Private Krankenversicherung	5135	8,4
Sonstiger Versicherungsschutz	1190	2,0
Nicht krankenversichert	215	0,4
Insgesamt	60987	100

Etwa 90 % der Bürger sind in der gesetzlichen Krankenversicherung (GKV) geschützt, die heute den wichtigsten Teil eines seit über 100

Jahren gewachsenen Systems der sozialen Sicherung darstellt. Bei ihrer Gründung durch das «Gesetz betreffend die Krankenversicherung der Arbeiter» vom 15. Juni 1883 war sie eine Solidargemeinschaft zur Stützung des Lebensunterhaltes von Arbeiterfamilien bei Erkrankungen des Ernährers. Kernstück der Krankenversicherung in den Anfangsjahren war die Einkommensersatzfunktion. Die Versicherungsträger standen unter staatlicher Aufsicht und besaßen das Selbstverwaltungsrecht.

1911 wurde die Reichsversicherungsordnung (RVO) beschlossen, die eine Zusammenfassung der Bismarckschen Sozialgesetze und eine Ausweitung des Versichertenkreises beinhaltete. Die RVO gilt in den Grundzügen noch heute. Es ist jedoch geplant, das gesamte Sozialrecht nach und nach im Sozialgesetzbuch zusammenzufassen.

Eine Erweiterung der Sachleistungen der Krankenversicherung erfolgte dann in der Weimarer Republik, wie zum Beispiel 1928 bei der Familienhilfe.

Die heute des öfteren geführte Diskussion über die Einheitsversicherung hat eine lange Tradition. Der bereits im 19. Jahrhundert entwickelte Plan einer Einheitsversicherung wurde von den Nationalsozialisten zunächst wiederbelebt, aber schon bald, unter ausdrücklichem Hinweis auf die historisch gewachsenen Strukturen der Sozialversicherung, wieder zu Grabe getragen. Die Selbstverwaltung wurde von den Nationalsozialisten allerdings völlig aufgelöst und durch das «Führerprinzip» auch bei den Krankenkassen ersetzt. Die Zeit zwischen 1945 und 1950 war gekennzeichnet von der Restauration des marktwirtschaftlichen Wirtschafts- und Gesellschaftssystems. Restauriert wurde auch die gesetzliche Krankenversicherung, die auf den vorhandenen rechtlichen Grundlagen aufgebaut worden ist.

Im Gegensatz zu privatwirtschaftlichen Versicherungen, bei denen Leistungen nach dem Äquivalenzsystem erbracht werden, das heißt, daß der Leistungsumfang von der Höhe der Beitragszahlungen abhängt, gilt für die gesetzliche Krankenversicherung das Solidarprinzip, das heißt, daß alle Versicherten den gleichen Leistungsanspruch genießen. Nach diesem Prinzip, bei dem gleiche Leistungen bei einkommensproportionalen Beiträgen erbracht werden, finden gewisse Umverteilungen innerhalb der Risikogemeinschaft statt.

Ein weiteres Prinzip der gesetzlichen Krankenversicherung ist die Finanzierung nach dem Versicherungsprinzip durch Beitragszahlung.

Für Angestellte, deren Einkommen einen gewissen Mindestbetrag nicht übersteigt (zur Zeit 4500 DM), besteht Sozialversicherungspflicht. Für Arbeiter gibt es bis heute noch keine Grenze. Ein bestimmter Teil ihres Gehaltes bzw. Lohnes wird an die Sozialversicherungsträger abgeführt, wodurch eine direkte Verbindung zum Arbeitseinkommen besteht. Den gleichen Teil muß auch der Arbeitgeber beitragen. Die Sozialversicherungsträger werden nach dem Selbstverwaltungsprinzip verwaltet. Innerhalb vom Staat per Gesetz festgesetzten Rahmenbedingungen im Sozialgesetzbuch leiten die Vertreter von Versicherten und Arbeitgebern die Geschäfte der Sozialversicherung autonom.

Bestimmend für die weitere Entwicklung der GKV waren die Jahre zwischen 1957 und 1976, in der der Katalog der bereits bestehenden Sozialleistungen ausgedehnt wurde. Hinzu kam eine Erweiterung des versicherten Personenkreises um Behinderte, Studenten, Schüler und zum Teil Strafgefangene. Auch Selbständige konnten der GKV beitreten.

Das Gesetz über die Krankenversicherung der Landwirte vom August 1972 vereinheitlichte für einen ganzen Berufsstand Selbständiger die Versicherung. Gleichzeitig ist auch das Leistungsangebot der Sozialversicherung erweitert worden. Neben der Anpassung der Geldleistungen der GKV an das Lohn- und Preisniveau erfuhr zum Beispiel unter anderem das Mutterschutzgesetz erhebliche Verbesserungen, zudem wurde die gesetzliche Mutterschaftsvorsorge begründet. Seit 1971 tragen die Krankenkassen die Kosten für Maßnahmen zur Früherkennung von Krankheiten und für unbegrenzte Krankenhauspflege, unter bestimmten Voraussetzungen auch die für Haushaltshilfen, und sie zahlen Krankengeld bei Betreuung eines erkrankten Kleinkindes.

Das Rehabilitationsangleichungsgesetz von 1974 brachte den Betroffenen Übergangs- und Krankengeld für die gesamte Dauer der Rehabilitation sowie Anspruch auf umfassende Beratung. Neben dem Ausbau der Geld- und Sachleistungen mußten sich die Krankenkassen auch auf rechtliche Veränderungen in bezug auf das Kassenarztrecht und die Finanzierung der stationären Versorgung einstellen. Das Gesetz über das Kassenarztrecht vom 17. August 1955 brachte eine völlige Novellierung dcr §§ 368 ff RVO mit sich. Die niedergelassenen Ärzte verfügen seitdem über das Monopol zur ambulanten Versorgung. Das Urteil des Bundesverfassungsgerichtes vom 23. März

1960 ermöglicht die uneingeschränkte Niederlassungsfreiheit der Ärzte.

In der stationären Versorgung ist das Krankenhausfinanzierungsgesetz vom 29. Juni 1972 für die gesetzliche Krankenversicherung von großer Bedeutung. Das Gesetz regelt die Grundsätze der Finanzierung. Seitdem wird zwischen Investitions- und Pflegekosten unterschieden, wobei die Pflegesatzkosten von den Krankenkassen und die Investitionskosten vom Bund und den Ländern aufgebracht werden. Die Länder sind allerdings verpflichtet, Krankenhausbedarfspläne aufzustellen sowie eine mehrjährige Finanzplanung zu betreiben. Vor dieser gesetzlichen Regelung wurden die staatlichen Krankenhäuser vorwiegend über Haushaltsmittel und Gebühren finanziert.

Das Selbstverständnis der Krankenversicherung in dieser Phase hatte der damalige Geschäftsführer des AOK-Bundesverbandes, FRITZ KASTNER, noch 1972 so formuliert:

«Die gesetzliche Krankenversicherung ist auf ganz bestimmte Aufgaben festgelegt. Sie darf sie – abgesehen von geringfügigen, bedeutungslosen Ausnahmen – der Art nach weder erweitern noch einschränken, muß sie vielmehr – wegen ihrer für die betroffenen Menschen existentiellen Bedeutung – in vollem Umfang erfüllen. Das hat für die Finanzierung der Krankenversicherung zur Folge, daß in der Finanzierung die Ausgaben Vorrang haben: zuerst sind sie zu ermitteln und die Beiträge bzw. die Einnahmen so festzusetzen, daß sie die Ausgaben decken.»

Doch bereits 3 Jahre später forderten die Ortskrankenkassen,

«daß sich die Entwicklung der Ausgaben an der Entwicklung des Grundlohnes zu orientieren hat. Ein darüber hinausgehender Anstieg der Ausgaben kann nur hingenommen werden, sobald er durch Verbesserungen des Versicherungsschutzes, durch Änderungen in der Struktur des Versicherungsrisikos oder durch andere unabweisbare Verhältnisse bedingt ist.»

Was war geschehen? Die Kosten im Gesundheitswesen waren explosionsartig angestiegen. Während die Ausgaben je Mitglied der allgemeinen Krankenversicherung (AKV) sich in der ersten Hälfte der 70er Jahre um 16,8 % erhöhten, stiegen die der Krankenversicherung der Rentner (KdVR) gar um 18,5 %. Die Entwicklung der Grundlöhne folgte diesem Wachstumstempo natürlich nicht. Als Folge mußte der allgemeine Beitragssatz von 8,2 % im Zeitraum von 1970 bis 1975 auf 10,2 % angehoben werden. Die Entwicklung in den 70er Jahren führte zum ersten Kostendämpfungsgesetz von 1977, das eine Eindämmung der Kostenflut zum Ziel hatte und u. a. eine Verschlechterung des Leistungsrechts mit sich brachte. Infolge weiter steigender Ausgaben unverhältnismäßig hohen Ausmaßes folgten weitere Kostendämpfungsgesetze und Gesetzesänderungen mit mehr als nur flankierendem Charakter. Die verstärkte Selbstbeteiligung an Arzneimitteln, Heil- und Hilfsmitteln, Krankenhausaufenthalt, Kuren sowie die Leistungsausgrenzungen sogenannter «Bagatellarzneimittel» führten zu einer Reprivatisierung sozialer Risiken und damit zum Abbau des Solidarprinzips und zur stärkeren Betonung des Äquivalenzsystems.

Die Kostendämpfungsgesetze haben die GKV zwar teilweise finanziell entlastet. Dabei hat es sich allerdings, wie HARTMUT REINERS feststellt,

«im wesentlichen nicht um eine wirkliche Ausgabensenkung, sondern um eine Ausgabenverlagerung gehandelt. Selbstbeteiligungen der Versicherten haben die GKV auf Kosten der privaten Haushalte entlastet. Es hat also keine Senkung, sondern eine Individualisierung der Kosten stattgefunden.»

Die Selbstbeteiligungen der Versicherten an den Leistungen der GKV haben heute einen Umfang von über 5 Mrd. DM erreicht (s. a. S. 222).

Zusätzliche Kosten entstanden der GKV durch die Veränderungen der Finanzierung der Krankenversicherung der Rentner. Die Reduzierung des Beitrags der Krankenversicherung der Rentner von 17 % auf 11 % sowie die Aussetzung der bruttobezogenen Rentenanpassung haben die GKV schwer getroffen. So betrug der Solidarausgleich der Allgemeinen Krankenversicherung 1976 5,1 Mrd. DM oder 24 % für die Krankenversicherung der Rentner. 1986 betrug er 26,7 Mrd. DM, das sind 58,2 %.

Die gesetzliche Krankenversicherung und darüber hinaus das gesamte Gesundheitssystem befindet sich heute in einer existenzbedrohenden Krise, deren Überwindung nur durch eine grundlegende Reform möglich ist. Die heutige Situation läßt sich durch folgende Zahlen und Fakten beschreiben:

Für das Jahr 1986 schlossen die Erfolgsrechnungen der Krankenkassen mit einem Ausgabenüberschuß in Höhe von 1,4 Mrd. DM ab. Der durchschnittliche Beitragssatz stieg von 11,81 % (1985) auf 12,2 % (1986). Das Jahr 1988 wurde mit einem durchschnittlichen Beitragssatz von 12,89 % begonnen.

Die Leistungsausgaben der Krankenkassen je Mitglied stiegen 1987 im Verhältnis zum Vorjahr um 3,6 %, während die Grundlöhne nur um 2,2% zunahmen. Auch die seit langem zu beobachtende unterschiedliche Ausgabenentwicklung in der allgemeinen Krankenversicherung und in der Krankenversicherung der Rentner hat sich fortgesetzt.

1986 stiegen die Leistungsausgaben im Verhältnis zum Vorjahr je Rentner um 6,3%, während sich die Beiträge je Mitglied in der allgemeinen Krankenversicherung «nur» um 3% erhöhten. Da diese Pro-Kopf-Werte auch die für mitversicherte Familienmitglieder erbrachten Leistungen enthalten, ist zu berücksichtigen, daß auf 100 Mitglieder in der allgemeinen Krankenversicherung etwa 64 mitversicherte Angehörige entfallen, auf 100 Rentner allerdings etwa 17 Angehörige. Die Belastung für die arbeitende Bevölkerung wird in den kommenden Jahren noch zunehmen.

Zudem wird das Gliederungsprinzip nach der Stellung im Beruf, das den Angestellten die Wahlmöglichkeit zwischen einer Pflicht- oder Ersatzkasse einräumt, durch den ständig wachsenden Anteil der Angestellten an der Erwerbsbevölkerung in Frage gestellt, weil das einstmals als Ausnahmerecht für die Angestellten gedachte Recht, eine andere Kasse zu wählen, immer mehr zur Regel wird.

Auch das Solidarprinzip ist gefährdet. Das regionale wirtschaftliche Gefälle führt bei den regional gegliederten Kassen zu erheblichen Unterschieden in der Höhe der Beitragssätze.

Leistungsausgaben der gesetzlichen Krankenversicherung je Mitglied (Allgemein- und Rentner-Versicherte) 1976 bis 1986

	Zuwachs in Prozent	Anzahl der Versicherten
Allgemein-Versicherte	45,6	25,8 Millionen
Rentner	105,3	10,7 Millionen
Summe aller Versicherten	64,9	36,5 Millionen

Hinzu kommen Probleme im Zusammenhang mit der demographischen Entwicklung, die schon heute besorgniserregend ist und in den nächsten Jahren an Bedeutung gewinnen wird:

Durchschnittlicher Beitragssatz[1] in Prozent des Grundlohns für Pflichtmitglieder[2] nach Kassenarten und Bundesländern
(Zum 1. Januar 1985 und zum 1. Januar 1986)

Bundesland	1985 Orts-krankenkasse	1985 Betriebs-krankenkasse	1985 Innungs-krankenkasse	1986 Orts-krankenkasse	1986 Betriebs-krankenkasse	1986 Innungs-krankenkasse
Schleswig-Holstein	12,45	10,20	11,44	13,20	11,16	12,09
Hamburg	12,80	11,21	11,40	14,30	11,92	12,40
Niedersachsen	12,24	10,01	11,29	13,24	10,59	12,03
Bremen	12,90	10,20	11,60	12,90	10,23	12,50
Nordrhein-Westfalen	12,36	10,26	11,30	13,08	10,71	12,20
Hessen	12,17	10,32	12,12	12,94	10,64	12,80
Rheinland-Pfalz	12,29	10,29	12,06	12,99	10,52	12,77
Baden-Württemberg	11,53	9,89	10,64	11,91	10,11	11,41
Bayern	11,23	9,59	10,77	11,66	10,03	11,13
Saarland	13,20	–	–	14,10	–	–
Berlin (West)	12,30	11,14	12,79	13,50	11,86	13,09
Insgesamt	11,96	10,24	11,22	12,62	10,72	11,99
Seekrankenkasse	11,70		BKK Bundesbahn		12,60	
Bundesknappschaft	11,60		BKK Bundespost		10,90	
Ersatzkasse für Arbeiter	11,51		BKK Bundesverkehrsministerium		12,00	
Ersatzkasse für Angestellte	12,11		Alle Kassen		12,15	

1 Mit der Mitgliederzahl gewogener Durchschnitt
2 Mit Entgeltfortzahlungsanspruch für mindestens 6 Wochen

Quelle: BMAS: Bundesarbeitsblatt (Arbeits- und Sozialstatistik), 6/1986

- Dem rasch wachsenden Angebotsüberhang (Ärztedichte, medizinisch-technische Großgeräte) im Gesundheitswesen mit hohen Einkommenserwartungen steht eine immer geringer werdende Bevölkerung gegenüber.
- Das Krankheitsspektrum hat sich und wird sich in den kommenden Jahren wandeln. Es bewegt sich weg von den akuten, hin zu den chronisch-degenerativen Krankheiten.
- Die demographische Entwicklung, mit einem immer größer werdenden Anteil der Älteren an der Gesamtbevölkerung wird zu immer mehr Finanzierungsproblemen führen.

Eine Reform des Krankenversicherungssystems muß diesen beschriebenen Problemen Rechnung tragen. Ein weiteres Kostendämpfungsgesetz, das heißt ein weiterer Versuch, bestehende Kosten umzuverteilen, wird nur ein weiterer Schritt in die Katastrophe sein, weil dadurch keine wirkliche Veränderung der kostentreibenden Strukturen erfolgt. Die finanziellen Mittel der gesetzlichen Krankenversicherung werden durch Beiträge aufgebracht, die zu gleichen Teilen vom Versicherten und vom Arbeitgeber gezahlt werden.

Beitragsunterschiede in der Krankenversicherung

Der Beitragssatz schwankte am 1.1.88 zwischen 7,5% vom Grundlohn (1 Betriebskrankenkasse mit 208 Mitgliedern) über 12,9% (38 Krankenkassen mit zusammen 6,18 Mill. Mitgliedern) bis zu 16% bei einer Ortskrankenkasse mit 13693 Mitgliedern.

Wo man wohnt, wo man arbeitet, eben: wo man versichert ist, das hat für das Portemonnaie Bedeutung. Die Beiträge zu den Betriebskassen sind niedriger als die zur AOK und zu den Ersatzkassen. Innerhalb der Ortskrankenkassen sind die Beiträge im Süden geringer als im Norden. Im Süden sind die Ortskrankenkassen teilweise billiger als die Ersatzkassen.

In einem scheinbar «unsozialen» Urteil hat das Bundessozialgericht (12 RK 27/80) entschieden, daß ein Arbeitgeber seinen Anteil zum Krankenversicherungsbeitrag nach dem Beitrag der AOK berechnen muß. Dieser Betrag ist dem Arbeitnehmer zu erstatten, auch wenn dieser in einer beitragsgünstigeren Ersatzkasse Mitglied ist.

Prognose der Entwicklung der Bevölkerung in der Bundesrepublik Deutschland von 1983 bis 2030

		Personen im Alter							
		Unter 20		20 bis unter 60		60 und älter		Insgesamt	
		1000	%	1000	%	1000	%	1000	%
1983	Deutsche	13830	24,3	31004	54,5	12039	21,2	56873	100,0
	Ausländer	1655	35,4	2829	60,5	189	4,1	4673	100,0
	Insgesamt	15485	25,2	33833	55,0	12228	19,8	61546	100,0
1985	Deutsche	12939	22,8	31592	55,7	12155	21,5	56656	100,0
	Ausländer	1537	34,2	2740	61,0	215	4,8	4492	100,0
	Insgesamt	14476	23,7	34302	56,1	12370	20,2	61148	100,0
1990	Deutsche	11248	20,0	32360	57,6	12603	22,4	56211	100,0
	Ausländer	1408	30,8	2857	62,5	304	6,7	4569	100,0
	Insgesamt	12656	20,9	35217	57,9	12907	21,2	60780	100,0
1995	Deutsche	11109	20,0	31693	56,9	12870	23,1	55672	100,0
	Ausländer	1295	26,8	3085	64,0	442	9,2	4822	100,0
	Insgesamt	12404	20,5	34778	57,5	13312	22,0	60494	100,0
2000	Deutsche	11084	20,3	29691	54,3	13903	25,4	54678	100,0
	Ausländer	1283	25,5	3102	61,7	645	12,8	5030	100,0
	Insgesamt	12367	20,7	32793	54,9	14548	24,4	59708	100,0
2010	Deutsche	9281	18,0	27848	54,2	14281	27,8	51410	100,0
	Ausländer	1174	22,3	2936	55,6	1166	22,1	5276	100,0
	Insgesamt	10455	18,4	30784	54,3	15447	27,3	56686	100,0
2020	Deutsche	7609	16,0	25259	53,0	14775	31,0	47643	100,0
	Ausländer	1064	20,1	2758	52,1	1475	27,8	5297	100,0
	Insgesamt	8673	16,4	28017	52,9	16250	30,7	52940	100,0
2030	Deutsche	7016	16,2	19942	46,1	16326	37,7	43284	100,0
	Ausländer	993	19,6	2496	49,4	1567	31,0	5056	100,0
	Insgesamt	8009	16,6	22438	46,4	17893	37,0	48340	100,0

Quelle: Deutsches Institut für Wirtschaftsforschung, Wochenbericht 24/84, S. 277ff.

Der Wechsel in eine Ersatzkasse kann für den Arbeitnehmer also eine «kleine Gehaltserhöhung» sein und die übliche Halbierung des Krankenkassenbeitrages in eine nur 40 %ige Beteiligung verwandeln.

Diese unterschiedlichen Beitragsbelastungen – bei im übrigen gleichem Leistungsanspruch gegenüber der Krankenkasse – sind sozialpolitisch und verfassungsrechtlich nicht akzeptabel. Dem Bundesverfassungsgericht liegt eine Klage von Mitgliedern der AOK Steinfurt vor, mit der diese einen Finanzausgleich zwischen den Kassenarten erreichen wollen. Die Bundesregierung hat ebenfalls angekündigt, daß sie das Problem der ungleichen Beiträge und der Chancengleichheit im Wettbewerb der Krankenkassen für dringend reformbedürftig ansieht. Allerdings will sie eine Organisationsreform erst zu Beginn der 90er Jahre in Kraft setzen.

Dieser Zeitpunkt könnte angesichts der drängenden Probleme allerdings zu spät kommen!

Schon seit längerer Zeit werden die enormen Beitragsunterschiede in der gesetzlichen Krankenversicherung als ungerecht kritisiert. Es ist inzwischen einhellig anerkannt, daß die Beitragsunterschiede nichts über die Leistungsfähigkeit oder die Sparsamkeit einer Kasse aussagen, sondern ihre Grundlage in den unterschiedlichen Risikostrukturen der Kassen haben. Es herrscht gleichfalls breiter Konsens darüber, daß die bestehenden Unterschiede in der tatsächlichen Beitragsbelastung, die bis zu 2000 DM jährlich allein beim Versicherten-Beitragsanteil betragen, aus verfassungsrechtlichen, sozial- und wirtschaftspolitischen Gründen nicht mehr akzeptabel sind. Im folgenden soll – als Alternative zu den Vorstellungen der Bundesregierung im Entwurf des Gesundheits-Reform-Gesetzes (GRG) – das Modell eines regionalen kassenarten-übergreifenden Risikoausgleichs entwickelt werden.

Regionalisierung der Gesundheitspolitik

Die Leistungen der gesetzlichen Krankenkassen sind überwiegend persönliche Dienstleistungen und Sachleistungen. Der Anteil der lohnbezogenen Leistungen (Krankengeld, Mutterschaftsgeld, Sterbegeld) geht immer mehr zurück und beträgt mittlerweile weniger als 10 % der Gesamtausgaben von 126 Mrd. DM im Jahre 1987.

Daraus folgt, daß der Leistungsanspruch, der gesetzlich einheitlich in der Reichsversicherungsordnung und dem Sozialgesetzbuch für alle Versicherten geregelt ist, je nach den regionalen Gegebenheiten realisiert wird. Dies zeigt sich zunächst beim Angebot an Krankenhäusern (vor allem die Qualität der Häuser und Abteilungen betreffend), dies setzt sich fort bei den Ärzten (sowohl Anzahl als auch die fachärztliche Ausstattung der Region). Auch das sonstige regionale Leistungs- und Preisniveau ist stark unterschiedlich ausgeprägt, je nach Bevölkerungsdichte und Wirtschaftskraft der Region. Nur die Versorgung und Preisstruktur bei Arzneimitteln ist bundesweit einheitlich (Preisbindung bei Arzneimitteln).

Aber auch der Bedarf an Leistungen zur Erhaltung oder Wiederherstellung der Gesundheit ist regional unterschiedlich. Das Krankheitsrisiko wird von den Lebens- und Umweltbedingungen beeinflußt. An erster Stelle sind dabei die Arbeitsbedingungen zu nennen, aber auch die Verkehrs-Infrastruktur, die Wohnbedingungen, die Freizeitmöglichkeiten, die Reinheit von Wasser, Luft und Boden sowie die Qualität der Lebensmittel stellen Gefährdungsfaktoren für die Gesundheit dar. Der Erfolg der Bemühungen um einen effektiven Gesundheitsschutz am Arbeitsplatz, um eine erfolgreiche Umweltpolitik und eine befriedigende Freizeit-Infrastruktur beeinflußt daher ebenfalls den Bedarf an Leistungen. Diese äußeren Rahmenbedingungen sind regional höchst unterschiedlich ausgeprägt.

Da es bei der Krankenhilfe und ebenso bei präventiven und rehabilitativen Hilfen auf direkte persönliche Hilfe ankommt, die wohnortnah zur Verfügung stehen sollte, wird zukünftig der Stellenwert der regionalen Gesundheitsförderung und Gesundheitsplanung noch zunehmen. Dies zeigt sich auch im Entwurf des GRG. Die Planung des Angebotes soll danach in erster Linie auf regionaler Ebene erfolgen. Auch die Aufklärung der Versicherten über Gesundheitsgefährdungen und die Maßnahmen zur Erhaltung und Förderung der Gesundheit können sinnvoll nur im regionalen Kontext erfolgen.

Die Weltgesundheitsorganisation geht ebenfalls von einer regionalen Handlungsebene in der Gesundheitspolitik aus. In der Ottawa-Charta zur Gesundheitsförderung wird ausdrücklich die gemeindebezogene Erarbeitung von Prioritäten bei der Planung und Umsetzung von gesundheitsfördernden Aktivitäten angesprochen, wobei auch die Unterstützung von sozialen Netzen und Selbsthilfegruppen durch finanzielle und ideelle Hilfen notwendig ist.

Zusammenfassend ist zu sagen, daß der Leistungsbedarf im Gesundheitswesen und die Kooperation aller Akteure in der Gesundheitspolitik nur auf der regionalen Ebene festgelegt werden können. Die Notwendigkeit von persönlich angepaßten Dienst- und Sachleistungen erfordert eine regionale Struktur im Gesundheitswesen. Alle Menschen in der Region haben die gleiche Möglichkeit des Leistungszugangs, unabhängig von ihrer jeweiligen Kassenzugehörigkeit oder Versicherungsform.

Regionale Finanzverantwortung in der Krankenversicherung

Der regionalen Planungs- und Handlungsebene im Gesundheitswesen sollte die Finanzierungsebene entsprechen. Es wird zu Recht von den Krankenkassen erwartet, daß sie alle Verhandlungsspielräume gegenüber den Leistungsanbietern ausnutzen, um die zweifelsohne vorhandenen Wirtschaftlichkeitsreserven voll auszuschöpfen. Darüber hinaus müssen die Krankenkassen verantwortungsbewußter Ansprechpartner für die Gesundheitspolitik in der Region sein und eigenständig Aktivitäten im Bereich der Prävention und Rehabilitation entwickeln und unterstützen. Dazu ist auch die Zusammenarbeit mit den Selbsthilfegruppen und Bürgerinitiativen im Gesundheitsbereich nötig. Diese Aufgaben sind nur dann zu erfüllen, wenn die entsprechenden Aktivitäten der Krankenkassen sich auch auf ihre Finanzierungsbasis niederschlagen. Das Auseinanderfallen von Handlungsverantwortung und Finanzierungsverantwortung produziert negative Effekte, die am Finanzausgleich in der Krankenversicherung der Rentner nahezu einhellig kritisiert werden. Diejenigen, die für Planung und Verhandlung verantwortlich sind, verspüren keinen unmittelbaren Zwang zu einem wirtschaftlichen Verhalten, weil die Folgekosten in einem großen Ausgleichstopf verschwinden.

Denkbar ist allerdings, die bestehenden wirtschaftsstrukturellen Unterschiede zwischen den Regionen der Bundesrepublik auch im Bereich der gesetzlichen Krankenversicherung auszugleichen. Dies wäre durch einen überregionalen Grundlohnausgleich im kassenarten-übergreifenden Maßstab möglich. Auf diese Art würde die Finanzierungsbasis für alle Kassenarten gleich sein. Dennoch würden die

Beitragssatzunterschiede nicht nivelliert, da sich das unterschiedliche regionale Leistungsniveau auf der Kostenseite niederschlägt.

Notwendig sind regionale Krankenversicherungsbudgets und regionale Beitragssätze. Diese regionalen Budgets bestimmen den Umfang des regionalen Leistungsangebots. Zu diesem Budget trägt jeder Versicherte der Region mit einem gleichen Beitragssatz bei. Unterschiede nach der Kassenart oder Kassenzugehörigkeit sollten nur noch in geringem Umfang möglich sein, soweit aufgrund von Satzungsbestimmungen ein erhöhter Leistungsanspruch bei einzelnen Versicherungen besteht. Ansonsten besteht kein Raum für unterschiedliche Beitragsbemessung, da jeder Versicherte in der Region den gleichen Leistungsanspruch besitzt.

Im Hinblick auf die Ersatzkassen erfordert dies keine Auflösung der bisherigen Organisationsform. Es ist nur notwendig, die Kalkulation innerhalb der Organisation auf Regionen herunterzurechnen. Die regionalen Budgets der Ersatzkassen hätten in diesem System die Funktion von Landes- bzw. Bezirksgeschäftsstellen. Gleiches würde für überregionale Betriebskrankenkassen gelten.

Kassenwahlfreiheit erfordert Risikoausgleich

Die von vielen geforderte Kassenwahlfreiheit für alle Versicherten der gesetzlichen Krankenversicherung ist aus sozialpolitischen und wettbewerbstheoretischen Gründen nur möglich, wenn ein Risikoausgleich zwischen allen Kassen und Kassenarten erfolgt. Ein startgleicher Wettbewerb ist nur möglich, wenn alle Kassen die gleichen Solidarlasten zu tragen haben. Als wesentliche Solidarlasten in der gesetzlichen Krankenversicherung sind der Alters- und Geschlechtsausgleich, der Grundlohnausgleich und der Familienlastenausgleich anzusehen. Diese Risikofaktoren müssen daher kassenartenübergreifend ausgeglichen werden.

Allerdings verbleiben auch nach einem Risikoausgleich noch Beitragssatzunterschiede zwischen verschiedenen Regionen, da das Leistungsangebot durchaus unterschiedlich gut bzw. teuer ist. Diese Beitragssatzunterschiede, die aus einem unterschiedlichen Leistungsangebot resultieren, sind jedoch auch unter Gesichtspunkten der Äquivalenz gerechtfertigt. Damit würden auch die Nachteile des bundesweiten Ausgleichs innerhalb der Ersatzkassen beseitigt werden. Nach jetzigem Stand ist es möglich, daß Versicherte in ländlichen Regionen das Leistungsangebot in den Metropolen mitfinanzieren, obwohl sie daran nicht partizipieren. Diese Problematik stellt sich bei den regionalen Kassen nicht.

Regionaler Risikoausgleich und Kassenwettbewerb

Der schon jetzt bestehende Kassenwettbewerb ist sehr ungleichgewichtig ausgestaltet. Bereits jetzt haben in manchen Regionen schon über 60 % aller Versicherten eine Möglichkeit zur Kassenwahl. Kassen mit ungünstigen Risikostrukturen sind in diesem Wettbewerb extrem benachteiligt. Daher ist es notwendig, innerhalb der Region einen Risikoausgleich zu installieren. Entsprechend den Vorschlägen des Sachverständigenrates sollte sich der Risikoausgleich zunächst auf die dort genannten Faktoren beschränken. Ein vollständiger Ausgleich aller Risiken durch die Hinzunahme weiterer Faktoren ist zwar theoretisch denkbar, es sollte jedoch zunächst die Wirkung des vom Sachverständigenrat beschriebenen Risikoausgleichs erprobt werden.

Überregionale Disparitäten, die aus der unterschiedlichen Wirtschaftskraft sowie den unterschiedlichen Arbeitslosenquoten resultieren, könnten durch einen überregionalen Grundlohnausgleich angeglichen und beseitigt werden. Damit wäre jedoch nur die Finanzierungsbasis für jede Kasse gleichgestellt. Durch unterschiedliches Leistungsvolumen in den Regionen würde weiterhin ein Interesse an kostensenkender Mittelverwendung bestehen bleiben. Die bekannten Nachteile des Ausgleichs in der Rentner-Krankenversicherung, der ausgabenorientiert ist, entstehen bei dem Risikoausgleich nicht.

Die Bildung regionaler Krankenversicherungsbudgets durch einen regionalen Risikoausgleich zwischen allen Kassen und Kassenarten ist auch ein Gebot der sozialen Solidarität. Es ist nicht länger hinzunehmen, daß in der Krankenversicherung eine «selektive Solidarität» herrscht. Die Beitragssätze differieren derzeit nach dem beruflichen Status, der Betriebszugehörigkeit und der Handwerkszugehörigkeit. Wer keiner dieser privilegierten Gruppen angehört, muß die teilweise extrem hohen Beitragssätze der Basiskasse AOK zahlen, die in überproportionalem Ausmaß die solidarische Last für die gesamte Krankenversicherung zu tragen hat. Forderungen nach einem bundesweiten Ausgleich innerhalb der Kassenart verkennen, daß damit nur die zwischen den Kassenarten bestehenden Risikoverschiebungen auf Bundesebene verlagert werden. Es ist eben nicht damit zu rechnen, daß bei Einführung der Kassenwahlfreiheit gerade die ungünstigen Risiken der Krankenkasse wechseln. Es ist im Gegenteil eher damit zu rechnen, daß Versicherte mit günstigem Risiko die Krankenkasse eher wechseln. Insofern ist bei einem bundesweiten Ausgleich mit weiteren Risikoverschiebungen zu rechnen.

Demgegenüber ist ein regionaler kassenarten-übergreifender Risikoausgleich auch ordnungspolitisch geboten. Allen Mitgliedern in der Region steht – unabhängig von der Kassenzugehörigkeit – das von allen Kassen mitgeplante Versorgungsangebot zur Verfügung. Der regional kalkulierte Beitragssatz ist als Äquivalent für das bereitstehende Versorgungsangebot anzusehen. Bundesweit einheitliche Beiträge heben die Äquivalenz zwischen dem Versorgungsangebot und der Beitragsleistung auf. Das derzeit praktizierte Finanzausgleichssystem der Ersatzkassen führt zu folgenden Ungereimtheiten: Der Arbeiter im Bayerischen Wald finanziert verdichtete und deshalb teure Versorgungsstrukturen in München oder sogar in Hamburg mit, obwohl er sie kaum in Anspruch nehmen kann. Dies ist ordnungs- und gesundheitspolitisch nicht sinnvoll und muß durch einen regionalen Risikoausgleich ersetzt werden.

Solidarbeitrag und versicherungsfremde Leistungen

Die Beitragsfinanzierung basiert auf dem Solidarprinzip. Die Beiträge werden entsprechend der wirtschaftlichen Leistungsfähigkeit und unabhängig von der jeweiligen Leistungserwartung des Versicherten berechnet. Bemessungsgrundlage für die Beiträge zur Krankenversicherung ist das Arbeitsentgelt. Es ist ohne Bedeutung für die Kostenberechnung, in welchem Gesundheitszustand sich der Versicherte befindet, ob Familienangehörige mitversichert werden und in welchem Alter der Eintritt in die gesetzliche Krankenkasse stattfindet.

Der Beitrag zur gesetzlichen Krankenversicherung ist daher als Solidarbeitrag anzusehen. Über den Mechanismus der Beitragserhebung allein nach der Höhe des Einkommens erfolgt somit ein Ausgleich der Krankheitsrisiken zwischen Geringverdienern und Besserverdienern, aber auch zwischen Versicherten mit Kindern und solchen ohne Kinder sowie zwischen jungen und alten Versicherten.

Im Gegensatz dazu werden in der privaten Krankenversicherung die Versicherungsbeiträge streng nach der Risikoäquivalenz berechnet, d.h. Eintrittsalter, Gesundheitszustand und Geschlecht sind wichtige Faktoren zur Beitragsberechnung. Eine beitragsfreie Mitversicherung von Familienangehörigen ist nicht möglich.

Die gesetzliche Krankenversicherung hat den Auftrag, Heilbehandlung zu gewähren, wenn dadurch ein regelwidriger Körper- oder Geisteszustand behoben, gebessert, vor einer Verschlimmerung bewahrt wird oder Schmerzen bzw. Beschwerden gelindert werden.

Die zu gewährenden Leistungen sind gesetzlich geregelt. Aus diesem Handlungsauftrag: Verhütung und Behandlung von Krankheiten – ergibt sich die Abgrenzung zwischen den eigentlichen Aufgaben der Krankenversicherung und den versicherungsfremden Leistungen, die den Krankenkassen aus anderen sozial- bzw. gesundheitspolitischen Erwägungen in den letzten Jahren vermehrt übertragen werden.

Aufgaben anderer Versicherungsträger oder der öffentlichen Verwaltung dürfen den Krankenkassen nur durch Gesetz übertragen werden, für die Aufwendungen muß eine Kostenerstattung erfolgen.

Der Gesetzgeber beachtet allerdings häufig nicht die Abgrenzung zwischen versicherungskonformen und versicherungsfremden Leistungen. Zur Zeit werden den Kassen u. a. folgende versicherungsfremde Leistungen auferlegt (s. Tabelle S. 194).

An zwei weiteren Beispielen läßt sich das deutlicher darstellen: die Regelung der Pflegeversicherung im Rahmen der gesetzlichen Krankenversicherungen einerseits sowie der Finanzierung der Krankenversicherung der Rentner.

Verteilungspolitischer Hintergrund der Fremdlasten-Problematik

Die begriffliche Trennung von versicherungskonformen und versicherungsfremden Leistungen hat ihre Ursache in den unterschiedlichen Finanzierungsformen für die sozialstaatlichen Leistungssysteme.

Versicherungsfremde Leistungen

	Ausgaben der GKV 1985 in Mio. DM	v. H. der Ges.-Ausg.
1. Haushaltshilfe	139,3	0,13
2. Mutterschaftshilfe (§§ 195 ff. RVO, § 31 a bis c KVLG)	2736,5	2,52
3. Krankengeld bei Erkrankung eines Kindes (§ 185 c RVO, § 20 a KVLG)	282,0	0,02
4. Beiträge vom Krankengeld (§ 1385 b RVO, §§ 112 b AVG, § 186 AFG)	0,7	0,26
5. Beitragsfreie Versicherung bei Erziehungsgeldbezug (§ 311 Abs. 1 Nr. 2 RVO, § 48 Abs. 2 KVLG)	1985 nicht wirksam	
6. Beitragsfreie Versicherung Jugendlicher ohne Ausbildungsplatz im Rahmen der Familienhilfe (§ 205 Abs. 3 Satz 5 RVO, § 32 Abs.2 Satz 5 KVLG)	–	–
zusammen	3175,0	2,92

Innerhalb der Sozialversicherung wird zwar ein einheitlicher Einkommensbegriff zugrunde gelegt, allerdings sind schon die Beitragsbemessungsgrenzen bzw. die Versicherungspflichtgrenzen nicht einheitlich. Zudem ist im Bereich der Unfallversicherung der Arbeitgeber alleiniger Beitragsschuldner. Dies beruht auf einer besonderen Konstruktion der Unfallversicherung, die die deliktische Haftung des Arbeitgebers für betriebliche Schädigungen des Arbeitnehmers ersetzt.

Ein bedeutender Anteil am gesamten Sozialbudget wird zudem direkt aus allgemeinen Steuermitteln finanziert, wie z. B. die Kriegsopferversorgung, das Kindergeld, das Erziehungsgeld, die Ausbildungsförderung, das Wohngeld sowie die Sozialhilfe. Je nach Zuordnung zur Sozialversicherung oder zum allgemeinen Staatshaushalt ergeben sich jedoch unterschiedliche verteilungspolitische Konsequenzen.

In der Sozialversicherung wird grundsätzlich jedes Einkommen oberhalb der Geringfügigkeitsgrenze, die z. Z. bei 440 DM liegt, bis zur Beitragsbemessungsgrenze mit Beiträgen belegt. Die Beitragsbemessungsgrenze beträgt ab 1. 1. 1988 6000 DM monatlich in der Renten- und Arbeitslosenversicherung, sowie 4500 DM in der Krankenversicherung. Es gibt keine Freibeträge für besondere Aufwendungen und keine Progression wie bei der Einkommensteuer, allerdings wird das Einkommen nicht unbegrenzt, sondern nur bis zur jeweiligen Beitragsbemessungsgrenze mit Beiträgen belegt. Zudem ist zu beachten, daß zum Steueraufkommen jeder beiträgt, der leistungsfähig ist, während bei dem Sozialversicherungssystem nur die Mitglieder bzw. deren Arbeitgeber beitragspflichtig sind. Die Verteilungswirkungen zwischen beiden Systemen sind also sehr unterschiedlich.

Aktuelle Beispiele für versicherungsfremde Leistungen in der gesetzlichen Krankenversicherung (GKV)

Pflegehilfen durch die Krankenkassen

Die Diskussion über die Pflegeversicherung in der GKV ist vor dem geschilderten verteilungspolitischen Hintergrund zu sehen. Während über das grundsätzliche sozialpolitische Anliegen – eine Absicherung des Pflegerisikos im Alter unabhängig von der Sozialhilfe zu schaffen – weitgehend Einigkeit herrscht, ist die Art der Finanzierung bis zuletzt umstritten.

Da das Pflegerisiko versicherungstechnisch bisher nicht abgedeckt wurde und zudem – auch – eine finanzielle Entlastung der Länder und Kommunen als Sozialhilfeträger notwendig ist, liegt eine Finanzierung aus allgemeinen Steuermitteln nahe.

Unabhängig von einer sachgerechten Zuordnung ist jedoch die Entscheidung für die Versicherungslösung gewählt worden, da die Bundesregierung aus finanzpolitischen Gründen (gleichzeitige Steuersenkung durch Steuerreform) eine Finanzierung aus dem Bundeshaushalt ablehnt.

In dem von Minister BLÜM vorgelegten Entwurf des Gesundheitsreformgesetzes (§ 52) sollen erstmals Leistungen bei Schwerpflegebedürftigkeit im Haushalt des Versicherten gewährt werden. Voraussetzung zur Gewährung ist nicht mehr das Vorliegen einer Krankheit, vielmehr genügt auch das Vorliegen einer Behinderung. Damit sollen schwierige Abgrenzungsfragen zwischen Krankheit und Behinderung vermieden werden.

Die häusliche Pflegehilfe umfaßt die Grundpflege sowie die hauswirtschaftliche Versorgung bis zu einer Stunde je Pflegeeinsatz, wobei bis zu 25 Pflegeeinsätze je Monat vorgesehen sind. Bei Urlaub oder Verhinderung einer Pflegeperson aus dem häuslichen Umfeld wird für einen Zeitraum von längstens 4 Wochen eine Ersatzkraft gestellt. Die täglichen Pflegeeinsätze sollen allerdings erst ab 1.1.1991 durch die Krankenkassen erbracht werden, die Pflegeeinsätze bei Urlaub und Verhinderung der Pflegeperson sollen bei Inkrafttreten des Gesetzes, d. h. schon ab 1.1.1989, bezahlt werden.

Unabhängig von der häuslichen Pflegehilfe gewähren die Krankenkassen weiterhin die häusliche Krankenpflege, die notwendig ist, um eine Krankenhausbehandlung zu vermeiden oder zu verkürzen bzw. um eine ärztliche Behandlung zu unterstützen. Im Gegensatz zur Pflegehilfe ist hier jedoch alleinige Leistungsvoraussetzung, daß eine behandlungsbedürftige Krankheit vorliegt.

Ausgaben der GKV für häusliche Krankenpflege

Jahr	Insgesamt in Mio. DM	Steigerung in Prozent
1973	11	
1974	18	63
1975	24	32
1976	28	20
1977	35	20
1978	52	49
1979	88	70
1980	132	50
1981	182	38
1982	211	16
1983	266	26
1984	332	25
1985	411	24
1986	488	19

Durch den Entwurf des GRG wird mithin der Leistungsauftrag der Krankenkasse erheblich ausgeweitet, indem jetzt auch Leistungen bei Vorliegen einer Behinderung zu gewähren sind. Konsequenterweise sieht der neue Gesetzentwurf auch die Ausweitung des Leistungskataloges der Krankenkassen auf Leistungen bei Schwerpflegebedürftigkeit vor. Damit wird den Kassen noch eine weitere finanzielle Last aufgebürdet.

Eine Regelung über die Kostenerstattung durch die öffentliche Hand findet sich im Gesetzentwurf der Bundesregierung nicht. Eine im Sozialgesetzbuch festgelegte Selbstverpflichtung des Gesetzgebers wird damit verletzt.

Die finanziellen Konsequenzen werden sich in der Beitragsentwicklung der Krankenkassen ergeben. Eine Stabilisierung der Beitragssätze, die mit dem Konzept der «Kostendämpfung» angestrebt wird, wird durch die Gewährung neuer Leistungen bei Schwerstpflegebedürftigen nicht möglich sein.

Die Absicherung des Pflegerisikos in der gesetzlichen Krankenversicherung erfaßt zudem nicht die gesamte Bevölkerung, sondern beläßt Beamte, Selbständige und versicherungsfreie Beschäftigte weiterhin ohne gesetzlichen Schutz. Dieser Personenkreis wird im Bedarfsfalle weiterhin auf Sozialhilfe angewiesen sein.

Durch die Schaffung einer versicherungsfremden Leistung werden letztlich die Mitglieder der gesetzlichen Krankenversicherung zur Finanzierung des Pflegerisikos herangezogen, während sich diejenigen, die außerhalb der gesetzlichen Krankenversicherung stehen, weiterhin auf die Absicherung durch die Sozialhilfe verlassen können.

Finanzierung der Krankenversicherung der Rentner

Die Krankenversicherung der Rentner wird durch einen Beitrag der Rentner in Höhe von 11,8 % des Renteneinkommens sowie einen Finanzierungsanteil von ca. 3,4 % durch jeden aktiven Versicherten getragen.

Die Fremdlastenproblematik liegt hier in der Differenzierung zwischen Versicherungspflicht- und Beitragsbemessungsgrenze in der Krankenversicherung und der Rentenversicherung.

Während in der Rentenversicherung das Einkommen bis zu einer Grenze von 6000 DM monatlich mit Beiträgen belegt wird, erfolgt dies in der Krankenversicherung nur bis zu einer Grenze von 4500 DM. Diese Grenze stellt gleichzeitig die Versicherungspflichtgrenze für die Angestellten dar – diese Versicherungspflichtgrenze soll ab 1. 1. 1989 allerdings auch für Arbeiter gelten –, so daß bei höherem Einkommen eine private Krankenversicherung als Alternative zur gesetzlichen Krankenversicherung eröffnet wird.

Der Beitrag zur privaten Krankenversicherung als Vollversicherung wird regelmäßig von jüngeren Angestellten gewählt, die ledig sind oder mit einem ebenfalls erwerbstätigen Ehegatten verheiratet sind. Dieser Wechsel des Versicherungssystems ist einerseits wegen des Wegfalls des Familienlastenausgleiches finanziell lukrativ, aber andererseits auch wegen des Wegfalls des Finanzierungsanteiles zur Rentner-Krankenversicherung.

Ein Beispiel: PKV – GKV im Vergleich

Die Tarife der 41 privaten Krankenversicherer sind nicht direkt vergleichbar, da die Versicherungsleistungen im Einzelfall je nach Tarifgestaltung variieren. Auch gegenüber der gesetzlichen Krankenversicherung bestehen Nachteile, da Präventionsleistungen nicht versichert sind und Kuren meist zusätzlich versichert werden müssen. Ein 35jähriger, der erstmals der privaten Krankenversicherung beitritt, würde für sich selbst etwa 200 bis 300 DM für eine Vollversicherung aufwenden. Für eine Familie mit einem Kind ergibt sich ein Betrag von 600 bis 700 DM, da für jedes Familienmitglied eine individuelle Prämie berechnet wird.

In der gesetzlichen Krankenversicherung beträgt der durchschnittliche Höchstbetrag 1988 ca. 585 DM, unabhängig von der Anzahl der Familienangehörigen, Alter oder Krankheitsstand. Bei dieser Sachlache entscheiden sich Bürger je nach persönlichem Vorteil für das private oder gesetzliche System.

So ergibt sich die paradoxe Situation, daß finanziell leistungsfähige Personen sich aus dem Solidarausgleich zugunsten der Familien und der alten Menschen zurückziehen.

Der Finanzierungsanteil für die Rentner verbleibt bei den weniger Begüterten, die in der Pflichtversicherung eingebunden sind.

Diese ungleiche Belastung der gesetzlich und privat Versicherten ist unter dem Gesichtspunkt der Lastengleichheit geradezu widersprüchlich und sollte durch einen Beitrag zum Generationenausgleich endlich abgebaut werden, der von privaten Krankenversicherungen direkt in den gemeinsamen Finanzierungstopf der Krankenversicherung der Rentner eingezahlt wird.

In den Niederlanden hat man diese ungleiche Belastung der gesetzlich und privat Versicherten erkannt und die private Krankenversicherung (PKV) in den Finanzausgleich mit einbezogen. In den Jahren 1985 und 1986 mußte die private Krankenversicherung (PKV) jeweils 120 Millionen hfl. an die gesetzliche Krankenversicherung zahlen.

Konsequenzen

Trotz der im Grundgesetz vorgesehenen Trennung von Sozialversicherung und allgemeinem Staatshaushalt, die auch vom Bundesverfassungsgericht mehrfach hervorgehoben worden ist, haben sich in der Vergangenheit vielfältige Abhängigkeiten zwischen den beiden Finanzierungssystemen gezeigt. Dies wird deutlich, wenn man die Entwicklung der volkswirtschaftlichen Abgabequote betrachtet, die sich aus steuerlichen Abgaben und Sozialversicherungsbeiträgen zusammensetzt.

Bei einem nur leichten Anstieg der steuerlichen Abgaben hat sich im Zeitraum seit 1970 die Belastung mit Beiträgen zur Sozialversicherung merklich erhöht.

1970 betrug die Sozialabgabequote noch 11,3 %, während sie bereits 1985 auf 16,1 % angestiegen war.

Im gleichen Zeitraum ist dagegen die volkswirtschaftliche Steuerquote nur von 22,8 % auf 23,8 % angestiegen. Insgesamt ist die Abgabequote also erheblich, von 34,1 auf 39 %, im Jahre 1985 gestiegen. Innerhalb der Gesamtabgabebelastung ist also eine deutliche Verschiebung zu den Sozialabgaben hin erfolgt.

Angesichts der angespannten Haushaltslage bei den öffentlichen Gebietskörperschaften hat es seit Ende der 70er Jahre erhebliche Lastenverschiebungen auf die Sozialversicherungshaushalte gegeben.

Nach Berechnungen des wissenschaftlichen Institutes der Ortskrankenkassen (WIdO) hat sich in den Jahren 1977 bis 1984 eine zusätzliche Belastung der gesetzlichen Krankenversicherungen von insgesamt 67,3 Mrd. DM ergeben, die im wesentlichen durch den Rückzug der gesetzlichen Rentenversicherung aus der Krankenversicherung der Rentner bedingt war.

Die Entlastung der Rentenversicherung wurde wiederum zur Rücknahme des Staatszuschusses aus der gesetzlichen Krankenversicherung genutzt, so daß die Entlastung des Staatshaushaltes im wesentlichen von den Versicherten der gesetzlichen Krankenversicherungen getragen wurde.

«Selbstbeteiligung» – Beitragserhöhung durch die Hintertür?

Im gleichen Zeitraum haben die Versicherten ca. 22,3 Mrd. DM für Direktbeteiligungen an Leistungen der Krankenversicherung aufgebracht. Mittlerweile werden jährlich ca. 4,1 Mrd. DM durch die fälschlicherweise so bezeichnete «Selbstbeteiligung» der Versicherten aufgebracht.

Die Schöpfer des Begriffes «Selbstbeteiligung» haben vergessen, daß die Versicherten durch ihren Beitrag in jedem Falle an der Finanzierung selbst beteiligt sind. Rechnet man die Gesamt-«Selbstbeteiligung» auf den einzelnen um, so entspricht dies im Durchschnitt einem Betrag von 113 DM je Mitglied im Jahr und hat damit nahezu den Umfang eines 13. Krankenversicherungsbeitrages erreicht.

Diese Tendenzen zur bloßen Verschiebung von Lasten aus dem Steuerhaushalt in den beitragsfinanzierten Sozialversicherungsbereich setzen sich auch mit dem Entwurf des neuen Gesundheitsreformgesetzes weiterhin fort.

Bei einer Saldierung der möglichen Entlastungen durch die Steuerreform mit den Belastungen durch die Gesundheitsreform ist für viele Durchschnittsverdiener ein Negativsaldo, d. h. weniger Geld in der Lohntüte, zu erwarten.

Neben der Undurchschaubarkeit der Auswirkungen für die Beitragszahler führt diese Politik der Kostenverschiebung auch zur Schwächung der Selbstverwaltung der Krankenkassen, die ihre Bemühungen um Kostendämpfung und niedrige Beiträge auch bei besten Anstrengungen nicht realisieren kann. Um aus dieser Misere herauszukommen, ist eine rationale Aufgabenzuweisung dringend notwendig, der dann auch eine entsprechende Finanzverantwortung gegenüberstehen sollte:

- Soziale Risiken, die die Allgemeinheit aller Staatsbürger gleichermaßen betreffen, sollten steuerlich finanziert werden und nicht einer begrenzten Solidargemeinschaft (den Versicherten in der gesetzlichen Krankenversicherung) zugeordnet werden.
- Wenn die Ausführung einer die Allgemeinheit betreffenden Auf-

gabe im Rahmen der gesetzlichen Krankenversicherung aus fachlichen Gründen gewollt ist, muß gleichzeitig die Frage der Kostenerstattung geregelt werden.

- Auch innerhalb des Sozialversicherungssystems sowie im Verhältnis zur privaten Versicherung darf es keine Fremdlasten geben.
- Soweit durch eine Veränderung der demographischen Struktur (Pflegebedürftigkeit) oder der Arbeitsmarktsituation (Arbeitslosigkeit) die Länder und Gemeinden als Sozialleistungsträger unzumutbar belastet werden, ist eine Entlastung durch den Bundeshaushalt bzw. über den Länderfinanzausgleich notwendig.

Was sagen die privaten Krankenkassen?

Dr. C. ULEERT, Vorsitzender des Verbandes der privaten Krankenversicherungen, erklärt auf unsere Fragen, daß die Entwicklung der Ausgaben für Arzneimittel den privaten Krankenversicherern weniger Sorgen macht als den gesetzlichen Krankenkassen. In den letzten beiden Jahren sind die Ausgaben für Arzneimittel, ein Sektor, der nur rund 8 % der Gesamtausgaben ausmacht, lediglich um 3,5 % gestiegen, während die Steigerung in der GKV fast 13 % betrug. Günstiger liegen die privaten Krankenkassen auch mit dem Krankenstand. Bei privatvollversicherten Angestellten ergeben sich 134,8 Krankentage je 100 Versicherte (1986), während sich bei den Ersatzkassen mit 256,3 Tagen fast die doppelte Krankentageszahl ergibt.

Der Anteil für ambulante Arztbehandlung liegt bei der PKV bei 18 % der Gesamtausgaben. Hier wird ein überproportionaler Finanzierungsbeitrag zum Gesundheitssystem dadurch geleistet, daß pro Arztbehandlung rund 110 % mehr gezahlt werden als von den anderen Kassen. Die stationäre Versorgung hat in den Ausgaben der PKV einen überproportional hohen Anteil, da die privaten Kassen in den Tarifen überwiegend auch die Wahlleistungen, also die Zuschläge für das Ein- und Zweibettzimmer und die Kosten der privatärztlichen Behandlung, mitversichern. Der Ausgabenanteil für die stationäre Behandlung liegt bei rund 40 %. Die Wahlleistungsaufwendungen pro Fall sind bei der PKV höher als die Kosten für den Pflegesatz. Für Zuschläge werden durchschnittlich 32 % des Pflegesatzes und für die Arztkosten 68 % des Pflegesatzes aufgewandt. ULEERT geht davon aus, daß ohne den Beitrag des privaten Sektors das deutsche Krankenhaussystem in seiner jetzigen Form nicht finanzierbar wäre, insbesondere dann nicht, wenn das medizinische Niveau gehalten werden solle.

Wenn auf der einen Seite mehr Geld ausgegeben wird, muß natürlich auf der anderen Seite gespart werden: Für Sterbegeld und für Fahrkosten erbringt die PKV so gut wie keine Leistungen. Sie ist auch wesentlich restriktiver als die GKV, wenn es sich um die Finanzierung von Krankenhausaufenthalten in Krankenhäusern handelt, die gleichzeitig Sanatorien sind. Selbstverständlich ist der Abschluß von Sondertarifen für Spezialbereiche möglich. Kurtarife sind überproportional teuer.

Ein 40jähriger hat in der privaten Krankenversicherung für einen Tarif, der die üblichen Leistungen der PKV bietet, im Krankenhaus die Regelleistungen einschließt, ein Krankentagegeld von 100 DM pro Tag ab der 7. Krankheitswoche versichert sowie mit einer Selbstbeteiligung von 120 DM jährlich und Maximalbeträgen bei Zahnleistungen verbunden ist, einen Versicherungsbeitrag von – es wurde der Beitrag eines mittleren Unternehmens gewählt – 225 DM zu bezahlen. Eine fünfköpfige Familie (Eltern im Alter von 40 und 35 Jahren, die Kinder 5, 7 und 10 Jahre alt) hätten bei gleichem Leistungsumfang 680 DM zu zahlen.

Im Vergleich mit den niedrigeren Kassenbeiträgen ist zu berücksichtigen, daß Privatversicherte im Regelfall eine Beitragsrückerstattung von vier Monatsbeiträgen erhalten, wenn sie im Laufe eines Jahres Leistungen nicht in Anspruch nehmen.

Die private Krankenversicherung zur Reform

ULEERT formuliert die Vorschläge zur Reform des Gesundheitswesens der PKV so:

«Die Reformvorschläge der PKV gehen vom Subsidiaritätsprinzip als Abgrenzungskriterium zwischen der nach dem Sozialprinzip ausgerichteten Versorgung durch die GKV und der am Individualprinzip orientierten Eigenversorger aus.

Die GKV, die mit vielfältigen Privilegien, wie der Steuerfreiheit und der Verwaltungsentlastung durch die Arbeitgeber, automatischer Zugang durch die Pflichtmitgliedschaft und Preisvorteile von durchschnittlich 40 %, ausgestattet ist, ist für jene Personen gedacht, die im wohlverstandenen Interesse des einzelnen wie der Gesellschaft des sozialen Schutzes durch eine vom Staat geregelte Daseinsvorsorge bedürfen. Daß der gesetzlichen Krankenversicherung fast 90 % der Bevölkerung angehören und damit einschließlich der Familienangehörigen auch rund 9 Mio.

freiwillig Versicherte, beruht darauf, daß die Privilegien der Pflichtversicherten auf die freiwillig Versicherten ausgedehnt worden sind.

Hier setzen auch die Vorschläge unserer PKV an. Beispielsweise leuchtet uns nicht ein, warum freiwillig Versicherte für den Ehepartner selbst dann die beitragsfreie Familienhilfe erhalten, wenn Kinder überhaupt nicht vorhanden sind. Wir kritisieren weiter, daß die freiwillig Versicherten bei Erreichen der Altersgrenze nicht freiwillige Mitglieder in der Krankenversicherung der Rentner bleiben, sondern dort Pflichtmitglieder werden. Dadurch wird ihr Beitrag von den sonstigen Alterseinkünften auf die Hälfte ermäßigt. Die sonstigen Alterseinkünfte sollten im übrigen umfassender bei der Beitragsbemessung Berücksichtigung finden.

Unsere Kritik richtet sich auch gegen spezielle Sondervergütungen für freiwillig Versicherte, wie etwa das «halbgeschenkte» Zusatzkrankengeld der Ersatzkassen und die rechtswidrige Gestaltung der Kostenerstattung.

Kostenerstattung in der gesetzlichen Krankenversicherung scheint uns nur gerechtfertigt zu sein, wenn der einzelne sich auch auf Dauer oder für eine bestimmte Frist für die Sachleistung oder die Kostenerstattung festlegt. Die aus Wettbewerbsgründen eingeräumte Pendelmöglichkeit führt zur Ausnutzung des Systems.»

8. Datensammlung und Transparenz – Beitrag zur Kostendämpfung?

Ohne Daten keine Planung für die Zukunft

Gesundheitsämter und Krankenkassen benötigen für eine vernünftige Gesundheitspolitik entsprechende Daten. Man muß sich immer noch wundern, wie wenig Daten die gesetzlichen Krankenkassen bisher gesammelt haben und wie schwer es ihnen zum Beispiel die Kassenärztlichen Verbände machen, Daten zu erfassen. Bei vielen gesetzlichen Krankenkassen hat das Zeitalter der Computer und damit der EDV erst in den letzten Jahren eingesetzt.

In der Bundesrepublik wird heftig um die Erfassung von Patientendaten gestritten. Dieser Streit ist nicht immer verständlich, da es nur normal erscheint, daß die Krankenkassen, die letztendlich die Leistungen im Gesundheitswesen auch bezahlen sollen, über die gesundheitliche Situation ihrer Versicherten informiert sein müssen. Nur diese Information macht es möglich, entsprechend präventive Maßnahmen einzusetzen. Außerdem wurden diese Daten zur Gesundheit von den privaten Krankenversicherungen schon immer gesammelt.

In den Vereinigten Staaten versucht eine Versicherungsgesellschaft mit einer speziellen Laserkarte die Daten der Patienten zu speichern und sie dem jeweils behandelnden Arzt zur Verfügung zu stellen.

Die Versicherten erhalten eine Plastikkarte im Format unserer Scheckkarten. Die kleine Karte enthält optische Speicherzellen mit einer Kapazität von rund 800 Schreibmaschinenseiten.

Dieser Raum reicht aus, um den Krankheitsverlauf des Patienten mit Befunden, Graphiken, Laborergebnissen, EKG-Befunden und Röntgenbildern zu illustrieren.

Der behandelnde Arzt sieht – mit einem entsprechenden Lesegerät -, welche Untersuchungen bereits vor kurzem gemacht wurden, so daß auf diese Weisc teure Doppeluntersuchungen entfallen.

Vor unberechtigtem Lesen des Inhaltes schützt ein Paßwort.

Datenschutz als Bremse der Gesundheit?

Im Gesundheitsbereich kann eine Datenschutzhysterie keineswegs zu einer Verbesserung, sondern eher zu einer Verschlechterung der Gesamtgesundheit der Bundesbürger führen.

Ein Beispiel dafür ist die bisherige statistische Erfassung von Risikoschwangerschaften und Risikogeburten. In der Hansestadt Hamburg wurden bisher – ähnlich wie in anderen Bundesländern – die Daten zur Risikoschwangerschaft und zur Risikogeburt auf der Rückseite der Geburtsbescheinigung den Mütterberatungsstellen übermittelt. Die Mütterberatungsstellen setzten sich dann mit den betroffenen Frauen in Verbindung, um den teilweise jungen und unerfahrenen Müttern Hilfeleistung zu geben. Nach Auffassung – sicher rechtlich einwandfrei – des Datenschutzbeauftragten ist diese Weitergabe von Daten zu Schwangerschaft und Geburtsrisiken an die Mütterberatungsstellen nicht Rechtens.

Dieses bisherige Verfahren konnte aber gewährleisten, daß von den Mütterberatungsstellen aus die jungen Mütter angesprochen wurden und aufgeklärt, so daß die Kinder in entsprechende ärztliche Behandlung kamen.

Wenn jetzt die Mütterberatungsstellen nicht mehr über die Risikofälle informiert werden dürfen, besteht keine Möglichkeit, den Eltern entsprechende Hilfen anzubieten. Es stellt sich also die Frage, ob in diesem Falle nicht die Persönlichkeit des Säuglings ebenso zu schützen ist – das heißt für seine Genesung und Behandlung zu sorgen – wie die Intimsphäre der Eltern durch Nichtweitergabe der Daten.

Datenschutz als Bremse des Fortschritts?

GEORGE ORWELL läßt grüßen! Und der Datenschutzbeauftragte müßte erröten... So kann man in der ärztlichen Presse lesen. Gemeint ist damit die elektronische Datenübermittlung von den Kassenärztlichen Vereinigungen zu den Kassen im Bereich der KV Nordrhein. Erstmalig erhalten die Krankenkassen sämtliche Leistungen des Vertragsarztes nach Tagesdaten abgespeichert, und soweit möglich, wird neben Patientennummer und Diagnose auch das Überweisungsverhalten erfaßt.

Bestürzend finden es einige Standesvertreter, daß auf diese Art und Weise auch Krankenkassen mit ihrem Computer die gewünschten Informationen über Patienten und Arzt abfragen können und dabei Tages- und Mengenprofile des einzelnen Arztes darstellen können.

Die Information der Kassen erscheint nur recht und billig, sind es doch die Krankenkassen, die an die Kassenärztlichen Vereinigungen einen hohen Anteil der Beiträge der Versicherten als ärztliches Honorar ausschütten müssen. Auch das immer wieder angeführte Gegenargument, daß dazu noch mehr Mitarbeiter in den einzelnen Landeskassenärztlichen Vereinigungen erforderlich sind, erscheint nicht stichhaltig. Da die Krankenscheine innerhalb der KV sowieso bearbeitet und aufbereitet werden müssen, kann es keine erheblichen zusätzlichen Kosten verursachen, diese Daten auf elektronischem Wege an die Krankenkassen weiterzugeben. In welcher Weise sie dort aufbereitet werden und mit welchem Verwaltungsaufwand, ist Sache der Kassen. Erfaßt werden sollten folgende Daten:

1. die **Kassenarztnummer** des niedergelassenen Arztes
2. die auf den Krankenschein geschriebenen **Diagnosen**
3. die **Kassenmitgliedsnummer** des Patienten
4. die **erbrachten Leistungen** des Vertragsarztes
5. die von ihm **veranlaßten Leistungen** pro Patient (Medikamente, Heilmittel, Überweisungen etc.)

Die erhobenen Daten müssen nach wissenschaftlichen Gesichtspunkten analysiert werden, denn nur dann wäre es möglich, Ansätze zu entwickeln, die es erlauben, die Effizienz der einzelnen medizinischen Maßnahmen zu prüfen. Die derzeitige Gesundheitspolitik ist vorwiegend ausgaben- oder, volkswirtschaftlich ausgedrückt, inputorientiert. Aussagen über die Leistungsfähigkeit unseres Gesundheitssystems wären erst bei Einführung einer output- oder ergebnisorientierten Betrachtung möglich, d. h. es müßte analysiert werden, zu welchen Resultaten die eingesetzten Mittel führen und ob und inwieweit die gegenwärtigen Therapieverfahren sich bei einer kritischen Kosten-/Nutzenanalyse als effizient erweisen.

Ein Beispiel dafür, daß auch etablierte Therapiemethoden einer kritischen Analyse nicht standhalten, ist die extraintrakranielle Bypass-Operation. Bei diesem Verfahren werden operative Verbindungen zwischen Gefäßen, die die Muskulatur und die Haut des Kopfes, und Gefäßen, die das Hirn versorgen, geschaffen. Bis 1986 war die extraintrakranielle Bypass-Operation eine weitverbreitete und anerkannte chirurgische Behandlungsmethode, die der Vorbeugung von Schlaganfällen bei Patienten mit flüchtigen Durchblutungsstörungen des Hirns diente. Inzwischen sind schätzungsweise 100000 Patienten mit diesem Verfahren operiert worden. Über zahlreiche günstige Einzelergebnisse wurde berichtet, der Wert dieses Verfahrens erscheint unter pathophysiologischen Gesichtspunkten einleuchtend. Apparative Untersuchungsverfahren konnten belegen, daß es postoperativ meist zu einer Besserung der Blutversorgung in den geschädigten Hirnarealen kam.

1977 wurde eine internationale prospektive Grundstudie über den Wert dieses Verfahrens begonnen. Die Fragestellung war, ob die Anastomosen-Operation zu einer Abnahme der Schlaganfallshäufigkeit bzw. einer Besserung der Überlebensrate der Operierten führt. Insgesamt 71 medizinische Zentren in Europa, Nordamerika und Asien nahmen an dieser Studie teil, 1377 Patienten wurden untersucht, der Beobachtungszeitraum betrug 55,8 Monate. Das Ergebnis dieser Studie war enttäuschend. Eine extraintrakranielle Bypass-Operation kann nicht mehr empfohlen werden, da die operativ behandelte Patientengruppe statistisch signifikant schlechter abschnitt als die medikamentös behandelten Patienten.

Die Kosten dieser Studie waren mit 12 Millionen US-Dollar zweifellos hoch, aber der Nutzen der so gewonnenen neuen Erkenntnisse übersteigt sie bei weitem.

Kostenträchtige, sinnlose Eingriffe bleiben künftig vielen Patienten erspart.

Der Weg ist frei, um nach einem neuen Behandlungsprinzip zu suchen.

Eine weitere Methode, die der vorbeugenden operativen Behandlung von Schlaganfällen dient, ist die Karotisthrombarterektomie. Dabei werden meist arteriosklerotisch bedingte Einengungen der Halsschlagadern mit der Absicht operativ entfernt, daß dadurch Schlaganfälle verhindert werden können.

Diese Operation wird weltweit, auch in der Bundesrepublik, sehr häufig durchgeführt und erscheint manchen Gefäßchirurgen schon als Routineoperation.

Nach Vorliegen der extraintrakraniellen Bypass-Studie ist man kritischer und vorsichtiger geworden und hat sich plötzlich darauf besonnen, worauf Kritiker schon immer hingewiesen haben, daß der Wert dieses Verfahrens statistisch noch nicht abgesichert ist.

«Nichtsdestoweniger gibt es bislang keine verläßlichen Untersuchungen, die den Nutzen der Operation belegen, weder im Sinne einer Insultprophylaxe bei passageren cerebralen Ischämien noch im asymptomatischen Stadium oder nach abgelaufenem Hirninfarkt. Die bisher publizierten Daten sind meist retrospektiv erhoben und weder hinsichtlich der jeweiligen Behandlungsgruppen noch hinsichtlich der verschiedenen Patientenkollektive in den einzelnen Veröffentlichungen vergleichbar. Leider ist eine der Hauptkomplikationen der Karotisthrombendarterektomie die Entstehung eines Schlaganfalles, häufig sogar mit tödlichem Ausgang.» (G. Krämer)

Die Beispiele dafür, daß Therapieverfahren, deren Effektivität letztlich nicht gesichert ist, in großem Umfang und unter einem erheblichen Kostenaufwand durchgeführt werden, ließen sich beliebig vermehren. Hier geht es aber vorwiegend darum, deutlich zu machen, daß die technischen Möglichkeiten der Datenverarbeitung, auch außerhalb von kontrollierten Studien, wenn sie sinnvoll genutzt werden, es gestatten, Disharmonien der Kosten-Nutzen-Entwicklung schneller zu erkennen und nach neuen Wegen zu suchen, sobald deutlich wird, daß die eingeschlagenen Wege nicht zum gewünschten Ziel führen.

Leider ist das autistische Denken, das EUGEN BLEULER 1919 so treffend beschrieben hat, im aktuellen Medizinbetrieb noch überall gegenwärtig.

«Das autistische Denken hat seine besonderen, von der (realistischen) Logik abweichenden Gesetze, es sucht nicht Wahrheit, sondern Erfüllung von Wünschen; zufällige Ideen, Verbindungen, vage Analogien, vor allem aber affektive Bedürfnisse ersetzen ihm an vielen Orten die im strengen realistisch-logischen Denken zu verwendenden Erfahrungsassoziationen, und wo diese zugezogen werden, geschieht es doch in ungenügender, nachlässiger Weise.»

Leistungstransparenz in der gesetzlichen Krankenversicherung

Nachdem in den Medien der letzten Monate fast täglich über von Ärzten verübte Betrugsfälle berichtet wurde und allein in Bochum bei der Staatsanwaltschaft ca. 2000 Ermittlungs- und Strafverfahren laufen, stellt sich jeder intelligente Laie die Frage, warum dies nicht mit einem Schlag zu ändern ist: Einführung der Leistungstransparenz auch für die Versicherten der gesetzlichen Krankenversicherungen. Ein Vorgang, den die Privatkrankenkassen und auch die sogenannten «halbprivaten» Krankenkassen der Bundesbahn, der Bundespost etc. schon lange kennen. Bei den privaten Kassen erhält der Patient am Ende eines Quartals eine Rechnung, die ganz klar ausweist, wann er den Arzt aufgesucht hat und welche Leistungen vom Arzt erbracht wurden. Beigelegt ist – so verlangen es die Bestimmungen – eine Liste mit Abrechnungsnummern und Leistungsinhalt, die das Lesen der Liquidation für den Patienten erleichtert. Nun hat es auch schon vor Jahren immer wieder mal die Forderung innerhalb der gesetzlichen Krankenversicherung gegeben, Leistungs- und Kostentransparenz zu betreiben, aber durchgesetzt wurde nichts, bis auf einen Modellversuch. Aber auch die Ergebnisse dieses Modellversuches unter Einbeziehung einer kassenärztlichen Region brachten nicht das gewünschte Ergebnis, denn die Patienten scheinen an einer Transparenz gar nicht interessiert.

Leider sind auch die Kassen sich nicht einig, ob sie nun die Transparenz wünschen sollen oder nicht. In den Vorgesprächen zu diesem Buch kamen die Herausgeber auch mit führenden Vertretern der Ersatzkassen zusammen und waren ganz verwundert zu hören, daß die Ersatzkassen die mögliche «Mogelei» der Ärzte als so unbedeutend ansehen, daß eine Transparenz aus diesem Grunde nicht erforderlich sei. Abzulehnen aber sei die Transparenz von Kassenseite, denn wie reagiert ein Patient, der erfährt, was seine Erkrankung wirklich gekostet hat und der diese Kosten in Vergleich zu den erheblichen eingezahlten Versicherungsbeiträgen bringt? Könnte es da nicht sein, daß sich das Anspruchsdenken: soviel wie möglich herausholen – denn die Kassenbeiträge waren wesentlich höher als die Kassenleistungen –, weiter durchsetzt?

H. W. MÜLLER sagte in einem Referat auf der Vertreterversammlung der Hanseatischen Ersatzkasse 1985:

«... wie reagiert denn der durchschnittliche Versicherte, der realistischerweise seinem Eigeninteresse folgt, wenn wir ihm mitteilen, daß er – sagen wir 3000 DM an Beiträgen gezahlt und nur für 1500 DM Leistungen in Anspruch genommen hat? Auf jeden Fall geht von dieser Information keine bremsende Wirkung aus.

Und wie reagiert der Patient, dem wir mitteilen, daß er ebenfalls 3000 DM Beiträge zahlt und für 4000 DM Leistungen in Anspruch genommen hat? In wie vielen oder richtiger: wenigen Fällen wird dadurch ein «schlechtes Gewissen» erzeugt werden, was dann zu einer maßvolleren Leistungsinanspruchnahme führt?

Und: kann die Erzeugung eines schlechten Gewissens denn überhaupt Ansatzpunkt für die GKV sein?

Dem chronisch Kranken, der für Zigtausende Leistungen in Anspruch genommen hat, vielleicht eine schwere Operation hinter sich hat, dem alten Menschen in Dauerbehandlung, wollen wir ihm das Gefühl geben, der Gemeinschaft zur Last gefallen zu sein?

Den verschiedenen Vorhaben zur Schaffung von mehr Transparenz sind daher enge Grenzen gesetzt.»

Diese Formulierungen sind nicht verständlich, weil im Bereich der privaten und halbprivaten Krankenversicherungen schon immer eine vollständige Transparenz bestand. Sieht man sich die halbprivaten Krankenkassen, d. h. die Kassen der Bundesbahn und der Bundespost, an, so sind diese Versicherten etwa derselben Sozialschicht zuzuordnen wie die Versicherten der Ersatzkrankenkasse. Was dem einen schon seit langem recht war, müßte auch den Ersatzkassen billig sein. Seit Transparenzmodelle im Raum stehen, wehren sich Ärzteverbände und Kassenärztliche Vereinigungen dagegen. Die Zeit scheint aber für mehr Information zu arbeiten, denn in einigen Vertreterversammlungen kommt der Vorschlag zur Transparenz von den Ärzten selber. Nur wer nichts zu verbergen hat, kann auch Transparenz anbieten. Wer etwas zu verbergen hat, scheut Transparenz. Vielleicht ist die Aussage nicht ganz so, denn ohne Zweifel lehnen auch einige das Transparenzmodell ab, weil es für sie und ihre Praxis zu einer zusätzlichen Arbeitsbelastung käme. Noch mehr Bürokratie können aber die Praxen beim besten Willen nicht verkraften.

Dennoch könnte sich ohne Zweifel ein Modell finden lassen, das weder für die Kassenärztlichen Vereinigungen noch für den Arzt mit zusätzlicher Arbeit verbunden ist. Eine der möglichen Lösungen wäre ein Krankenschein mit zweitem Durchschreibebogen. Dies kennt die Industrie für ihre Dienstleistungen schon lange. Kein Anlieferungsschein und kein Reparaturschein, ohne daß nicht eine Durchschrift – und zwar ohne Blaubogen – ebenfalls vorhanden ist.

Da der Patient aber nun nichts mit den Gebührenordnungsnummern anfangen kann, müßte seine Krankenkasse ihm einmalig eine Broschüre zur Verfügung stellen, die ihm das Lesen und Verstehen der Gebührenordnungsnummern möglich macht. Einzige Arbeit von Arzt und Arzthelferin: Am Ende des Quartals den zweiten Zettel vom Krankenschein abzureißen und ihn in der Kurve aufzubewahren, bis der Patient ihn abfordert. Natürlich sollte auch hier eine Zeitbegrenzung von vielleicht 14 Tagen eingeführt werden.

Ein im Main-Kinzing-Kreis gelaufener Modellversuch, bei dem die Patienten von ihren Ärzten eine Offenlegung der kassenärztlichen Abrechnungsleistungen erhalten konnten, wurde von nur 25 der während dieser Zeit behandelten 182000 Patienten – dies entspricht gerade 0,014 % – gewünscht.

Nun darf man nicht vergessen, daß es sich hier um einen Modellversuch handelt, und die Mühlen nicht nur der Bürokratie, sondern auch die des Patienteninteresses mahlen langsam.

Transparenz ist aber sicher erforderlich, im Krankenschein-Abrechnungsgeschäft der Kassenärztlichen Vereinigungen mit den Krankenkassen. Vielfach wird durch die KV ein Informationsaustausch behindert.

Die Kosten für Transparenz, die zusätzlich zu den augenblicklichen Verwaltungskosten anfallen würden, werden von MÜLLER auf über 30000 DM für 1000 Krankenkassenmitglieder geschätzt. Der Gesamtaufwand für Datenerfassung und Speicherung wird auf etwa 550 Mio. DM pro Jahr geschätzt. Die immer wieder in der Diskussion behandelten Vorschläge, daß der Patient durch seine Krankenkasse nachträglich über seinen Behandlungsfall informiert wird oder durch die Kassenärztliche Vereinigung, wird nach Schätzungen des Bundesarbeitsministers auf Kosten von jährlich rund 400 Mio. DM geschätzt.

Es kann nur eine Lösung gewählt werden, die ohne zusätzliche Kosten – es sei denn Papierkosten – eine Information des Patienten möglich macht.

9. Staat und Gesundheit

Blüm steht auf der Kostenbremse – wirklich? Die Kosten steigen tatsächlich

15 Jahre währt sie nun, die Diskussion um die «Kostendämpfung» im Gesundheitswesen. In der öffentlichen Debatte steht dieser Begriff fast synonym für Gesundheitspolitik schlechthin. Alljährlich zweimal, im Frühjahr und im Herbst, rauscht es im Blätterwald der deutschen Medien, wenn in Bonn der Bundesarbeitsminister die Gewaltigen im Gesundheitswesen zur «konzertierten Aktion» bittet. Immer wiederkehrender Tenor: Nun muß es aber wirklich losgehen mit der Senkung der Kosten. Und immer wieder folgt die Ernüchterung auf dem Fuße: Die Kosten steigen weiter und weiter. Die Explosion der Krankheitskosten wird in wenigen Zahlen überdeutlich.

So betrug der Ausgabenanstieg je Mitglied (einschließlich Rentner) in der gesetzlichen Krankenversicherung von 1970 bis 1986 insgesamt 301%. Die Steigerungsraten im einzelnen:

Heil- und Pflegemittel	+ 786%
Zahnersatz	+ 596%
Krankenhaus	+ 424%
Arzneimittel aus Apotheken	+ 250%
Zahnarzt	+ 250%
Arzt	+ 214%
Krankengeld	+ 73%

Im Vergleich zur Gesamtausgabensteigerung der gesetzlichen Krankenversicherung von 301% stieg im gleichen Zeitraum der Bruttoverdienst je Arbeitnehmer lediglich um 169%. Die Folge dieser Diskrepanz ist eine gewaltige Beitragssatzsteigerung zwischen 1970 und heute. Der durchschnittliche Beitragssatz in der sozialen Krankenversicherung betrug 1970 etwa 8,2%, 1987 beträgt er 12,62%, für das erste Quartal 1988 waren es sogar 12,89%. Die «billigste» Kasse, eine Betriebskrankenkasse, nahm im Januar dieses Jahres ihren Mitgliedern nur 7,5% Beitrag vom Grundlohn ab, die «teuerste» Kasse, eine AOK, mit 16,0% mehr als das Doppelte. Wenige Zahlen zeigen: Das Problem ist relevant! Die Frage lautet nun, was tun?

Was tut eigentlich der Staat?

Bei Problemen jeder Art bietet sich dem interessierten Betrachter in der Bundesrepublik immer wieder das gleiche Bild. Die einen rufen lautstark nach dem Staat und verlangen, er möge endlich handeln.

Die anderen fordern genauso nachdrücklich, der Staat solle sich gefälligst zurückhalten, damit die Marktkräfte das Problem flugs selber lösen können. Wie ist die Lage nun im Gesundheitswesen der Bundesrepublik Deutschland?

Betrachtet man die konkreten Aktivitäten von Bund, Ländern und Kommunen im Gesundheitswesen genauer, werden schnell die Handlungsgrenzen deutlich.

Der Medizin-Soziologe HANS-ULRICH DEPPE faßt die Funktion des Staates im Gesundheitswesen kurz und bündig zusammen:

«Der staatliche Einfluß auf das Gesundheitswesen findet weniger durch direkte finanzielle als vielmehr vermittels gesetzlicher Maßnahmen statt. So ist die staatliche Finanzierung und Garantiehilfe für Teile des Gesundheitswesens immer mehr zurückgegangen. Schaltstelle staatlicher Intervention und Gestaltung ist die gesetzliche Krankenversicherung. Es liegt im staatlichen Entscheidungsbereich, den Kreis der Versicherten, die Struktur der Selbstverwaltung, die Beitragsbemessung und die Verteilung der Ausgaben zu steuern.

Wirkungsvolle staatliche Eingriffe sind am ehesten dort möglich, wo der Staat über unmittelbare Eigentumsrechte, wie in öffentlichen Krankenhäusern und im öffentlichen Gesundheitsdienst, verfügt. Weit schwieriger ist dies im Bereich der kassenärztlichen und Arzneimittelversorgung, da hier starke privatwirtschaftliche

Interessen dominieren. Diese unterschiedlichen Eigentumsverhältnisse und Interessen im Gesundheitswesen sind auch ein Grund dafür, weshalb keine übergreifende Koordination und systematische Planung der Gesundheitssicherung und Krankenversorgung möglich ist, weshalb schon im Vorfeld die Ermittlung eines Gesundheitsbedarfs, der sich an der ursächlichen Entstehung von Krankheiten orientiert, verhindert wird. Gleichwohl ist der Staat infolge des relativen Selbstlaufs der Kosten für das Gesundheitswesen und ihren steigenden Anteil am Bruttosozialprodukt – insbesondere in den letzten Jahren – dazu gezwungen, relativierend einzugreifen.»

Der Bundesgesetzgeber versucht seit Jahren, «angestachelt vom zuständigen Arbeitsminister», mit einer nicht abreißen wollenden Kette von sogenannten Kostendämpfungsgesetzen der Problematik Herr zu werden. Credo all dieser Aktivitäten ist der Versuch, den Kostenrahmen der gesetzlichen Krankenversicherungen nicht weiter wachsen zu lassen. Erklärtes Ziel ist es, die Finanzierbarkeit des Systems zu erhalten. In die gleiche Richtung zielt auch der jährliche «Moral»-Appell der «konzertierten Aktion im Gesundheitswesen».

Krankenhäuser: Probleme mit den Betten

Die Bundesländer konzentrieren ihr Handeln auf die Krankenhäuser. Das ihnen mit der Krankenhausfinanzierungsgesetzgebung dafür zur Verfügung gestellte Instrumentarium sind die Krankenhauspläne. Zielsetzung ist hierbei, das künftige Angebot an Betten für stationäre Krankenversorgung so auszugestalten, daß es dem tatsächlichen Bedarf so nahe wie möglich kommt.

Das Problem hierbei ist, daß jede Planung künftiger Angebote aufgrund prognostizierter Bedarfserwartungen methodisch ihre Tücken hat. Hinzu kommt, daß die planerische Notwendigkeit immer wieder mit der politischen Durchsetzungsfähigkeit in Konflikt gerät. NORBERT BLÜM, als Bundesarbeitsminister ein scharfer Kritiker der Länderkrankenhausplanung, gibt ein Beispiel dafür, wie schwer es sein kann, vor Ort prinzipientreu zu bleiben. So erklärt der forsche Minister zu den Schließungsplänen der nordrhein-westfälischen Landesregierung im Kreise Gütersloh:

«1. Es darf kein Bett abgebaut werden, in dem ein Kranker liegt.
Der Abbau der Krankenhausbetten muß sich am jeweiligen Bedarf orientieren. Dafür ist für die CDU in NRW eine ortsnahe Krankenhausverwaltung sehr wichtig.
2. In der Bundesrepublik sind 100000 Krankenhausbetten zuviel. Sie müssen abgebaut werden, weil nur so die Kosten im Gesundheitswesen nachhaltig gesenkt werden können.
3. Über den Bettenabbau in den Krankenhäusern entscheidet die SPD-Regierung RAU.
RAU und nicht die Bundesregierung will die Krankenhäuser in Verl und Werther schließen.
4. Ich fordere RAU auf, zunächst einmal die gesamte Krankenhausbedarfsstruktur landesweit zu ermitteln und daraus die landesweite Fortschreibung des Krankenhausbedarfsplanes zu erarbeiten. Die Landesregierung darf nicht punktuell – wie jetzt im Kreise Gütersloh – Krankenhausbetten abbauen. Dies muß zwangsläufig zu unvernünftigen und falschen Ergebnissen führen...»

Der von BLÜM angegriffene Minister für Arbeit, Gesundheit und Soziales des Landes Nordrhein-Westfalen, HERRMANN HEINEMANN, antwortet in einem Brief an BLÜM postwendend:

«Die 134787 Betten in Akutkrankenhäusern in Nordrhein-Westfalen waren 1986 zu 85,67% ausgelastet. Ihre Aussage: ‹...es darf kein Bett abgebaut werden, in dem ein Kranker liegt...› würde also, wenn man die Situation ebenso blauäugig betrachten würde wie Sie, zu dem Schluß führen, daß in Nordrhein-Westfalen kein Krankenbett zuviel ist. Dennoch wiederholen Sie in Ihrer Erklärung die unhaltbare Behauptung, deren Absurdität auch durch diese ständigen Wiederholungen nicht geringer wird, in der Bundesrepublik könne auf 100000 Krankenhausbetten verzichtet werden. Dies würde bedeuten, daß in Nordrhein-Westfalen 27000 Betten oder 100 Krankenhäuser à 270 Betten überflüssig wären. Das sind 20% der Betten in allgemeinen Krankenhäusern. Ein derart drastischer Bettenabbau würde mit Sicherheit dazu führen, daß auch Betten, in denen Kranke liegen, abgebaut würden.

Herr Dr. BLÜM, ich wäre Ihnen zu außerordentlichem Dank verbunden, wenn Sie mir diese Diskrepanz in Ihren Aussagen erklären könnten.

Im Kreis Gütersloh sollen nach meinen Vorstellungen etwa 230 Betten abgebaut und dabei zwei Krankenhäuser geschlossen werden. Hätte ich die Vorstellung Ihres Hauses bei der Planung zugrunde gelegt, müßten allein in diesem Kreis 330 Betten stillgelegt werden. Können Sie mir erklären, wie dies ohne die Schließung von Krankenhäusern geschehen könnte, wenn man nicht alle Krankenhäuser im Kreis Gütersloh gleichermaßen in ihrer Wirtschaftlichkeit gefährden will? Die wirtschaftliche Sicherung der Krankenhäuser ist allerdings, wie Sie wissen werden, nach § 1 KHG Aufgabe der Länder. Sie sollten aber auch wissen, daß die Planungsbehörde sehr wohl auch außerhalb der landesweiten Fortschreibung des Krankenhaus-Bedarfsplanes nach § 6 KHG aF sowie § 6 KHG in Verbindung mit § 14 Abs. 4 KHK NW Einzelfortschreibungen durchführen kann, sogar im Bedarfsfall hierzu verpflichtet ist.

Hätte ich dies in den vergangenen 10 Jahren unterlassen und die Wünsche der Kostenträger überhört, gäbe es in Nordrhein-Westfalen rund 150 Krankenhäuser und etwa 15000 Betten mehr als heute.

Eines verstehe ich ganz und gar nicht: Daß Sie einer ungeliebten Landesregierung eins auswischen wollen, mag verständlich sein. Daß Sie allerdings auch den Krankenkassen in den Rücken fallen – die im übrigen ihre Marge, 361 Betten und 4 Krankenhäuser im Kreis Gütersloh zum Abbau vorgeschlagen haben –, finde ich grotesk, zumal Sie sich ja sonst gerne als Anwalt der Krankenkassen verstanden wissen wollen.»

Die verantwortlichen Gesundheitspolitiker haben es schwer, wenn es darum geht, Betten abzubauen. Schon die Diskussion darüber ruft Bürgerinitiativen auf den Plan, und an der Basis aller Parteien besteht unabhängig von der politischen Richtung brüderliches Einverständnis: Kein Bettenabbau in diesem Krankenhaus! Getreu dem Prinzip: Heiliger St. Florian, verschon mein Haus, zünd andere an! Menschlich verständlich, daß auch Minister Blüm den «Brand» lieber nicht in seinem Wahlkreis sieht. Nur an der politischen Ehrlichkeit muß dann berechtigt gezweifelt werden.

Großgeräte

Neben der Krankenhausplanung gibt es noch einen weiteren Sektor Versorgung, in dem es wenigstens Planungsversuche gibt, nämlich den der medizinischen Großgeräte. Soll es künftig teure Linksherz-Katheter-Meßplätze geben? Sollen sie in einer Praxis oder in einem Krankenhaus errichtet werden? Ist die Anzahl der vorhandenen Kernspintomographen ausreichend? Muß jeder abgängige Computertomograph durch einen neuen ersetzt werden? Oder reichen die inzwischen aufgestellten Geräte für die Versorgung in einer Region aus?

Diese und andere Fragen werden im Zusammenhang mit dem Einsatz von medizinisch-technischen Großgeräten immer wieder aufgeworfen. Befriedigende Antworten lassen auf sich warten. Die Zeiten sind vorbei, in denen die Zukunftshoffnungen sich ausschließlich mit immer neuen technischen Entwicklungen verbanden. Überwunden ist aber auch die Phase der «Technik-Verteufelung». Der Umgang nachwachsender Generationen mit dem «Computerleben» ist Beleg genug für diese Feststellung. Gut beraten ist, wer sich unverkrampft gerade auch zur «Apparatemedizin» stellt. Dies ist nun aber angesichts der unterschiedlichen Erwartungen der Beteiligten leichter gesagt als getan.

Da sind nämlich auf der einen Seite die öffentlichen Finanziers als Hüter der allerorten leeren Staatskassen und die Krankenkassenvertreter, die mit Blick auf die Steuer- und Beitragszahler auf Kostenminderung – sprich: Großgerätebeschränkung – drängen. Auf der anderen Seite pochen engagierte und ambitionierte Ärzte darauf, endlich dem medizinischen Fortschritt – also Großgeräten – keine Steine mehr in den Weg zu legen.

Der Konflikt ist vorprogrammiert.

Doch es gibt Hoffnung. Es setzt sich nämlich auch in diesem Teil des Gesundheitswesens die Erkenntnis durch, daß Geld nur einmal ausgegeben werden kann und zudem nicht in beliebiger Menge zur Verfügung steht.

Das vom Gesetzgeber angebotene Steuerungsinstrumentarium ist nun allerdings dürftig. So sind die gesetzlich fixierten Verfahrenswege im ambulanten und stationären Versorgungsbereich grundsätzlich unterschiedlich. Während im Krankenhaussektor die Landesbehörden Anzahl und Aufstellungsort der Großgeräte abschließend bestimmen können, versucht im ambulanten Sektor die Selbstverwaltung der Ärzte und Krankenkassen die urwüchsige Gerätevermehrung zu bremsen. Durch Vereinbarungen auf Bundesebene abgesichert, sollen nur solche niedergelassenen Kassenärzte Großgeräteleistungen abrechnen können, deren Geräte vorher durch die paritätisch mit Ärzten und Krankenkassenvertretern besetzten Landesausschüsse genehmigt worden sind.

Dieses Verfahren reguliert nun ohne Zweifel die bisher unkontrollierte Zunahme von Großgeräten in Praxen niedergelassener Ärzte. Nicht sichergestellt ist bisher die Verknüpfung beider Versorgungsbereiche. Immer wieder kommt es deshalb vor, daß schwerkranke Patienten aus Krankenhäusern zur Diagnostik in Praxen transportiert werden müssen, um mit einem dort vorhandenen Großgerät eine notwendige Untersuchung vornehmen zu lassen.

Der Krankenhaussektor zieht in aller Regel mit seiner Geräteausstattung erst verspätet nach. Insgesamt kommt es dann schnell zu einer Überausstattung in einer Region. So ist Hamburg inzwischen mit seinen über 30 CTs der «Europameister» im Aufstellen von Computer-Tomographen. 50000 Einwohner «teilen» sich ein solches Gerät (siehe Kapitel: Technik, Technik ..., S. 82).

Die «Schieflage» zwischen ambulantem und stationärem Bereich bei der Großgeräteausstattung wird noch durch die unterschiedlichen Finanzierungssysteme gefördert. Da die Kosten für die Investition des Großgerätes in einer Praxis anteilig in die Gebühren für die abgerechnete Einzelleistung eingehen, kann das Gerät zunächst kreditär finanziert werden.

Anders sieht es hingegen im Krankenhausbereich aus. Hier schreibt das Krankenhausfinanzierungsrecht vor, daß die Länder und Kommunen die Kosten für Krankenhausinvestitionen zu tragen haben. Bekanntlich kommen diese aber ihrer Verpflichtung – der leeren öffentlichen Kassen wegen – nur zögerlich nach. Die Folge ist ein erheblicher Investitionsstau, der dazu führt, daß die Krankenhäuser bei dem «Wettlauf» um neue und bessere Geräte häufig das Nachsehen haben.

Öffentlicher Gesundheitsdienst

Auch der öffentliche Gesundheitsdienst, mit dem der Staat auf kommunaler oder regionaler Ebene das Gesundheitswesen direkt beeinflussen kann, ist heute maßgeblich in seinen Entwicklungsmöglichkeiten durch die finanzielle Enge der öffentlichen Hand bestimmt. Hinzu kommt, daß die Gesundheitsämter häufig in der öffentlichen Meinung ein denkbar schlechtes Image haben.

Dabei «partizipieren» sie zunächst einmal an der ganz allgemein schlechten Bewertung des öffentlichen Dienstes in der Bevölkerung. Aber selbst dort rangieren die Gesundheitsämter eher am Ende der Beliebtheitsskala.

Der öffentliche Gesundheitsdienst kommt nach wie vor immer noch eher als Gesundheitspolizei daher denn als Serviceeinrichtung für den Bürger oder gar als gesellschaftlicher Lobbyist für Gesundheit.

Der Bürger fühlt sich eher «geängstigt» denn «beglückt», wenn er es mit «seinem» Gesundheitsamt zu tun bekommt. Viele Bürger erleben das Gesundheitsamt aus ihrer Sicht denn auch als «Abwiegler» gegenüber ihrer Absicht nach berechtigten Forderungen – etwa wenn die gesundheitliche Relevanz des Strahlen-Fallouts nach Tschernobyl amtlicherseits «relativiert» wird. Und überhaupt zeigen die Zahlen, daß der öffentliche Gesundheitsdienst im Versorgungssystem des Gesundheitswesens insgesamt eine untergeordnete Rolle spielt:

So wurden 1985 lediglich 0,87 %, also 2,11 Mrd. DM, von den insgesamt 242 Mrd. DM Gesamtausgaben im Gesundheitswesen für den öffentlichen Gesundheitsdienst aufgewendet.

Während in fast allen Bereichen des Gesundheitswesens die Zahlen gestiegen sind, hat der Staat gespart. Die Zahl der Gesundheitsämter ist seit 1960 bis heute um nahezu 40 % gesunken, auch im Personalbereich hat es keine Ausweitungen, sondern Einsparungen gegeben.

Gesundheitsämter und Fachpersonal der Gesundheitsämter

Gesundheitsämter	1960	1970	1980	1985
Anzahl	502	493	320	322
Personal				
Ärzte, -innen	4335	4905	4128	3851
Zahnärzte, -innen	2305	2474	1879	1005
Gesundheitsingenieure, -innen	–	–	53	63
Gesundheitsaufseher, -innen	938	795	986	984
Desinfektoren, -innen	–	315	247	206
Med.-techn. Assistenten, -innen	908	694	564	499
Med.-techn. Laboratoriumsassistenten, -innen	–	–	74	90
Med.-techn. Radiologieassistenten, -innen	–	–	53	48
Sozialarbeiter, -innen	4347	4026	2480	2452
Sozialmedizinische Assistenten, -innen	–	–	431	552
Arzthelfer, -innen	–	–	1381	1187
Zahnarzthelfer, -innen	–	–	337	342

Leider ist der Staat «zu schüchtern», darauf hinzuweisen, daß seine Leistungen im Gesundheitswesen oft wesentlich billiger sind als die

Leistungen der niedergelassenen Ärzte. Ein Beispiel dafür ist das Impfwesen: Mit weniger Kosten haben die Gesundheitsämter in der BRD mehr Impfungen durchgeführt als die niedergelassenen Ärzte – nachdem verstärkt präventive Impfungen in den Leistungskatalog der Krankenkassen aufgenommen wurden – mit wesentlich mehr Kostenaufwand.

Es ist zu überlegen, ob die Krankenkassen nicht überall dort, wo der öffentliche Gesundheitsdienst effektiver arbeitet als die Praxis, ihm auch honorierte Aufgaben übertragen sollten. Dieses Übertragen gilt natürlich auch für den Krankenhausbereich, z. B. für spezielle Ambulanzen. Sicher werden die niedergelassenen Ärzte und ihre Berufsorganisationen «toben», aber der Bürger hat ein Anrecht auf gute *und* kostengünstige Medizin. «Pfründe» der Praxen aus der Vergangenheit und Gegenwart können nicht in die Zukunft hinein gesichert werden.

Gesundheitspolitik aktiv?

Das Gesundheitswesen ist heute im Zentrum immer noch ein Krankheitswesen. Die «Reparatur» bereits eingetretener Schäden dominiert vor der Verhinderung von Beeinträchtigungen der Gesundheit. Ein radikales Umsteuern ist insgesamt erforderlich. Die veränderten gesellschaftlichen Bedingungen erfordern künftig eine neue Gesundheitspolitik. Umweltprobleme mit gesundheitlicher Relevanz infolge ihrer gesellschaftlichen Entwicklung machen immer wieder deutlich, daß eine Neuorientierung dringend erforderlich ist.

«Der Schadstoff der Woche», Bodenverunreinigungen mit der Gefahr der Verseuchung des Trinkwassers und die Probleme bei der Sanierung von Deponien, um nur einige Beispiele zu nennen, schrecken die Öffentlichkeit immer wieder auf. Den Bürgerinnen und Bürgern, wenn auch nicht unmittelbar der Politik selbst, wird nachhaltig klar, eine vorbeugende Gesundheitspolitik muß Realität werden.

Gesundheitsprobleme in der Arbeitswelt weisen in die gleiche Richtung. Stress mit der Folge von vermehrten psychosomatischen Erkrankungen sei als Beispiel herausgegriffen. Lösungen für diese Probleme gibt es nur, wenn es der Gesundheitspolitik gelingt, Gestaltungsräume auch in anderen Politikbereichen zu erschließen. Nur wenn es gelingt, auf die Verkehrspolitik, die Industriepolitik einzuwirken, um nur zwei wichtige Beispiele zu nennen, kann eine erfolgreiche gesellschaftspräventive Gesundheitspolitik betrieben werden.

Eins ist auf jeden Fall gewiß, ohne Konflikt geht eine solche Politik nicht ab.

Eine derart aktive Gesundheitspolitik setzt eine starke Position voraus.

Wer sich aber im Gesundheitswesen nur ein wenig auskennt, weiß, daß Stärke die Schwäche des Gesundheitswesens ist. Das Ressort «Gesundheit» wird häufig in «Nebentätigkeit» von den Sozialpolitikern aller Parteien fast immer parteiisch, im Sinne der Sozialpolitik, mitverwaltet.

Ein gewichtiges Ergebnis dieser Konstruktion ist das seit Jahren proklamierte «zentrale gesundheits»-politische Ziel einer «einnahmeorientierten Ausgabenpolitik».

Politisch gewollt ist also, daß die Ausgabenentwicklung in der gesetzlichen Krankenversicherung an der Grundlohnentwicklung orientiert werden soll. Mit anderen Worten: die Beitragssätze der gesetzlichen Krankenversicherung sollen stabil gehalten werden. Beitragsstabilität in der gesetzlichen Krankenversicherung ist aber eine sozial-politische Zielsetzung.

Mit Gesundheitspolitik hat dieses Ziel zunächst einmal herzlich wenig zu tun. Arbeitgeber und Beschäftigte, die sich die Beiträge zur gesetzlichen Krankenversicherung bekanntlicherweise teilen, sollen nicht über Gebühr belastet werden.

Diesem sicher allgemein akzeptierten Grundsatz wird aber anläßlich der Kostendämpfungsgesetzgebung der letzten Jahre dergestalt zum Durchbruch verholfen werden, daß immer dann, wenn das Ausgabe- das Einnahmevolumen der gesetzlichen Krankenversicherung übersteigt, Leistungsverpflichtungen für die Solidargemeinschaft gestrichen werden.

Derselbe Staat, der viele Jahre hindurch die gesetzliche Krankenversicherung um immer neue Leistungsverpflichtungen ausgeweitet hat, ist nun dabei, Sozialleistungen wieder «einzusammeln».

Ob dieses Verfahren auf Dauer überhaupt wirksam sein kann, werden wir noch sehen. Auf jeden Fall ist es in der unmittelbaren Konsequenz für die Versicherten schmerzlich. Sind sie es nämlich nun, die sich im Krankheitsfalle nicht mehr in vollem Umfang auf die Solidargemeinschaft verlassen können. Für bestimmte Leistungen oder für bestimmte Teile von Leistungen ist die gesetzliche Krankenversicherung nicht mehr zahlungspflichtig.

Die Folge ist, der Bürger muß neben seinem Krankenkassenbeitrag im Krankheitsfall noch einmal in sein eigenes Portemonnaie greifen. Daß dieses insbesondere diejenigen trifft, die krank und somit ohnehin belastet sind, macht das Verfahren noch problematischer.

Auch NORBERT BLÜMS «Gesundheitsreformgesetz» arbeitet nach dem alten Strickmuster: «Mehr ein Flickenteppich, als neu gestalten.»

Das angestrebte Einsparvolumen von rd. 14,5 Milliarden DM in der gesetzlichen Krankenversicherung soll in erster Linie zu Lasten der Versicherten erfolgen:

- Wegfall des Sterbegeldes für nach 1938 geborene Versicherte (Einsparung: ca. 1,1 Mrd. DM)
- Kürzung der Zuschüsse beim Zahnersatz (2,6 Mrd. DM), zudem Einführung des Erstattungsprinzips, d. h. der Patient muß die Kosten verauslagen
- Einführung von neuen Festbeträgen für Brillen, Hörgeräte und Heil- und Hilfsmittel (ca. 1,3 Mrd. DM); Kosten für Bagatellmittel wie Augenklappen, Fingerlinge, Ohrenbinden, Gelenkbandagen und Kontaktlinsen werden nicht erstattet
- Halbierung der Zuschüsse zu den offenen Badekuren (Kur-Urlaub) (ca. 0,2 Mrd. DM)

An dieser Stelle darf nicht verschwiegen werden, daß die Versicherten auch heute schon über 5 Mrd. DM an Selbstbeteiligung aufbringen (Zahlen von 1984):

	Milliarden DM
Zahnersatz	ca. 2
Kieferorthopädische Behandlung	ca. 0,013
Arzneimittel	ca. 1,1
Heil- und Pflegemittel	ca. 0,31
Krankenhausaufenthalt	ca. 0,21
Kuren	ca. 0,02
Fahrkosten	ca. 0,92

Bundestagsabgeordnete sterben weiterhin auf Staatskosten

Zum Sterbegeld noch eine Bemerkung am Rande: Die Tageszeitung DIE WELT brachte am 19. Mai 1988 in ihrer Kurzrubrik Politik folgende Nachricht:

> Verzicht: Bundesarbeitsminister BLÜM hat an die Bundestagsabgeordneten appelliert, auf das ihnen zustehende Sterbegeld von 17458 DM – Sie haben richtig gelesen, 17458 DM – zu verzichten und so bei der Gesundheitsreform mit gutem Beispiel voranzugehen.

Aus gut unterrichteten Kreisen aller im Bundestag vertretenen Parteien verlautet, es sei nicht zu erwarten, daß die Abgeordneten diesem Vorschlag von BLÜM zustimmen werden. Auch unter dieser Prämisse erscheint die Forderung nach dem Wegfall des Sterbegeldes beim kleinen Bürger als ungerechtfertigt.

Ist der Sozialstaat am Ende?

Vor dem Hintergrund der «explodierenden Kosten» im Gesundheitswesen wird immer wieder eine Frage diskutiert: Ist der Sozialstaat am Ende?

Während NORBERT BLÜM sein «Gesundheitsreformgesetz» unter das Motto stellt: «Solidarität neu bestimmen», hat kürzlich der baden-württembergische Ministerpräsident LOTHAR SPÄTH einen «Umbau des Sozialstaates» gefordert. SPÄTH meinte in den Medien konkret zur Diskussion um Steuerreform, Rentenreform und steigende Sozialkosten: «Wir sollten vielleicht noch unpopulärer vorgehen.» Die Bundesregierung müsse «... Einschnitte im sozialen Bereich machen». In Zukunft könnten nicht mehr alle Risiken «kollektiv abgesichert» werden. Die großen Risiken müssen abgefedert, die kleinen jedoch vom Bürger selbst getragen werden. Die wissenschaftliche Untermauerung der SPÄTHschen Thesen findet sich bei HORST BAIER, Lehrstuhlinhaber für Soziologie an der Sozialwissenschaftlichen Fakultät der Universität Konstanz. BAIER geht noch einen Schritt weiter und propagiert die Rücknahme des Sozialstaates als quasi emanzipativen Akt zur «Befreiung» der Bürger von der Herrschaft im Sozialstaat:

«... die Sanierung des Sozialbudgets durch mehr Selbstverwaltung und mehr freie Wahlen von Gesundheitsleistungen, d. h. auch mehr Selbsthaftung und mehr Selbstkosten der Bürger für ihre Lebensführung und deren Risiken, hätte nur dann eine Chance, wenn es gelänge, den Staat aus den primären Lebensbereichen der privaten Daseinsvorsorge hinauszudrängen.»

Die Rücknahme des staatlichen Einflusses soll auch dem Abbau von Ineffizienz bei der Produktion von Gesundheitsleistungen dienen. Mehr marktwirtschaftliche Elemente im Gesundheitswesen werden deshalb von vielen Gesundheitsökonomen gefordert.

Die Ziele, die üblicherweise mit einer stärkeren marktwirtschaftlichen Ausrichtung des Systems der medizinischen Versorgung verfolgt werden, sind nach JOACHIM NEIPP die folgenden:

«Als erstes Ziel kann man dabei unterstellen, die Produktion medizinischer Leistungen durch wirtschaftliche Anreize effizienter zu machen, als dies in einem mehr auf staatliche Lenkung ausgerichteten System möglich ist (produktive Effizienz). Als zweites Ziel kann angenommen werden, den Umfang und die Zusammensetzung der erstellten medizinischen Leistungen durch mehr Wahlmöglichkeiten und ein teilweises Wiedereinsetzen der Preismechanismen den Präferenzen der Bevölkerung besser anzupassen, als es bei einer weitgehend staatlichen Lenkung möglich ist (allokative Effizienz).»

NEIPP hat in seiner interessanten Untersuchung über die mögliche Vorbildfunktion des Gesundheitswesens der USA für die bundesrepublikanische Krankenversicherung darauf hingewiesen, daß

«niedrigere Ausgaben für die medizinische Versorgung infolge einer marktwirtschaftlich orientierten Umgestaltung der gesetzlichen Krankenversicherung ... nur dann zu erwarten (sind), wenn die Einsparungen aus der effizentären Produktion der Leistungen größer sind als die zielsetzlichen Ausgaben aus dem Abbau der Überschußnachfrage: (nur wenn man dies annimmt, kann man also eine solche Umgestaltung als ein Mittel zur ‹Kostendämpfung› ansehen)».

Dies bedeutet aber mit anderen Worten: Die Rechnung der «Kostendämpfer» geht bei einer mehr marktwirtschaftlichen Orientierung des Gesundheitswesens, durch die zusätzliche, bisher nicht vorhandene, aber durchaus nachgefragte Leistungen angeboten werden, nur dann auf, wenn die Effektivitätssteigerung größer ist. Gerade dieser Zusammenhang läßt aber viele Fragen offen.

Denken wir etwa an die Kapazitäten für Herzchirurgie, die in der Bundesrepublik durch Planung bisher knappgehalten wurden. Oder denken wir an die zähen Bemühungen, die Geschwindigkeit, mit der Großgeräte aufgestellt werden, nachhaltig zu drosseln. Überhaupt stellt sich die Frage, ob nicht künftig das Problem im Vordergrund steht, welche Gesundheitsangebote unsere Gesellschaft noch braucht.

Die Frage könnte nur dann über den Markt beantwortet werden, wenn dieser im Gesundheitsbereich tatsächlich funktionierte. Daran, das zeigen nun Beispiele allerorten, gibt es aber erhebliche Zweifel. Überhaupt stellen sich künftig im Gesundheitswesen zusätzlich zu den quantitativen Problemen insbesondere auch qualitative Fragen. Spätestens hier ist nun der einzelne bei der Beurteilung einer Gesundheitsleistung häufig überfordert. Die Qualitätsbewertung muß in aller Regel kollektiv erfolgen.

Immer wieder wird auch die Ausweitung der Selbsthilfe als Substitution für teure Leistungen des professionellen Gesundheitssystems genannt. So formuliert etwa ULF FINK, CDU-Senator für Gesundheit, Soziales und Familie in Berlin:

> «...das ständige Anwachsen öffentlicher Zuständigkeiten kann nicht mehr länger hingenommen werden – aus wirtschaftlichen, aber vor allem auch aus humanitären Gründen nicht: die Spielräume zur Ausweitung und Aufstockung öffentlicher Leistungen schmelzen immer stärker zusammen. Die Dynamik bestimmter Ausgaben stößt an die Grenze der Finanzierbarkeit. Wir sind aber nicht nur an die finanziellen Grenzen ständig höherer Wachstumsraten gestoßen, sondern auch an die Grenzen der Möglichkeiten, Schwierigkeiten durch Draufsatteln und immer höhere Ausgaben zu lösen.»

Es stellt sich allerdings die Frage, ob Selbsthilfe wirklich professionelles Wirken ersetzen kann.

Selbsthilfe

Die Aktivitäten von Selbsthilfegruppen sind vielfältig. Sehr vielen Gruppenmitgliedern ist die Betroffenheit als – zunächst – «unterlegene und hilfesuchende Patienten» gemeinsam. Daraus ergeben sich für die Leistungsfähigkeit des Selbsthilfekomplexes zwei wichtige und bemerkenswerte Komponenten: Zunächst ist das die Humanität als additives psychosoziales Element aus persönlicher Betroffenheit, die durch professionelle Hilfe nicht ersetzt werden kann. Und des weiteren ist häufig mehr oder weniger bewußte und geäußerte Kritik am Wirken des professionellen Hilfssystems auszumachen, die erhebliches Veränderungspotential enthält. Beide Aspekte sind in der Lebenswelt der

Selbsthilfegruppen häufig eng miteinander verknüpft und nur analytisch trennbar.

Leider gibt es über Selbsthilfe-Gruppen in der Bundesrepublik noch keine vergleichbaren statistischen Erhebungen, aber die Zahlen für den Stadtstaat Hamburg mit seinen ca. 1,6 Mill. Einwohnern zeigen stellvertretend die steigenden Aktivitäten:

Selbsthilfe-Gruppen im Hamburger Raum

Bereich	1984	1985	1986	1987
KRANKHEITEN				
Psychiatr. K.	299	415	426	437
Internistische K.	49	69	89	92
Orthopädische u. Neurologische K.	76	82	84	88
Chirurgische K. u. Krebs	24	24	26	25
Sonstige K.	41	45	44	44
Prävention	1	1	1	3
	490	636	670	689
LEBENSPROBLEME				
Psychiatrische Probleme	37	41	59	62
Soziale Probleme	67	62	84	89
Sexualität/Geschlecht	161	244	278	291
INITIATIVEN				
Versorgungs-, Umweltschutz-, Gegenkultur-Zusammenschlüsse	9	7	9	18
Gesamtzahl der Selbsthilfe-Gruppen	764	887	957	998

Ob allerdings vor diesem Hintergrund die Kostendämpfungsvorstellung, nach der die «kleinen (kostengünstigeren) Netze» Aufgaben von den «großen (kostenträchtigeren) Netzen» übernehmen, realistisch ist, muß doch sehr bezweifelt werden. Additive, also bisher nicht vermittelte menschengerechtere Medizin ist nämlich eine zusätzliche Leistung. Deshalb entsteht wohl auch kein Einsparungseffekt durch den Ausbau eines «kleinen» im «großen» Netz. Aber diese Selbsthilfegruppen sind natürlich wertvoll, sie sollten auf jeden Fall gefördert werden.

So wurden von den Selbsthilfegruppen beispielsweise Funktionen übernommen, die in einer veränderten Gesellschaft nicht mehr von den überkommenen Institutionen, etwa der Familie, ausgefüllt werden können. Die neuen «Helfer» vollbringen also auch gesellschaftsintegrative Leistungen. Sie wirken Ausgrenzung und damit Vereinsamung entgegen.

Aber auch das Veränderungspotential ist in einem reformpolitischen Ansatz etwas wert und deshalb förderungswürdig. Die Kritik am bestehenden Gesundheitssystem wirkt dabei in zweierlei Richtung. Zum einen wird den etablierten Institutionen mehr Humanität abverlangt. Das «Überweisen» aus dem «System» in die «Bewegung» wird nämlich auf Dauer nicht als ausreichend empfunden. Vielmehr gibt es Ansätze der Veränderung zur Berücksichtigung von mehr psychosozialen Aspekten auch in den tradierten Einrichtungen. Zum anderen wird die Kritikfähigkeit der in der Selbsthilfegruppenarbeit «Geschulten» gegenüber dem hergebrachten Gesundheitssystem wirksam. Experten stehen nun Experten gegenüber.

Neue Ziele einer neuen Gesundheitspolitik

Eine wirksame Gesundheitspolitik muß sich von dem sozialpolitisch verkürzten Politikziel einer «einnahmeorientierten Ausgabenpolitik» lösen und zu einer «aufgabenorientierten Einnahme- und Ausgabepolitik» gelangen.

Nur wer sich den Inhalten des Gesundheitssystems zuwendet, kann die Probleme der Zukunft lösen. Eine ganz zentrale Problematik ergibt sich aus der demographischen Entwicklung. So beobachten wir in der Bundesrepublik Deutschland einen doppelten Alterungsprozeß: Der Anteil der älteren Menschen an der Gesamtbevölkerung nimmt zu, und zugleich werden die Menschen immer älter. So ist beispielsweise die Zahl der 80- bis 85jährigen zwischen 1950 und heute um mehr als 210 % gestiegen.

Die generelle Entwicklung wird in den kommenden Jahren weiter fortschreiten. Im Jahre 2030 werden nur 16,6% der in Deutschland lebenden Menschen unter 20 Jahre alt sein, heute sind es in dieser Altersgruppe etwa 25%. 37% der Bürger werden im Jahre 2030 über 60 Jahre alt sein, gegenüber etwa 20% heute.

Die demographische Entwicklung beeinflußt nachhaltig die Aufgaben des Gesundheitswesens. So ist die Morbiditätsentwicklung stark altersabhängig. Das gilt insbesondere für Herz- und Kreislauf-, Stoffwechsel-, Skelett-, psychiatrische, nachhaltig also für chronische Erkrankungen.

Die Versorgungssysteme im Gesundheitswesen müssen auf diese Entwicklung eingestellt werden. Geschieht dies nicht, entstehen Kosten für Leistungen, die in der angebotenen Form gar nicht benötigt werden.

Es stellt sich dramatisch die Frage, ob die älteren Menschen wirklich in der Weise mit Arzneimitteln überschüttet werden müssen, wie es derzeit noch Praxis ist. Ist nicht vielmehr auch Beratung bei Gesundheitsproblemen gefragt?

Wenn die niedergelassenen Ärzte stöhnen, daß sie nicht noch mehr Leistungen gerade im Beratungsbereich übernehmen können, so stellt sich doch die Frage, ob nicht die Krankenkassen selbst oder aber durch Krankenkassenfinanzierung die Gesundheitsämter in bestimmten Bereichen Beratungsfunktionen generell übernehmen sollten.

Ist der Versorgungsort Krankenhaus bei Krankheit immer «angesagt», oder sind nicht häufig ambulante oder teilstationäre Versorgungsangebote viel wirksamer? (Siehe Berliner Modell)

Muß nicht gerade angesichts der demographischen Entwicklung eine integrierte Sozial- und Gesundheitsplanung an die Stelle des bisherigen «Flickenteppichs» der teilweise in sich unzureichenden Einzelplanungen treten? Wer solche und ähnliche Fragen zu den Aufgaben eines künftigen Gesundheitsversorgungssystems nicht beantwortet oder – noch schlimmer – gar nicht erst stellt, kann keine richtungweisende Politik formulieren und schon gar nicht betreiben. Ohne Aufgabenorientiertheit irrt Gesundheitspolitik ziellos umher.

Die Einnahmepolitik der gesetzlichen Krankenversicherung muß sich künftig beispielsweise mit dem Problem auseinandersetzen, ob nicht doch eine Pflichtversicherung für alle Angestellten und Arbeitnehmer angestrebt werden muß. Auch die Beitragsbemessungsgrenze darf kein Tabu sein. Zudem schreien die unterschiedlichen Risikostrukturen der verschiedenen Krankenkassen in der gesetzlichen

Krankenversicherung nach Ausgleich. Der Vorschlag, alle Krankenkassen auf regionaler Ebene für alle Versicherungspflichtigen zu öffnen, hat viel für sich. Als Übergangslösung könnte ein kassenart-übergreifender Risikoausgleich in einer Region, wie ihn die Sachverständigenkommission der konzertierten Aktion vorschlägt, ein kurzfristig anwendbares Instrument sein. Ergänzt werden müßte all dies durch einen bundesweiten Strukturausgleich. Wer an der Wirksamkeit des Instrumentariums im Länderfinanzausgleich zweifelt, wird nicht umhin können, sich innerhalb der gesetzlichen Krankenversicherung zumindest mit einem kassenart-internen bundesweiten Ausgleich zu beschäftigen.

Ganz generell wird schon in wenigen Jahren von zentraler Bedeutung sein, ob die gesetzliche Krankenversicherung überhaupt noch über personengebundene Beiträge finanziert werden kann. Angesichts der Tatsache, daß bereits heute 50 Rentnern in der gesetzlichen Krankenversicherung nur noch 100 versicherte Arbeitnehmer gegenüberstehen und sich dieses Verhältnis bis zum Jahre 2030 auf etwa 120 Rentner zu 100 Arbeitnehmern verändern wird, dürfte es notwendig werden, zumindest den Arbeitgeberbeitrag künftig an der wirtschaftlichen Entwicklung und nicht an der Arbeitnehmerzahl zu orientieren. Die Ausgabenpolitik der gesetzlichen Krankenversicherung muß künftig viel stärker die Interessen der Versicherten gegenüber denen der Leistungsanbieter zum Tragen bringen.

Die «aufgabenorientierte Einnahme- und Ausgabenpolitik» ist keine Zauberformel. Eine derart ausgerichtete Gesundheitspolitik hat die Chance, die Probleme der Zukunft zu lösen.

Die Probleme sind so bedrängend, daß Eile not tut. Die Gesellschaft insgesamt ist gefordert, die Probleme mit Nachdruck anzupacken.

Vielleicht aber – ist alles anders!

Vielleicht teilt die Gesellschaft gar nicht die Forderungen nach Kostendämpfung im Gesundheitswesen, weil von jedem einzelnen und für seine eigene Familie eine «totale Gesundheit» gewünscht wird. Diese Gesundheit kann aber nur auf sehr kostenintensivem Wege geplant werden, wobei es zweifelhaft ist, ob auch durch Erhöhung der

Kosten eine «totale Gesundheit» überhaupt noch möglich ist. Kein Politiker aber kann der Gesellschaft absprechen, daß sie ein Recht hat, ein Höchstmaß an Diagnostik und Therapie zu erhalten – wenn gezahlt wird. Dann muß über die Steigerungen der Krankenkassenbeiträge gar nicht viel gesprochen werden, denn eine «totale Gesundheit» erfordert eben «totale Beiträge» von vielleicht 20 bis 25 % des Grundlohnes. Wer totale Gesundheit will, muß mit dieser Kostensteigerung leben können und wollen.

Ob die Gesellschaft das will ? ? ?

10. Blüm und sein Gesetz

Vorwort zum Gesundheits-Reform-Gesetz (GRG)

Im Vorwort zum Gesundheits-Reform-Gesetz (GRG) erläutert der Bundesminister für Arbeit und Soziales Dr. N. BLÜM seine Gesetzesvorlage:

Bundesrat | **Drucksache 200/88**

29. 04. 88

AS – Fz – G – In – K – R – Wi

Gesetzentwurf
der Bundesregierung

Entwurf eines Gesetzes zur Strukturreform im Gesundheitswesen (Gesundheits-Reformgesetz – GRG)

A. Zielsetzung

Mit der Vorlage des Entwurfs eines Gesundheits-Reformgesetzes löst die Bundesregierung ihre Ankündigung aus der Regierungserklärung des Bundeskanzlers vom 18. März 1987 ein, eine umfassende Strukturreform im Gesundheitswesen unverzüglich einzuleiten.

Die Reform des Gesundheitswesens ist eine vordringliche Aufgabe der Sozialpolitik und eines der bedeutendsten Gesetzgebungsvorhaben dieser Legislaturperiode.

Mit der Reform sollen die Voraussetzungen dafür geschaffen werden, die seit Jahren ansteigenden Beitragssätze in der gesetzlichen Krankenversicherung (GKV) zu senken und dauerhaft zu stabilisieren (Ziel der Beitragssatzstabilität).

Die Bundesregierung hält eine weitere Steigerung der heute im Durchschnitt bei 13 v. H. liegenden Beitragssätze der Krankenkassen für wirtschafts- und sozialpolitisch nicht vertretbar. Eine Neuordnung der gesetzlichen Krankenversicherung ist unausweichlich. Nur so kann das hohe Niveau unseres Gesundheitswesens auf Dauer gewährleistet werden.

Die Reform soll sich an folgenden Zielvorstellungen orientieren:

1. Die Solidarität der sozialen Krankenversicherung wird neu bestimmt; die Leistungen der Krankenversicherung werden auf das medizinisch Notwendige beschränkt, Versorgungsdefizite werden ausgeglichen, zur häuslichen Pflege leistet die Krankenversicherung einen Beitrag.

Fristablauf: 10. 06. 88

Druck: Bonner Universitäts-Buchdruckerei, 5300 Bonn
Alleinvertrieb: Verlag Dr. Hans Heger, Postfach 20 13 63, Herderstraße 56, 5300 Bonn 2, Telefon (02 28) 36 35 51
ISSN 0720-2946

2. Die Eigenverantwortung der Versicherten für ihre Gesundheit wird gestärkt, Gesundheitsvorsorge und Krankheitsfrüherkennung werden aufgewertet.
3. Die Wirtschaftlichkeit der Leistungserbringung wird erhöht.
4. Die Strukturen der Krankenversicherung werden modernisiert.
5. Das Recht der gesetzlichen Krankenversicherung wird neu kodifiziert, um es für die Bürger verständlicher zu machen.

B. Lösung

1. Neubestimmung der Solidarität

   a) Zur Begrenzung der Leistungen der Krankenversicherung auf das medizinisch Notwendige werden folgende Maßnahmen vorgesehen:

   — Das Sterbegeld entfällt. Für die Jahrgänge 1938 und älter gibt es eine Übergangsregelung.

   — Bei Arznei-, Heil- und Hilfsmitteln werden — als Leistung der Krankenkasse — Festbeträge festgesetzt. Unwirtschaftliche Arznei-, Heil- und Hilfsmittel werden nicht von den Krankenkassen übernommen.

   — Beim Zahnersatz wird die Kostenerstattung auf 50 v. H. begrenzt und der Selbstverwaltung aufgegeben, diese Leistung durch differenzierte Zuschußgruppen (z. B. von 40 v. H., 50 v. H. und 60 v. H.) zu ersetzen.

   — Der Zuschuß der Krankenkassen zu offenen Badekuren wird auf höchstens 15 DM täglich begrenzt.

   — Die Übernahme von Fahrkosten wird eingeschränkt.

   b) Zum Abbau von Versorgungsdefiziten werden die Leistungen wie folgt verbessert:

   — Die Leistungen zur häuslichen Pflege von Schwerpflegebedürftigen werden ausgebaut. Dies ist der Beitrag der GKV zur Absicherung des sozialen Risikos der Pflegebedürftigkeit.

   — Die Leistungen der Krankenversicherung bei der Krankheitsvorbeugung und Früherkennung sowie die Rahmenbedingungen für die Gesundheitserziehung und Gesundheitsvorsorge werden verbessert.

2. Stärkung der Eigenverantwortung

   — Beim Zahnersatz wird als Belohnung für regelmäßige Individualprophylaxe eine Bonus-Regelung eingeführt.

   — Die Kassen erhalten — zunächst als Probelauf — die Möglichkeit, eine Beitragsrückgewähr vorzusehen.

   — Die Zuzahlungen und die Härteklauseln werden neu gestaltet.

3. Wirtschaftlichkeit der Leistungserbringung

- Der Grundsatz der Beitragssatzstabilität gilt für die Vergütung aller Leistungserbringer.
- Die Wirtschaftlichkeitsprüfungen werden verbessert und durch Stichprobenprüfungen ergänzt.
- Zur Erhöhung der Transparenz von Kosten und Leistungen wird das Abrechnungsverfahren modernisiert. Hierbei wird der notwendige Datenschutz, der bei gesundheitlichen Daten von besonderer Bedeutung ist, sichergestellt.
- Im Krankenhausbereich werden die Möglichkeiten für eine wirtschaftliche Versorgung der Versicherten verbessert.
- Der Vertrauensärztliche Dienst wird neu geordnet und zu einem Medizinischen Dienst der Krankenversicherung umgestaltet, um die Versorgung der Versicherten zu verbessern und Leistungsmißbrauch vorzubeugen.

4. Einstieg in die Organisationsreform

- Unterschiede im Beitrags- und Leistungsrecht werden beseitigt.
- Die Möglichkeiten der Krankenkassen werden verbessert, auf regionaler Ebene Beitragssatzunterschiede auszugleichen.
- Die Versicherungspflichtgrenze wird auch für Arbeiter eingeführt.

5. Kodifikation

Das Recht der Krankenversicherung wird insgesamt neu kodifiziert und als Fünftes Buch in das Sozialgesetzbuch eingefügt.

C. Alternativen

keine

Ein Verzicht auf eine Strukturreform würde in wenigen Jahren zu nicht mehr vertretbaren Beitragssätzen und damit zur Unfinanzierbarkeit der GKV führen.

D. Finanzielle Auswirkungen

Das Gesundheits-Reformgesetz führt im Jahre 1992, wenn alle Maßnahmen voll wirksam geworden sind, zu Einsparungen bei den Trägern der gesetzlichen Krankenversicherung in Höhe von rd. 14,1 Mrd. DM.

Die Versicherten werden durch Wegfall von Zuzahlungen in Höhe von rd. 0,74 Mrd. DM entlastet.

Für neue Leistungen werden rd. 7,1 Mrd. DM eingesetzt. Für mögliche Beitragssatzsenkungen stehen rd. 6,2 Mrd. DM zur Verfügung.

Einzelheiten sind aus der Übersicht in Teil C. der Begründung ersichtlich.

Für die Haushalte der Gebietskörperschaften ist die Strukturreform im Ergebnis kostenneutral.

Das «bringt» die geplante Reform im einzelnen

Entlastungen
Das angestrebte Einsparvolumen von rd. 14,5 Milliarden Mark wird mehr als zur Hälfte an die Beitragszahler zurückgegeben:

Versicherte

a) Beitragssenkungen*	ca. 3500 Mill. Mark
b) Beseitigung von Zuzahlungen	
– Arzneimittel (soweit schon 1989 auf Festbeträge umgestellt wird)	300 Mill. Mark
– Heilmittel und Brillen	190 Mill. Mark
	ca. 3990 Mill. Mark

Arbeitgeber

Beitragssenkungen*	ca. 3500 Mill. Mark
Gesamtvolumen der Entlastungen	ca. 7490 Mill. Mark

Neue Leistungen

1. Zahnärztliche Gruppenprophylaxe	200 Mill. Mark
2. Gesundheitsuntersuchungen	200 Mill. Mark
3. Zahnärztliche Vorsorgeuntersuchung	325 Mill. Mark
4. Bessere Förderung der häuslichen Pflege	6470 Mill. Mark
5. Bonus bei Inanspruchnahme zahnärztlicher Vorsorgemaßnahmen	nicht quantifizierbar
6. Beitragsrückzahlung bei Nicht-Inanspruchnahme von Leistungen	nicht quantifizierbar
	ca. 7195 Mill. Mark

Gesamtsumme Entlastungen und neue Leistungen	14685 Mill. Mark

Die Einsparungen bei den Ausgaben der gesetzlichen Krankenversicherung gehen überwiegend zu Lasten sowohl der Versicherten wie der Leistungserbringer. Eine exakte Zuordnung im Einzelfall läßt sich seriöserweise nicht berechnen.

Geschätzte Einsparungen einzelner Maßnahmen

1. Wegfall des Sterbegeldes mit Übergangsregelung,	1100 Mill. Mark
später weitere 900 Mill. Mark	
2. Zuzahlungen zum Zahnersatz (Höhe 50 v. H. der Kosten)	2600 Mill. Mark
3. Kieferorthopädie	
– Einschränkungen nach zahnmedizinischen Gesichtspunkten	200 Mill. Mark
– Selbstbehalt bei Abbruch der Behandlung	70 Mill. Mark
4. Festbeträge Brillen	700 Mill. Mark
5. Kontaktlinsen (Begrenzung auf Aufwand für Brillen)	75 Mill. Mark
6. Festbeträge Heilmittel	150 Mill. Mark
7. Festbeträge Hilfsmittel	110 Mill. Mark
8. Festbeträge Hörgeräte	170 Mill. Mark
9. Halbierung der Zuschüsse zu den Kosten der Unterbringung und Verpflegung bei offenen Badekuren	200 Mill. Mark
10. Ausschluß unwirtschaftlicher Arzneimittel	300 Mill. Mark
11. Ausschluß medizinisch nicht notwendiger Heilmittel	25 Mill. Mark
12. Ausschluß von Bagatellhilfsmitteln	190 Mill. Mark
13. Einschränkungen bei den Fahrtkosten	800 Mill. Mark

14. Einschränkung der Kostenübernahme von medizinischen Behandlungen im Ausland 150 Mill. Mark
15. Festbeträgc bei Arzneimitteln (Einstieg 1989 bei wirkstoffgleichen Arzneimitteln) 800 Mill. Mark
16. Übergangsweise Erhöhung der Zuzahlung von 2 auf 3 Mark bei Arzneimitteln 400 Mill. Mark
17. Umstellung bei den Apothekenpreisen auf Festzuschläge 400 Mill. Mark
18. Veränderung der Kassenrabatte bei den Apotheken 200 Mill. Mark
19. Solidarbeitrag der Arzneimittelhersteller 1700 Mill. Mark
20. Struktureffekte:
   a) Die Kumulation der dynamischen Wirkungen der Maßnahmen ergibt weitere Einspareffekte in den Bereichen der ambulanten ärztlichen und zahnärztlichen Versorgung, der Arzneimittelversorgung, der Heil- und Hifsmittelversorgung. Geschätzter Einspareffekt: ca. 3,5 Prozent der entsprechenden Leistungsausgaben (ca. 58 Mrd. DM) ca. 2000 Mill. Mark
   b) Krankenhäuser: Auswirkungen der beschlossenen Maßnahmen zur Verbesserung der Wirtschaftlichkeit, zur Verweildauerverkürzung, zum Bettenabbau und Abbau der Fehlbelegung Einspareffekt ca. 4 Prozent ca. 1500 Mill. Mark

Mehreinnahmen / Minderausgaben

1. Krankenversicherung der Rentner, Anpassung des Beitragssatzes an die Höhe des durchschnittlichen Beitragssatzes der GKV — nicht quantifizierbar, weil Beitragssatzunterschiede im Zeitpunkt des Inkrafttretens noch nicht bekannt.
2. Auslaufen der Finanzierung der theoretischen Ausbildung in Krankenhäusern zum 31. Dezember 1988 200 Mill. Mark
3. Übernahme der Kosten für Arbeitsunfälle durch die Unfallversicherung 20 Mill. Mark

Gesamtsumme Einsparungen/ Mehreinnahmen/ Minderausgaben rd. 14000 Mill. Mark

* Ein Beitragspunkt entspricht einer Entlastung von ca. 8 Milliarden Mark, die je zur Hälfte Arbeitnehmern und Arbeitgebern zugute kommt.

Quelle: Auszüge aus dem offiziellen Papier des BMA

In einem Brief an alle Ärzte verteidigt Minister BLÜM sein Werk

Dr. Norbert Blüm
Bundesminister
für Arbeit und Sozialordnung

Bonn, den 07.04.1988

Herrn
Dr. Peter M. Hermanns
Vierländer Damm 71 a

2000 Hamburg 28

Sehr geehrter Herr Dr. Hermanns!

Es wird jetzt viel geredet über die Strukturreform im Gesundheitswesen. Nicht immer wird dabei mit dem notwendigen Weitblick und der gebotenen Fairneß argumentiert. Es gibt Fehlinterpretationen, ungewollte oder geschürte Mißverständnisse. Deshalb wende ich mich mit diesem Schreiben an Sie persönlich, denn trotz mancher Differenzen haben wir ein gemeinsames Ziel: Wir alle wollen unser freiheitliches Gesundheitssystem erhalten und stabilisieren. Die Bonner Koalition aus CDU/CSU und FDP will das hohe medizinische Niveau unseres Gesundheitswesens sichern, bisherige Versorgungsdefizite abbauen und die Belastung der Beitragszahler - Versicherte und Unternehmen - in erträglichen Maßen halten.

Die Zahlen sind Ihnen bekannt: Die Ausgaben der Krankenversicherung betragen inzwischen 125 Milliarden Mark im Jahr. Sie sind seit 1960 um das Vierzehnfache gestiegen, während die Löhne in der gleichen Zeit nur um das Fünffache angewachsen sind. Deshalb müssen wir hier und heute handeln.

Ich habe oft genug und öffentlich gesagt: Das Vertrauens-Verhältnis zwischen Arzt und Patient ist das Herz unseres Gesundheitswesens. Der niedergelassene Arzt ist die Schlüsselfigur des ganzen Systems. Ich habe ihn immer dem Seelsorger näher gesehen als dem Geschäftsmann.

Zur Schlüsselfunktion gehört allerdings buchstäblich, daß der niedergelassene Arzt auch den Schlüssel zur Kasse der Krankenversicherung in seinen Händen hält: Das betrifft nicht nur sein eigenes Leistungshonorar, sondern viel mehr die Veranlassung weiterer Leistungen. Es ist klar, daß diese Schlüsselgewalt in einem mit Pflichtbeiträgen von Versicherten und Arbeitgebern finanzierten Solidarsystem mit hoher Verantwortung verbunden ist.

Ich weiß, daß wegen dieser Schlüsselgewalt auf Ärzte auch viel Druck ausgeübt wird - von anderen Leistungserbringern und auch von Versicherten. Aber dieser Druck widerspricht dem Geist der Solidarität; ihm muß widerstanden werden. Die gesetzliche Krankenversicherung muß das medizinisch Notwendige gewährleisten. Sowohl ein Mehr als auch ein Weniger würde dem Geist der Solidarität widersprechen.

Ich danke den niedergelassenen Ärzten, daß sie schon in den letzten Jahren durch eine vertragliche Bindung ihrer Honorare an die Grundlohnsumme (einschließlich der Mengenkomponente) einen wichtigen Beitrag zur finanziellen Stabilisierung der gesetzlichen Krankenversicherung geleistet haben. Leider haben wir bei den veranlaßten Leistungen dieses Ziel weit verfehlt.

Wir wollen unsere gesetzliche Krankenversicherung erneuern, nicht umkrempeln. Ihre tragenden Prinzipien werden nicht abgeschafft, sondern gestärkt: Solidarität und Eigenverantwortung wollen wir in den Mittelpunkt der Reform rücken.

Die Krankenkassen stellen den Versicherten die Leistungen zur Verfügung, die nach ärztlicher Entscheidung im Einzelfall nötig sind; sie müssen einem Qualitätsstandard entsprechen, den medizinischen Fortschritt berücksichtigen und wirksam sein. Diese Grundsätze gewährleisten eine zweckmäßige und ausreichende Versorgung der Bevölkerung und haben nichts mit "Billigmedizin" zu tun.

Bei der Versorgung mit Arznei-, Heil- und Hilfsmitteln werden die Leistungen der Krankenkassen auf Festbeträge umgestellt. Die Festbeträge werden so bemessen, daß die Versicherten eine ausreichende, zweckmäßige und wirtschaftliche sowie in der Qualität gesicherte Versorgung ohne Zuzahlung erhalten können.

Festbeträge geben dem Versicherten Anreize zu kostenbewußter Inanspruchnahme der Leistungen, und sie beleben den Preiswettbewerb unter den Anbietern. Die Therapiefreiheit des Arztes bleibt bei der Einführung von Festbeträgen unbeeinträchtigt. Der Arzt entscheidet, ob eine Therapie erforderlich ist und welche Arznei-, Heil- oder Hilfsmittel der Patient benötigt. Nur müssen bei dieser Auswahl auch Kriterien der Wirtschaftlichkeit berücksichtigt werden.

Wir müssen uns gemeinsam wieder darauf besinnen, was bereits jetzt in der Reichsversicherungsordnung steht: "Die Krankenpflege muß zweckmäßig und ausreichend sein; sie darf das Maß des Notwendigen nicht überschreiten." Wäre diese gesetzliche Definition des Wirtschaftlichkeitsgebotes von allen konsequent befolgt worden, hätten wir heute viele Probleme nicht.

Unser Gesundheitssystem kennt nicht nur Überfluß und Verschwendung, sondern auch Mangel. Auf eine große Herausforderung ist unser Sozialstaat bisher eine befriedigende Antwort schuldig geblieben: Die Hilfe bei Pflegebedürftigkeit. Derzeit gibt es in der Bundesrepublik ca. 600.000 Schwer- und Schwerstpflegebedürftige. Der größte Teil von ihnen lebt daheim und wird von Verwandten und Nachbarn betreut. Wir wollen die häusliche Pflege stärken und die Angehörigen entlasten, die die Hauptlast der Pflege tragen. Dafür wollen wir rund 6 Milliarden Mark einsetzen, die wir an anderer Stelle einsparen müssen.

Wir wollen auch mehr tun bei der Bekämpfung der großen Volkskrankheiten wie Herz- und Kreislaufkrankheiten, Krebs, Rheuma, Allergien und auch bei der neuen Seuche Aids.

Schließlich sollen auch neue präventive Leistungen in den Leistungskatalog der Krankenversicherung aufgenommen werden.

Das bringt Fortschritte für den Patienten und auch neue Aufgaben für den niedergelassenen Arzt.

Die ambulante Versorgung behält Vorfahrt vor der stationären. Dieser Vorrang soll ausdrücklich im Gesetz festgeschrieben werden. Deshalb sind die Bedenken der niedergelassenen Ärzte, insbesondere der Fachärzte, gegen die im Entwurf vorgesehene vorstationäre Diagnostik nicht gerechtfertigt. Es ist beabsichtigt, Krankenhausärzte zu ermächtigen, ins Krankenhaus eingewiesene Patienten, die nicht bettlägerig sind, in geeigneten Fällen - beispielsweise vor oder nach einer Operation - auch ohne Unterkunft, Verpflegung oder Pflege im Krankenhaus zu behandeln. Damit sollen Krankenhausaufenthalte vermieden oder verkürzt werden.
Den niedergelassenen Ärzten werden dadurch keine ambulant behandlungsfähigen Patienten entzogen, denn die Krankenhauseinweisung nimmt der niedergelassene Arzt vor. Und er darf nur dann in das Krankenhaus einweisen, wenn wirklich Krankenhausbehandlung erforderlich ist.
Es handelt sich bei diesem Schritt also nicht - wie vielfach behauptet wurde - um einen Übergriff in den Sicherstellungsauftrag der niedergelassenen Ärzte, sondern um eine flexiblere Form der Krankenhausbehandlung. Dabei sollen die vorstationäre Diagnostik auf längstens fünf Tage vor Krankenhausaufnahme, die nachstationäre Behandlung auf höchstens 14 Tage nach der Entlassung beschränkt bleiben.
Durch gemeinsame Vertäge zwischen Krankenhäusern, Krankenkassen und Kassenärzten wird eine gegenseitige Abstimmung unter Wahrung der legitimen Interessen der Kassenärzte sichergestellt. Dabei wird dann auch zu regeln sein, wie Mißbräuche bei der vorstationären Diagnostik vermieden werden, etwa bei Einweisung ins Krankenhaus (statt zum niedergelassenen Facharzt) nur zur diagnostischen Abklärung und nicht zugleich auch zur stationären Behandlung.

Wir wollen mehr Wirtschaftlichkeit auch durch mehr Transparenz erreichen. Von Ärzten, Zahnärzten, Apothekern und den übrigen Leistungserbringern werden dazu aber keine zusätzlichen Daten verlangt. Nötig ist allerdings, die bisher vorhandenen Daten in einer besser verwertbaren Form zur Verfügung zu haben. In weiten Teilen des Gesundheitswesens wird die moderne Kommunikationstechnik noch nicht ausreichend genutzt. Gegenwärtig könnten sich die Krankenkassen und die Kassenärztlichen Vereinigungen nur mit unverhältnismäßigem Aufwand in dem notwendigen Umfang über das Leistungsgeschehen informieren. Ein geregelter und auf den jeweiligen Zweck beschränkter Austausch von Informationen macht es aber erst möglich, das Leistungsgeschehen zu analysieren.

Der "gläserne Patient" findet nicht statt. Durch klare Datenschutzregeln wird sichergestellt, daß ausschließlich abrechnungsrelevante Daten ausgetauscht und nur solange aufbewahrt werden, wie es für die Abrechnung erforderlich ist. Über die umfassenden Regelungen des Bundesdatenschutzgesetzes und die besonderen Bestimmungen des Sozialgesetzbuches hinaus sind noch weitere Schutzvorschriften vorgesehen. Durch intensive Kontakte mit dem Bundesbeauftragten für den Datenschutz wird sichergestellt, daß der Kabinettsentwurf auf keinerlei datenschutzrechtliche Bedenken stößt.

Auch die Kritik an dem geplanten Medizinischen Dienst der Krankenkassen entbehrt der Grundlage. Hier soll keine neue "Mammutbehörde" aufgebaut und kein "Spitzeldienst" der Krankenkassen geschaffen werden. Es geht um die Überführung des bisherigen Vertrauensärztlichen Dienstes, für den die Krankenkassen schon jetzt jährlich 340 Millionen Mark zahlen, von den Landesversicherungsanstalten in die Hände der Krankenkassen. Die Krankenkassen sind auf eine qualifizierte medizinische Beratung angewiesen, beispielsweise in Pflegesatzverhandlungen oder bei den Vertragsabschlüssen mit Ärzten, Zahnärzten oder Apothekern. Weil nicht jede einzelne Krankenkasse sich derartige Fachkräfte leisten kann, brauchen wir den Medizinischen Dienst als gemeinsame Einrichtung der Krankenkassen.

Wer objektiv das Gesetzesvorhaben betrachtet, wird erkennen, daß wir gleichermaßen auf die Belange der Beitragszahler wie der Leistungserbringer eingehen und daß wir uns um eine am Gemeinwohl orientierte Reform bemühen. Leider geht das nicht ohne Einschnitte und Belastungen für alle Beteiligten.

Ich bitte Sie um sachliche Prüfung unserer Vorschläge. Wir stehen in der gemeinsamen Pflicht des Gemeinwohls, deshalb sollten wir dem Austausch der Argumente den Vorzug vor anderen Formen der Auseinandersetzung geben. Es geht uns gemeinsam um die Erhaltung unserer guten alten Krankenversicherung durch ihre Fortentwicklung und solidarische Erneuerung.

Ich grüße Sie freundlich

Was meinen die Fachleute zur Kostendämpfung? – Umfrageergebnisse

In den Vorarbeiten zu diesem Buch haben die Herausgeber mit einem Fragebogen die Fachleute befragt: 12 Zahnärztekammern, 17 Kassenzahnärztliche Vereinigungen, 11 Ärztekammern, 18 Kassenärztliche Vereinigungen und 12 Apothekerkammern.

Von den 70 angeschriebenen Institutionen antworteten 25. In 14 Fällen wurde der Fragebogen ausgefüllt, in den anderen Fällen wurden eigene Vorschläge übersandt, oder es wurde eine Beantwortung abgelehnt.

Trotzdem haben wir eine Auswertung der Fragebögen vorgenommen, denn immerhin hat jede 5. «Fach»-Institution geantwortet.

	JA	NEIN
1. Halten Sie Leistungsbegrenzungen für ein geeignetes Instrument zur Kostendämpfung?	54%	46%
2. Halten Sie Selbstbeteiligung für eine geeignete Maßnahme zur Kostendämpfung?	92%	8%
3. Erscheint Ihnen ein kassenübergreifender Finanzausgleich, der den Einstieg in die Einheitsversicherung bedeuten würde, für ein geeignetes Mittel zur Kostendämpfung?	8%	92%
4. Halten Sie eine engere Verzahnung der ambulanten und stationären Versorgung für ein geeignetes Mittel zur Kostendämpfung?	34%	64%
5. Halten Sie die Krankenhäuser für die Hauptverursacher der steigenden Kosten?	69%	31%
6. Halten Sie die niedergelassenen Ärzte (Humanmediziner und Zahnmediziner) für die Hauptverursacher der steigenden Kosten?	15%	85%
7. Ist ein Beitragssatz zur Krankenversicherung von über 15% noch tolerierbar?	62%	38%
8. Ist ein Beitragssatz zur Krankenversicherung von über 20% noch tolerierbar?	15%	85%

9. Halten Sie die Honorardeckelung für eine geeignete Methode zur Kostendämpfung?	17 %	83 %
10. Halten Sie die Pauschalierung der Arzthonorare für eine geeignete Methode zur Kostendämpfung?	25 %	75 %
11. Halten Sie die Abschaffung von Kuren, deren medizinischer Sinn ohnehin sehr begrenzt ist, für eine geeignete Methode zur Kostendämpfung?	77 %	23 %
12. Kann mehr Prävention zur Kostendämpfung beitragen?	50 %	50 %
13. Sind Sie für einen «Solidarbeitrag» der Privatversicherten an die gesetzlichen Krankenversicherungen?	14 %	86 %
14. Sehen Sie auch ein Mitverschulden der Patienten an der steigenden Kostenentwicklung?	75 %	25 %
15. Halten Sie gesetzliche Regelungen für erforderlich, um die Kosten im Medikamentenbereich zu reduzieren?	58 %	42 %
16. Glauben Sie, daß durch die neue Strukturreform eine Kostenminderung im Gesundheitswesen eintritt?	25 %	75 %

Eigene Vorschläge der Befragten

Anmerken muß ich zu dem Fragebogen jedoch, daß die einfache Alternative «ja/nein» dem schwierigen Sachverhalt nicht immer gerecht wird. Es ist aber weder nach politischen noch nach gesellschaftlichen Implikationen hier gefragt, und so habe ich auch den Fragebogen beantwortet.

Insbesondere wird man etwas aus der von mir bejahten Frage, daß die Honorardecklung eine geeignete Methode zur Kostendämpfung ist, nicht schlußfolgern dürfen, daß ich etwa die Honorardecklung empfehle; nur, sie ist eben geeignet «und politisch kaum abwendbar».

Ebenso muß ich anmerken, daß ich die Prävention nachhaltig befürworte; ich bin sehr froh darüber, daß in diesem Punkt der GRG-Gesetzentwurf wesentliche Anregungen von mir und vom Hartmann-Bund im allgemeinen übernommen hat. Nach meiner Meinung muß die Prävention auch weiter ausgebaut werden, wenn ich auch bezweifle, daß sie zur Kostendämpfung beiträgt. Deshalb habe ich diese Frage mit «nein» beantwortet.

Bei den Fragen 5) und 6) ist zu betonen, daß ich weder die Krankenhäuser noch die niedergelassenen Ärzte *allein* für die «Hauptverursacher» der steigenden Kosten im Gesundheitswesen halte. Die Ursachen der Kostenentwicklung sind sehr vielfältig und lassen sich mit diesen Fragen überhaupt nicht erfassen.

Abschließend darf ich Ihnen meine persönlichen Vorschläge zur Kostendämpfung übermitteln:

Ich bin für einen Umbau des Systems der gesetzlichen Krankenversicherung in dem Sinne, daß eine allgemeine Krankenversicherungspflicht eingeführt wird, der sich jeder Staatsbürger unterziehen muß, entsprechend der Versicherungsverpflichtung im Kfz-Verkehr.

Die Auswahl der Kassen, insbesondere die Frage, ob er sich gesetzlich oder privat versichern will, sollte man dem «mündigen Bürger» selbst überlassen.

Unabhängig davon fordere ich seit langem eine Reduzierung des Kreises der Pflichtversicherten in der gesetzlichen Krankenversicherung auf den Kreis der wirklich sozial Schutzbedürftigen.

Für diesen Personenkreis könnte es bei dem Sachleistungssystem verbleiben. Der Kreis der Pflichtversicherten ist seit Einführung der RVO ständig ausgeweitet worden. Von einem Versichertenkreis, der

92% der Gesamtbevölkerung umfaßt, kann man aber kein solidarisches Verhalten mehr erwarten.

Wenn der Kreis der Versicherten in einer gesetzlichen Krankenversicherung so eingeschränkt wird, könnten mehr Bürger als bisher auf privaten Versicherungsschutz verwiesen werden. Dieser könnte wahlweise auf eine reine Grundsicherung beschränkt werden, darüber hinaus aber auch eine individuelle, persönliche Tarifgestaltung erlauben, wie das jetzt schon bei der privaten Krankenversicherung geschieht.

Generell empfehle ich, auch im Bereich der GKV jenseits bestimmter Einkommensgrenzen (ca. 4000 bis 5000 DM mtl.) das Kostenerstattungssystem einzuführen.

Bei der derzeitigen Gestaltung der Gebührenordnungen liegt darin kaum ein Risiko für die Kostenträger.

Ablehnen muß ich jede Form der Verzahnung zwischen ambulanter und stationärer Behandlung, die die Krankenhäuser als Institution in die ambulante Behandlung von Patienten einbezieht. Statt dessen wäre zur Stärkung der individual-medizinischen Aspekte unseres Gesundheitswesens die Verzahnung auf individueller Basis aufzubauen (Beteiligung und Ermächtigung von Krankenhausärzten in breiterer Form als bisher, Förderung des kooperativen Belegarztwesens).

Prof. Dr. Horst Bourmer, Präsident der Ärztekammer Nordrhein

Kostenerstattungsprinzip mit Sozialausgleich.

Krankenhäuser als Hotelbetrieb:

Ärzte als Beleger.

Abgewandelte HMO (Health, Maintenance Organisation) unter Einbeziehung der schlechten Risiken.

Leistungspflegeversicherung (außerhalb der Krankenversicherung als Pflichtversicherung)

Finanzierung: 1/3 Staat – 1/3 Krankenkassen – 1/3 Versicherte.

Numerus clausus für das Medizinstudium auf 7000 pro Jahr begrenzen.

Dr. Franz-Josef Große-Ruyken, Präsident der Landesärztekammer Baden-Württemberg

Den mir zugesandten Fragebogen vermag ich nicht auszufüllen, da ich zum einen grundsätzliche Bedenken gegen die Antworten Alternative ja/nein habe und zum anderen, weil Ihre Fragen unter einer nach meiner Ansicht völlig falschen Prämisse gestellt sind. Es sollte in der aktuellen politischen Diskussion keineswegs um das Thema «Kostendämpfung im Gesundheitswesen» gehen, sondern man sollte bei dem vorgegebenen Thema, nämlich «Strukturreform im Gesundheitswesen», bleiben. Die Nutz- und Sinnlosigkeit der Kostendämpfungsgesetze alter Prägung sollte erkannt und ihre Neuauflage deshalb ausgeschlossen sein. So kann es bei einer echten Strukturreform niemals allein um die Frage geringer Kosten gehen, sondern es muß auch die Frage untersucht werden, was das Gesundheitswesen leisten soll und welchen Preis die Gesellschaft bereit ist, hierfür zu zahlen.

Dies könnte auch ein höherer Preis sein. Die derzeitigen Pläne lassen erkennen, daß diese Frage erst gar nicht gestellt wurde. Sie tragen aber auch nicht einmal zur Kostendämpfung bei, da nur dort eingegriffen werden soll, wo die Ursachen für die Kostensteigerungen gerade nicht liegen (Leistungserbringer), während die Strukturen in den Bereichen, die das Ansteigen der Krankenkassenbeiträge bedingen, im wesentlichen unangetastet bleiben sollen.

Zugleich werden den gesetzlichen Krankenkassen neue Leistungsbereiche (Pflegefall-Versicherung) zugewiesen. Ich will nicht von vornherein sagen, daß es nicht auch Aufgabe der gesetzlichen Krankenversicherung sein kann, Leistungen im Pflegefall zu erbringen. Dann soll man aber auch dem Bürger sagen, daß mehr Leistungen selbstverständlich mehr Geld kosten. Bei der Entscheidungsfindung, ob die neue Leistung erbracht werden soll, kommt man auf die o. a. Frage von mir zurück: Wieviel an Leistung und wieviel bin ich bereit, dafür zu zahlen?

Nach den jetzigen Plänen, die wegen des falschen strukturellen Ansatzes allenfalls für kurze Zeit in der Lage sein werden, die Höhe des Krankenversicherungsbeitrages nicht ansteigen zu lassen oder geringfügig zu senken, findet eine «Kostendämpfung» sowieso nur für den gesunden Beitragszahler statt.

Der Kranke wird mehr an Belastungen zu tragen haben, als eine geringfügige Steigerung des Krankenversicherungsbeitrages ausmachen wird.

Das Vorgesagte ist keineswegs erschöpfend, läßt aber die nach meiner Ansicht falschen Denk- und damit Reformstrukturen in ausreichendem Maße deutlich werden.

Sanitätsrat Dr. Röhrig, Vorsitzender der Ärztekammer des Saarlandes, Abteilung Zahnärzte

Herausnehmen fremder Leistungen aus der GKV (Pflegeversicherung, Schwangerschaftsabbruch etc.).

Die GKV sollte sich nur auf *das Wesentliche* beschränken.

Darüber hinaus sollten private Zusatzversicherungen angeboten werden.

Dr. Horst Bremer, Präsident der Zahnärztekammer Schleswig-Holstein

1. Die Pflegeversicherung ist eine öffentliche Aufgabe, keine der GKV.
2. Das Kostenerstattungssystem führt zur Kostendämpfung.
3. Rentner und Arbeitslose müssen einen ordnungsgemäßen Krankenversicherungsbeitrag zahlen.
4. Die Schwarzarbeiterlöhne sind verstärkt zu erfassen und mit Beiträgen zu belegen.
5. Rentnerbeiträge, Beiträge der Arbeitslosen und der Schwarzarbeiter würden eine Senkung der Beiträge zur GKV bis zu 8 % ermöglichen.

Dr. Erich Bunke, Präsident der Zahnärztekammer Niedersachsen

Ohne zusammenhängende umfassende Reformen der Spezialversicherung ist Kostendämpfung und vor allem Beitragsentlastung auf dem Gebiet der GKV nicht zu erreichen.

Neueinführung von Pflichtleistungen wie Pflegeversicherung (leider ist von Ihnen dazu keine Frage gestellt) wird trotz gewaltsamer Dämpfungen in einigen wenigen Teilgebieten des Gesundheitswesens eine Eigendynamik der Kosten entwickeln und eine Eskalation der Kosten in spätestens ab drei Jahren entwickeln.
Angegangen werden müßten wirklich reformatorisch:
Krankenversicherung der Rentner,

Einführung des Wirtschaftlichkeitsgebotes für Krankenhäuser.
Ordnung und Reduktion auf dem Arzneimittelsektor samt kostenbewußtem Verhalten der Pharmaindustrie.
Regelung der Arztzahl über Kapazitätsverordnung, ggf. Schließung von Ausbildungsstätten (s. Ausland mit ähnlichen Problemen).

Sanitätsrat Dr. Herbert Frank, Präsident der Landeszahnärztekammer Rheinland-Pfalz, 1. Vorsitzender der Kassenzahnärztlichen Vereinigung Koblenz-Trier

Mehr Marktelemente einbauen,
weniger staatlicher Dirigismus,
den Versicherten zum sparsamen Verbrauch anregen (Bonussysteme),
für die Leistungserbringer Anreize schaffen zu wirtschaftlicher Versorgung.
GKV von fremden Leistungen befreien (Schwangerschaftsunterbrechungen u. a.)

Erich H. Müller, 1. Vorsitzender der Kassenzahnärztlichen Vereinigung Bayerns

Persönliche Vorschläge zur Kostendämpfung kann es nicht geben, da mit zunehmendem Alter und Fortschritten der Medizin zunehmende Multimorbidität mit immer weiter steigenden Kosten verbunden ist.

Dr. Gerhard Raudszus, 1. Vorsitzender der Kassenärztlichen Vereinigung Berlin

1. Alle einer Krankenversicherung fremden Leistungen müssen aus der gesetzlichen Krankenversicherung heraus: Mutterschaftsgeld, Abtreibungsfinanzierung, Sportverletzung, Antikonzeption.
2. Das Rentner-Kranken-Versicherungsproblem muß gelöst werden, nicht auf Dauer von der Krankenversicherung.
3. Private Zusatzversicherungen – auch für den ambulanten Bereich, unter Umständen für speziell von Patienten gewünschte, aber auch

nach Art und Präparat nicht notwendige Medikamente, oder für spezielle Untersuchungswünsche mit Vorsorge-Charakter.

Dr. Hans-Heinrich Dennhardt, 2. Vorsitzender der Kassenärztlichen Vereinigung Rheinhessen

Mir ist bewußt, daß die Antwort auch oft ein «Jaein» in Ihrem Fragebogen gewesen wäre.

Meine persönlichen Vorschläge sind:

Beitragssenkungen mit Kostenbeteiligung in allen Bereichen, Regelung der Pflegekosten außerhalb der Krankenversicherung.

Dr. A. Peterseim, Präsident der Apothekerkammer Nordrhein

Kostenerstattungsprinzip mit sozialer Härteregelung und Grundversicherung.

Wieder-Ausgrenzung atypischer Leistungen der GKV an Rentenversicherungen und an Versicherte.

Beteiligung der Apotheker an der Auswahl der wirkstoffgleichen, bioäquivalenten Arzneimittel nach Qualitätsgesichtspunkten und Preis.

Anerkennung des Apothekers als Arzneimittel- u. damit Gesundheitsfachmann. Seine Einbindung in die Prävention durch aktive Beteiligung an Früherkennungs-Feldstudien weitverbreiteter Volkskrankheiten.

Jürgen Funke, Präsident der Landesapotheker-Kammer Hessen

1. Einführung einer Einkommensgrenze, unterhalb derer die Kosten von der Krankenkasse übernommen werden, oberhalb derer der Patient in Vorlage zu treten hat und die Kosten von der KK erstattet werden.
2. Ausgrenzung nicht der Krankenversicherung zugehörender Leistungen, für die die Gesamtheit der Gesellschaft geradezustehen hat.
3. Einbeziehung der Krankenhäuser.
4. Anteile aus der Getränkesteuer, Tabaksteuer, Kfz-Steuer sind den

KK'en zur Verfügung zu stellen, die die Folgekosten bei Alkohol-, Nikotinmißbrauch und Unfällen zu tragen hat.

5. Senkung der Verwaltungskosten bei den Krankenkassen, z. B. Schließung unrentabler Krankenkassen mit zu wenig Versicherten, wie AOP Papenburg.
6. Neudefinition des Krankheitsbegriffes der WHO im Sinne einer Einengung langfristige Wirkung hinsichtlich der Rechtsprechung der Sozialgerichte.
7. Gesetzliche Ausgrenzungsbestimmungen von Leistungen, die durch eine überzogene Rechtsprechung der Sozialgerichte den Krankenkassen auferlegt sind.

Heinz-Bruno Lindemann, Präsident der Apotheker-Kammer Niedersachsen

11. Literaturverzeichnis

Bachmann, C.: Die Krebsmafia. Intrigen und Millionengeschäfte mit einer Krankheit. Fischer Taschenbuch Verlag, Frankfurt a. M., 1983

Baier, H.: Ehrlichkeit im Sozialstaat – Gesundheit zwischen Medizin und Manipulation. Edition Interfrom, Zürich, 1988

Medizin und Sozialstaat. Medizinsoziologische und medizinpolitische Aufsätze. Enke Verlag, Stuttgart, 1978

Bedarf und Bedarfsplanung im Gesundheitswesen – Bericht über ein Symposium der intern. Gesellschaft für Gesundheitsökonomie, Mainz, Hrsg. Vogel, H. R., G. Fischer Verlag, Stuttgart, 1983

Beuler, E.: Das autistisch undisziplinierte Denken in der Medizin und seine Überwindung, Springer Verlag, Berlin–Heidelberg–New York, 1976

Bock, H. E.: Gesundheit und Krankheit. Int. J. Prophylakt. Med. Sozialhyg. 2, 117, 1958

Bräutigam, H. H., Grimes, D. A.: Ärztliche Aspekte des Schwangerschaftsabbruches in der Bundesrepublik Deutschland und in den USA, Enke Verlag, Stuttgart, 1984

Brennecke, R., Schach, E. (Hrsg.): Ambulante Versorgung: Nachfrage und Steuerung. Springer-Verlag, Berlin–Heidelberg–New York, 1987

Brockhaus-Enzyklopädie in 20 Bänden, Band 7 und Band 10, F. A. Brockhaus, Wiesbaden, 1970

Bundesverband der Pharmazeutischen Industrie

Basisdaten des Gesundheitswesens 1986/87, Frankfurt a. M., 1987

Pharmadaten 1987, Frankfurt a. M., 1987

Bundesvereinigung für Gesundheit und Erziehung: Gesundheit für alle bis zum Jahre 2000 – Weltgesundheitstag 1981, Bad Godesberg, 1981

Clade, H.: Verbrauchsprognosen: Mehr Arzneimittel und noch mehr Selbstmedikation. Deutsches Ärzteblatt 84, Heft 34/35, 1987

Daten des Gesundheitswesens, Ausgabe 1987, Band 157, Schriftenreihe des Bundesministers für Jugend, Familie und Gesundheit, Kohlhammer Verlag, Stuttgart–Mainz, 1987

Deppe, H.-U.: Vernachlässigte Gesundheit. Zum Verhältnis von Gesundheit, Staat, Gesellschaft in der Bundesrepublik, Kiepenheuer & Witsch, Köln 1980

Medizinische Soziologie
Aspekte einer neuen Wissenschaft. Bücher des Wissens. Fischer Taschenbuch Verlag, Frankfurt a. M., 1978
Enkerts, V., Schweigert, I. (Hrsg.): Gesundheit ist mehr! Soziale Netzwerke für eine lebenswerte Zukunft. Ergebnisse-Verlag, Hamburg, 1988
Fink, U.: Wie krank ist unsere Gesellschaft? Beiträge zur 50. Konferenz der Gesundheitsminister in Berlin, Frankfurt/M.-Berlin–Wien 1982
Frank, G.: Sozialstaatsprinzip und Gesundheitssystem. Campus Verlag, Frankfurt/M.–New York, 1983
Gebührenordnung für Ärzte – GOÄ – Deutscher Ärzteverlag, Köln, 1983
Göckenjan, G.: Kurieren und Staat machen, Gesundheit und Medizin in der bürgerlichen Welt. Edition Suhrkamp, Frankfurt a. M., 1985
Groddeck, G.: Die Natur heilt – Die Entdeckung der Psychosomatik. Fischer Taschenbuch Verlag, Frankfurt/M., 1984
Hamm, W., Jessen, J., Nord, D., Pehlke, H.: Aspekte zur GKV-Strukturreform, G. Fischer Verlag, Stuttgart–New York, 1984
Herder-Dorneich, P., Wasem, J.: Krankenhausökonomik zwischen Humanität und Wirtschaftlichkeit. Nomos-Verlagsgesellschaft, Baden-Baden, 1986
Hermanns, P. M., Vogel, H.: Eingriff oder Übergriff – Schnitt, Stich und Strahl in der ärztlichen Praxis. Mosaik Verlag, München, 1987
Hermanns, P. M., Vogel, H.: Handbuch für den Patienten – Operationen – Injektionen – Punktionen – Akupunktur – Röntgentherapie – Strahlentherapie, Nutzen und Risiken. Mosaik Verlag, München, 1988
Hölzer, K. H., Jacob, H.: Wirtschaftlichkeit und Leistungsfähigkeit im Krankenhaus – Referate und Diskussionen auf dem Symposium: Wirtschaftlichkeit und Leistungsfähigkeit im Krankenhaus. – Möglichkeiten und Grenzen der Erfassung und Bewertung von medizinischen Leistungen Juni 1981, Rohrberg + Mildner, Fachverlag für Sozialwissenschaften, Hamburg, 1983
Horisberger, B.: A review of the epidemiological development of peptic ulcers and an evaluation of duodenal ulcers in the Federal Republic of Germany before and after Cimetidine; in: Culyer, A. J., Horisberger, B. (Ed.): Economic and Medical Evaluation of Health Care Technologies, Springer Verlag, Berlin–Heidelberg–New York, 1983
Hübner, E., Rohlfs, H.-H.: Jahrbuch der Bundesrepublik Deutschland 1986/87, Beck/dtv, München 1986
Illich, I.: Die Enteignung der Gesundheit. «Die Medizin ist zu einer Hauptgefahr für die Gesundheit geworden...» Rowohlt Verlag, Reinbek b. Hamburg, 1975
Jaspers, K.: Allgemeine Psychopathologie, Berlin–Heidelberg–New York, 1973
Jörgensen, G.: Erbe und Umwelt. Hippokrates Verlag, Stuttgart, 1986
Kassenärztliche Bundesvereinigung:
Tätigkeitsbericht 1985
Tätigkeitsbericht 1986
Tätigkeitsbericht 1987
Unser Gesundheitswesen auf dem Prüfstand – Gedanken um eine Strukturreform aus kassenärztlicher Sicht, Deutscher Ärzte-Verlag, Köln, 1987
Grunddaten zur kassenärztlichen Versorgung in der Bundesrepublik Deutschland 1987, Deutscher Ärzte-Verlag, Köln, 1987

Grunddaten zur kassenärztlichen Versorgung in der Bundesrepublik Deutschland 1987, Deutscher Ärzte-Verlag, Köln, 1988
Kaufer, E.: Die Kostendämpfung bei Arzneimitteln, Nomos Verlag, Baden-Baden, 1979
Keil, G.: Das Bild des Arztes bei politischen Entscheidungsträgern und in der Presse. Deutscher Ärzte-Verlag, Köln, 1980
Keisers, J.: Einführung in die Krankenhausbetriebslehre. Kunz Verlag, Hagen, 1986
Kisker, H. P.: Mediziner in der Kritik. Allmacht und Ohnmacht einer Heils-Wissenschaft. F. Enke Verlag, Stuttgart, 1975
Kocher, G., Rentchnick, P.: Teure Medizin – Für gezielte Reformen in unserem Gesundheitswesen. Verlag Hans Huber, Bern–Stuttgart–Wien, 1979
Kosteneinsparung im Krankenhausbau. Literaturauslese. IRD-Verlag, Stuttgart, 1985
Kritik der bürgerlichen Medizin. Das Argument, Zeitschrift für Philosophie und Sozialwissenschaften, Sonderband Nr. 60, Hrsg. F. Haug, Argument Verlag, Berlin-W., 1970
Krämer, W.: Wer leben will, muß zahlen. Die Kostenexplosion im Gesundheitswesen und ihre möglichen Auswirkungen. Econ Verlag, Düsseldorf–Wien, 1982
Lafontaine, O.: Der andere Fortschritt. Verantwortung statt Verweigerung. Hoffmann & Campe, Hamburg, 1985
Langbein, K., Martin, H.-P., Weiß, H., Werner, R.: Gesunde Geschäfte, die Praktiken der Pharmaindustrie. Kiepenheuer & Witsch, Köln, 1983
Lüth, P.: Ansichten einer vernünftigen Medizin. Carl Hanser Verlag, München, 1971
McKeowen, T.: Die Bedeutung der Medizin. Edition Suhrkamp, Frankfurt a. M., 1982
Meyer, H. D.: Ratgeber Krankenversicherung. Mehr Wissen spart Geld. Heyne Verlag, München, 1985
Molinaro, R.: Gesundheitswesen und Kostendämpfung in der Bundesrepublik – Beschreibung und Analyse aus Schweizer Sicht. Springer Verlag, Berlin–Heidelberg, 1986
v. Mühlendahl, K. E.: Ärztliche Überlegungen zur Praktikabilität des Begriffs «medizinische Notwendigkeit»; in: Sozialmedizin – Sozialrecht – Gesundheitsökonomie. Hrsg. Silomon, H., Brennecke, R., v. Ferber, C., Laaser, U. Springer Verlag, Berlin–Heidelberg–New York–Tokyo, 1986
Münnich, F. E.: Sozialökonomische Probleme des Gesundheitswesens. Akademie der Wissenschaften und der Literatur I, Franz Steiner Verlag, Wiesbaden, 1981
Narr, H.: Arzt – Patient – Krankenhaus. Beck-Rechtsberater im dtv, München, 1987
Neipp, J.: Das Gesundheitswesen der USA: Ein Vorbild für die gesetzliche Krankenversicherung? Nomos-Verlag, Baden-Baden, 1988
Nietzsche, F.: Werke in 3 Bänden; Carl Hanser Verlag, München, 1973
Pehlke, H.: Selbstmedikation: Der Schleier vor der Hausapotheke, Ärztliches Management 2 (1982)
Preisvergleichsliste, Hrsg. Bundesausschuß der Ärzte und Krankenkassen, Deutscher Ärzte-Verlag, Köln, 1986

Rauskolb, C.: Lobby in Weiß. Struktur und Politik der Ärzteverbände. Europäische Verlagsanstalt, Köln, 1976
RVO: 10. Aufl. 1984, Beck-Texte, dtv Verlag, München, 1984
Rubstein, D. D.: Blueprint for medical care, The Mitpress, Cambridge, 1974
Sachverständigenrat für die Konzertierte Aktion im Gesundheitswesen
Jahresgutachten 1987. Medizinische und ökonomische Orientierung, Nomos, Baden-Baden, 1987
Jahresgutachten 1988. Medizinische und ökonomische Orientierung, Nomos, Baden-Baden, 1988
Schmidt, A., Jahn, E., Scharf, B. (Hrsg.): Der solidarischen Gesundheitssicherung die Zukunft. Gesundheitspolitische Strukturkommission beim DGB-Bundesvorstand, Bund-Verlag, Köln, 1987
Schreiber, G.: Der Medizinbetrieb. Kurt Desch Verlag, München, 1971
Schriftenreihe der Gesellschaft für Versicherungswissenschaft und Gestaltung e. V., Köln
Kostenentwicklung und Kostendämpfung im Gesundheitswesen in 6 Ländern an Rhein und Maass, Verlag Vollmer, Bergisch-Gladbach
Kostenexplosion im Krankenhaus – Möglichkeiten der Reform. Verlag Vollmer, Bergisch-Gladbach
Sichrovsky, P.: Krankheit auf Rezept. Die Praktiken der Praxisärzte. Kiepenheuer & Witsch, Köln, 1984
Sommer, J. H.: Kostenkontrolle im Gesundheitswesen. Die nordamerikanischen Erfahrungen mit staatlich regulierenden und wettbewerblich orientierten Ansätzen. Verlag Rüegger, Ch-Deessenhofen, 1983
Statistisches Bundesamt: Gesundheitswesen. Fachserie 12
Reihe S. 2 – Ausgaben für Gesundheit 1970–1985
Reihe S. 3 – Fragen zur Gesundheit 1982
Reihe 3 – Schwangerschaftsabbrüche 1985
Reihe 4 – Todesursachen 1986
Alle Broschüren: Kohlhammer, Stuttgart–Mainz
(Hrsg.) Aufwendungen der Arbeitgeber für Personal und Personalnebenkosten im produzierenden Gewerbe 1966
in: Wirtschaft und Statistik, Heft 10/68
Stolz, P.: Psychopharmaka – volkswirtschaftlich analysiert, Polygraph. Verlag, Zürich, 1979
Ströer, H.: Was ich über meine soziale Krankenversicherung wissen sollte, Beck-Rechtsberater im dtv, München, 1987
v. Uexküll, Th.: Psychosomatische Medizin, 3. Aufl. Urban u. Schwarzenberg, München–Wien–Baltimore, 1986
Zentralinstitut für die kassenärztliche Versorgung in der Bundesrepublik: Die Qualität ärztlicher Verrichtungen im ambulanten Versorgungsbereich, Deutscher Ärzte-Verlag, Köln, 1980
Diagnosen in der ambulanten Versorgung, Deutscher Ärzte-Verlag, Köln, 1978
Prävention im System der gesetzlichen Krankenversicherung, Deutscher Ärzte-Verlag, Köln-Lövenich, 1980
Transparenzprojekte in der GKV – Arzt und Patientendaten zwischen Anonymität und Offenbarung, Deutscher Ärzte-Verlag, Köln-Lövenich, 1984

Qualitätssicherung ärztlicher Leistungen, Deutscher Ärzte-Verlag, Köln-Lövenich, 1981
Die Finanzlage der sozialen Krankenversicherung 1960 bis 1978, Deutscher Ärzte-Verlag, Köln-Lövenich, 1983
Kassenärztliche Bedarfsplanung, Deutscher Ärzte-Verlag, 1977
Betriebswirtschaftliche Kostenrechnung als Grundlage für die Kalkulation des Kassenarzthonorars, Deutscher Ärzte-Verlag, 1979
Das Problem der Doppeluntersuchung in der ärztlichen Versorgung der Bevölkerung, Deutscher Ärzte-Verlag, 1983
Modelle der Zusammenarbeit in der kassenärztlichen Versorgung, Deutscher Ärzte-Verlag, 1985
Gesundheitsberatung durch Ärzte – Ergebnisse eines Modellversuchs in Hamburg und in der Pfalz, 1988
Wie krank ist unsere Gesundheit? Beiträge zur 50. Konferenz der Gesundheitsminister in Berlin 1983, Ullstein Sachbuch, Berlin, 1983
v. Weizsäcker, V.: Gesammelte Schriften. Band 1, 5, 6, 7, 8. Suhrkamp Verlag, Frankfurt/M., 1986
Wulff, E.: Der Arzt und das Geld. Argument-Studienhefte, Argument Verlag, Berlin W., 1978